轩志程◎主编

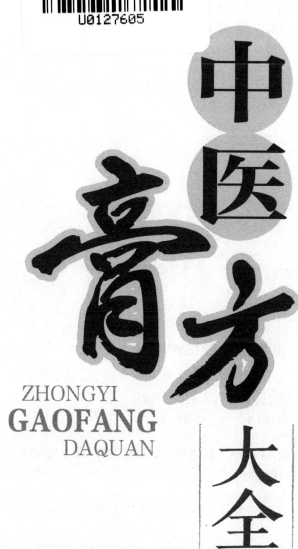

中医膏方大全

ZHONGYI
GAOFANG
DAQUAN

化学工业出版社

·北京·

本书提供了60多种常见病症的调理膏方，包括内科、外科、男科、妇科、儿科、皮肤科等；还介绍了不同体质的膏方使用以及延年益寿、美容养颜、强身健体的特效膏方。对中医膏方的起源和发展、膏方的常用材料和制作方法、膏方的正确使用方法和科学保存方法等也有介绍。

本书所选取之膏方，取材简便，操作简单，容易上手，可供临床医师、基层医务人员、膏剂研制人员、广大中医药爱好者和常见病患者及其家属阅读参考。

图书在版编目（CIP）数据

中医膏方大全/轩志程主编.—北京：化学工业出版社，2018.10（2023.1重印）

ISBN 978-7-122-32730-7

Ⅰ.①中… Ⅱ.①轩… Ⅲ.①膏方-方书-中国Ⅳ.①R289.6

中国版本图书馆CIP数据核字（2018）第169627号

责任编辑：邱飞婵　　　　　　　　　　装帧设计：关　飞
责任校对：宋　夏

出版发行：化学工业出版社（北京市东城区青年湖南街13号　邮政编码100011）
印　　装：三河市延风印装有限公司
710mm×1000mm　1/16　印张16¼　字数316千字　2023年1月北京第1版第5次印刷

购书咨询：010-64518888　　　　　　　售后服务：010-64518899
网　　址：http://www.cip.com.cn
凡购买本书，如有缺损质量问题，本社销售中心负责调换。

定　　价：49.00元　　　　　　　　　　　　　版权所有　违者必究

编写人员名单

主　编　轩志程

副主编　杨菊月

编　者（以姓氏笔画排序）

于国锋　于富荣　于富强　于福莲

王春霞　王勇强　孔庆楠　郅　丽

杨菊月　轩志程　邵　莹　周　芳

周　婷　曹烈英　韩佳媛

前·言

膏方，又叫膏剂，以其剂型为名，属于中医里丸、散、膏、丹、酒、露、汤、锭八种剂型之一。膏方一般由20味左右的中药组成，在中医理论里是一种具有高级营养滋补和治疗预防综合作用的成药。它是在大型复方汤剂的基础上，根据人的不同体质、不同临床表现而确立不同处方，经浓煎后掺入某些辅料而制成的一种稠厚状半流质或冻状剂型。中医膏方，渊源悠久。在中国医学宝库中，占有很重要的位置。长期以来，中医膏方能够起到"未病先防，既病防变，病后防复"的作用。近年来，随着社会进步以及经济的逐渐发展，膏方的推广速度较快，全国各地中医药、民族医药机构纷纷把膏方应用和推广作为一个重要的工作，为重要膏方学的发展提供了良好的契机。

膏方使用得当，能使人精力充沛，精神愉快，延年益寿。为了使这些膏方走进寻常百姓家庭，服务广大群众，我们特意组织人员编写了本书。

本书共分为四章。第一章介绍了中医膏方的起源和发展、常用材料、制作方法、正确的使用方法、科学保存的方法、不良反应的处理等内容。第二章介绍了常见病症的膏方调理，包括内科、外科、男科、妇科、儿科、皮肤科等，每一种病症都给了病症的叙述，并根据病症列举了相应的膏方。第三章介绍了不同体质的膏方使用。第四章介绍了延年益寿、美容养颜、强身健体的特效膏方。

由于大部分膏方没有命名，编者根据功效以及主要原材料编撰了部分名字。所选择的药物也是生活中所常见到的，方便大家的阅读和应用。本书在写作过程中，参考了大量的书刊和有关资料，并引用了相关资料，在此成书之际向其他有关书刊和资料作者一并表示衷心感谢。

由于作者水平有限，书中不妥之处在所难免，特请读者批评指正。

编　者

2018年4月

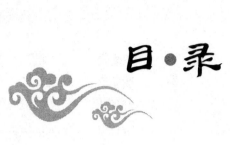

目·录

223 | 第三章
体质不同所用膏方不一

245 | 第四章
流传有效的名医膏方

第一章

认识中医膏方

中医膏方的概念

中医膏方是在中医药理论指导下，为了预防与治疗疾病的需要，在辨证审因、确定治法的基础上，以一般中药饮片为基本原料，配以高档中药材为主的精细料以及胶类、糖类等相关辅料，按规定的药物处方和制剂工艺将其加工制成膏剂的一类中药制品。中医膏方是中医理、法、方、药的集中体现，具有明确的疗效、明确的适用范围、应用禁忌和注意事项。

膏方，又叫膏剂，以其剂型为名，属于中医里丸、散、膏、丹、酒、露、汤、锭八种剂型之一。

膏剂有外敷和内服两种。外敷膏剂是中医外治法中常用药物剂型，有软膏、硬膏两种类型，软膏又称药膏，是将药物细粉与适宜的基质制成具有适当稠度半固体外用制剂。外敷膏剂除用于皮肤、疮疡等疾患以外，还在内科和妇科等病症中使用。

内服膏剂，后来又称为膏方，多指煎膏，是指将中药饮片加适量水多次煎煮，去渣取汁，经蒸发浓缩后，加阿胶等动物胶质及黄酒、炼蜜或炼糖制成的半流体状制剂。因其起到滋补作用，也有人称其为滋补药，广泛使用于内科、外科、妇科、儿科、伤骨科、眼耳口鼻科等科及大病后体虚者。

中医膏方的起源和发展

中医膏方历史悠久，大约起于汉唐，在《黄帝内经》中就有关于膏剂的记载，如马膏，主要供外用；东汉张仲景《金匮要略》记载的大乌头膏、猪膏发煎是内服膏剂的最早记载；唐代《备急千金要方》中个别"煎"已与现代膏方大体一致，如苏子煎。王焘《外台秘要》有"煎方六首"。

最早有完整组方及服用方法，并以"膏药"命名的膏方，见于1972年在甘肃武威县东汉墓出土的《武威汉代医简》，其中有相对完整的3个膏方，即百病膏药方、千金膏药方、妇人膏药方。与《五十二药方》和《黄帝内经》中的膏方相比较，《武威汉代医简》膏方有完整的组方配伍，含药物4味或7味；既可外摩，又可内服，用治逆气、喉痹、疮痈等由"恶气"所致之病症。

晋代，膏方的运用已由外敷皮肤为主的外治法逐步发展到既可外用以摩病处（五官科外用）又可内服以疗疾病的内外并用之治法。《肘后备急方》在"治百病备急丸散膏诸要方"中收载了7首剂，其中裴氏五毒神膏、陈元膏、华佗虎骨膏等兼可外用内服。然其主治均以"疗百病""疗中恶暴百病"笼统言之，而观其药味多用附子、细辛、巴豆、乌头等峻猛攻邪之品，亦不乏雄黄、朱砂等矿物类药，也反映出当时服石之风。上述的这些膏剂其作用方向还是以祛邪疗疾为主，并无补益调理之功效。

南北朝时期，梁·陶弘景在《本草经集注》云："疾有宜服丸者，服散者，服汤者，服酒者，服膏煎者，亦兼参用所病之源以为其制耳。"其明确指出"膏煎"为内服的药剂。

唐以前称膏者，有内服也有外用，作用以治疗为主；称煎者多作内服，除用于治疗外，亦已作为药饵补剂用于养生。唐朝的杨贵妃甚爱膏方补血养颜的功效，有诗为证："铅华洗净依丰盈，雨落荷叶珠难停。暗服阿胶不肯道，却道生来为君容。"正是说的杨贵妃食用阿胶膏方作为保持风华美貌的秘诀。

宋朝膏逐渐代替煎，基本沿袭唐朝风格，用途日趋广泛，如南宋《洪氏集验方》收载的琼玉膏，沿用至今。同时膏方中含有动物类药的习惯也流传下来，如《圣济总录》栝楼根膏，此时膏方兼有治病和滋养的作用。由政府主持编撰的《太平惠民和剂局方》《圣济总录》等大型书中收录了不少膏方。宋代膏剂制备方法也逐渐完善，或煎清膏，或用蜂蜜收膏，猪脂已较少应用。如《御药院方·卷六》记载的太和膏，制法中有"膏成滴水中凝结不散"之句，已与现代膏方制作工艺接近。

膏方发展至明清，已进入成熟阶段。其标志为：正规命名，规范制作，数量繁多，运用广泛。在明清时期的其他中医药文献中膏方数量也大大增加，并被临床广泛地应用。膏方已成为临床治疗疾病的常用手段，广泛应用于内科、外科、儿科、妇科。这个时期所记载的膏剂名方迭现，其中许多膏方沿用至今，如龟鹿二仙膏、琼玉膏、霞天膏等。同前几个时期相比，在数量上要远远超出。明代方贤著的《奇效良方》汇集收载的膏方甚多，如补精膏、黄精膏等。洪基著的《摄生总要》内含多种膏方，纂辑了诸如"龟鹿二仙膏"等著名膏方，并被广泛使用。《慈禧光绪医方选议》共收内服膏方28首。

现代膏方日益丰富多彩，吸收并发展了前人经验，形成补虚疗疾、复方多味的"膏滋药"。随着人民生活水平的提高以及对于健康的关注，目前除了市售之固定处方制成的膏方外，越来越多的市民选择冬令服用膏方以达到养生保健及调治疾病的目的，倾向选择较有经验的临床医师根据患者的具体情况，在中医辨证论治的指导下，开具更有针对性的处方。该方式已成为主流的方式，这是膏方发展到现代社会的重要特征。

新中国成立以来，膏方的研制与运用更是得到了迅猛发展，取得了丰硕成果，膏方的数量大增。1962年的《全国中药成药处方集》共载各类膏滋剂58方。到了1988年，《全国中成药产品集》中收煎膏剂包括内科、外科、妇科、儿科等科共152方。到了如今，膏已经是百花齐放的局面了，在上海、江浙及广东得到广泛使用，尤以上海、广州为甚。

中医膏方的特点

（1）因人而异　一人一方，量身定做。膏方是医生根据患者不同的体质特点和不同症状、体征而组方，充分体现了辨证施治和因人、因时制宜的个体化治疗原则，从整体出发，对患者进行全面的诊察与辨治，通过气血阴阳的综合调治，使患者阴阳达到新的动态平衡，从而避免和减少来年疾病的发生、发展。

（2）剂型特点　主要剂型是半流体与固状物。膏方在制作时需要选用合适的基质作为制膏的底料。根据膏方加工中所用辅料的不同就有素膏与荤膏之分。目前制膏多选用荤膏，以阿胶、龟甲胶、鹿角胶等作为制膏基质。对不适合服用以上胶类的患者，可选用素膏，在配方时尽可能取煎煮汁水较稠的中药，如黄芪、山药、熟地黄、玉竹等浓缩加饴糖（或蜂蜜）等收膏。

（3）服用携带方便　由于膏剂一般都加有矫味剂，故较一般中药口感好，加上是半流动状或固体状物体，便于携带，受到患者尤其是流动性较大职业者的欢迎。因此，现今膏滋方已不仅仅局限于冬季服用，有冷藏设备的今天，夏天也可以借以疗疾。

膏方常用的材料

补气药

人 参

人参为五加科多年生宿根草本植物人参的干燥根，俗称棒槌，又名野山参、土精、神草、黄参、血参、地精等。野生的称山参，人工栽培的称园参。园参一般于栽培6～7年后，以秋季茎叶将枯时采挖的根入药，切片或粉碎用。

【性味归经】人参性微温，味甘、微苦。归脾、肺、心、肾经。

【功效主治】大补元气，复脉固脱，补脾益肺，生津养血，安神益智。《本草纲目》记载人参治男妇一切虚证，发热自汗，眩晕头痛，反胃吐食，滑泻久痢，小便频数淋漓，劳倦内伤，中风中暑，痿痹，吐血，嗽血，下血，血淋，血崩，胎前产后诸病。

【膏方应用】须单独另煎取浓缩汁调入膏方中；或是研细粉调入膏方中内服。

【使用禁忌】

① 不能与藜芦、五灵脂、皂荚同服。

② 在服用人参期间，不宜喝茶、吃萝卜，因能降低其药效。

③ 当口服3%的人参酊剂，达到200毫升时，可出现中毒反应。

④ 实证、热证患者忌服。

西洋参

西洋参即花旗参，美国旧称花旗国，花旗参由此得名，又称野山泡参、广东人参。为五加科植物西洋参的干燥根。均系栽培品，秋季采挖，洗净，晒干或低温干燥。

【性味归经】西洋参性凉，味甘、微苦。归心、肺、肾经。

【功效主治】补气养阴，清热生津。用于气虚阴亏、内热、咳喘痰血、虚热烦倦、消渴、口燥咽干。

【膏方应用】与其他药一同浓煎后制成膏方内服，也可研成细粉，兑入清膏中，和匀后制成膏方内服。

【使用禁忌】

① 中阳衰微，胃有寒湿者忌服。

② 不宜与藜芦同用。

党参

党参又名上党人参、黄参、台党参、上党参，为桔梗科植物党参、素花党参、川党参的干燥根。党参多生于山地灌木丛中及林缘，主产于河南、河北、山西、陕西、青海等地。可于秋末采挖根茎，洗净，鲜用或晒干备用。

【性味归经】党参性平，味甘。归脾、肺经。

【功效主治】补中益气，健脾益肺，生津。用于脾肺气虚、食少倦怠、咳嗽虚喘、气血不足、面色萎黄、心悸气短、津伤口渴、内热消渴。

【膏方应用】与其他药一同浓煎后制成膏方内服。

【使用禁忌】

① 党参不能用量过大，超过60克可导致心前区不适和心律失常，停药即愈。

② 中满、邪实、气滞、火盛者禁用。

③ 反藜芦。

白术

白术是菊科植物白术的干燥根茎，别名山姜、冬白术。本品入药首见于《神农本草经》，并将它列为上品。梁朝名医陶弘景为了使其与苍术区分，改名为白术，并沿用至今。我国安徽、浙江、湖南、湖北等地均有出产。

【性味归经】白术性温，味苦、甘。归脾、胃经。

【功效主治】补脾，益胃，燥湿，和中，安胎。主治脾胃气弱、不思饮食、倦怠少气、虚胀、泄泻、痰饮、水肿、黄疸、湿痹、小便不利、头晕、自汗、胎气不安。

【膏方应用】与其他药一同浓煎后制成膏方内服。

【使用禁忌】

① 凡干咳带血、口燥咽干、久病伤阴少津、湿热邪毒未清、外感热病邪实者均应忌服。

② 与苍术比较：苍术气味辛烈，燥散之性有余，而补养之力不足；白术微辛，苦而不烈，其力补多于散，用于健脾较好。

黄 芪

黄芪又名绵芪、东北黄芪、北芪、白芪，为豆科植物蒙古黄芪、膜荚黄芪的干燥根。黄芪多生于旱山坡、森林边缘、疏林下、灌木丛中、草甸中。全国大部分省区有栽培。可于春、秋二季采挖，去净泥土，除去须根，晒干备用。

【性味归经】黄芪性微温，味甘。归脾、肺经。

【功效主治】补气固表，利尿托毒，排脓，敛疮生肌。《本草纲目》记载黄芪主痈疽，久败疮，排脓止痛，大风癫疾，五痔鼠瘘，补虚，小儿百病。

【膏方应用】与其他药一同浓煎后制成膏方内服。

【使用禁忌】

① 表邪未解、肝气不和、气滞湿阻、食积内停、上焦热盛、下焦虚寒、阴虚阳亢、疮疡初起或溃后热毒尚盛等不宜用。

② 久服助火时，可配知母、玄参等以清解之。

甘 草

甘草又名粉甘草、美草、甜草、甜根子，为豆科植物甘草、胀果甘草、光果甘草的干燥根和根茎。入药始见于《神农本草经》，并将其列为上品。甘草多生于向阳干燥的草原、河岸沙质地等。主产于东北、华北、西北等地。可于春、秋二季采挖，洗净，晒干备用。

【性味归经】甘草性平，味甘。归心、肺、脾、胃经。

【功效主治】补脾益气，祛痰止咳，清热解毒，缓急止痛，调和诸药。《本草纲目》记载甘草去咽痛，除邪热，缓正气，养阴血，补脾胃，润肺，吐肺痿之脓血，消五发之疮疽，解小胎毒惊痫，降火止痛。

【膏方应用】与其他药一同浓煎后制成膏方内服。

【使用禁忌】

① 湿盛胸腹胀满、呕吐及水肿者忌用。

② 甘草反大戟、芫花、甘遂、海藻。

山 药

山药别名怀山药、淮山药、土薯、山薯、山芋、玉延，为薯蓣科植物薯蓣的干燥根茎。主产于河南、山西、河北、陕西等地。冬季茎叶枯萎后采挖，切去根头，洗净，除去外皮和须根，干燥，习称"毛山药片"；或除去外皮，趁鲜切厚片，干燥，称为"山药片"；也有选择肥大顺直的干燥山药，置清水中，浸至无干心，闷透，切齐两端，用木板搓成圆柱状，晒干，打光，习称"光山药"。

【性味归经】山药性平，味甘。归脾、肺、肾经。

【功效主治】健脾，补肺，固肾，益精。主治脾虚泄泻、久痢、虚劳咳嗽、消渴、遗精、带下、小便频数。

【膏方应用】与其他药一同浓煎后制成膏方内服。

【使用禁忌】

① 山药养阴而兼涩性，可助湿，因此，湿盛中满或有积滞者不宜单独服用。

② 山药属于滋补药，所以，凡属湿邪、热毒、外感热病者不宜服用。

③ 炎症腹泻者忌用；大便干结、脾虚腹胀者要慎用。

大 枣

大枣又名红枣、干枣、枣子，起源于中国，自古以来就被列为"五果"（桃、李、梅、杏、枣）之一。为鼠李科植物枣的干燥成熟果实。秋季果实成熟时采收。拣净杂质，晒干；或烘至皮软，再行晒干；或先用水煮一滚，使果肉柔软而皮未皱缩时即捞起，晒干。

【性味归经】大枣性温，味甘。归脾、胃、心经。

【功效主治】补脾和胃，益气生津，调营卫，解药毒。主治胃虚食少、脾弱便溏、气血津液不足、营卫不和、心悸怔忡、妇人脏躁。

【膏方应用】与其他药一同浓煎后制成膏方内服；或者去皮、去核后熬煮成大枣泥，兑入清膏中，和匀后内服。

【使用禁忌】

① 凡有湿痰、积滞、齿病、虫病者，均不宜用大枣。

② 急性肝炎湿热内盛者忌食。

③ 小儿疳积和寄生虫病儿忌食。

④ 糖尿病患者切忌多食。

刺五加

刺五加别名刺拐棒、坎拐棒子、一百针、五加参、俄国参、西伯利亚人参，落叶灌木，主要分布于亚洲东北部、西伯利亚一带。其根部和根状茎可入药。生于山坡林中及路旁灌丛中；药圃常有栽培。分布于华中、华东、华南和西南。

【性味归经】刺五加性温，味甘、微苦。归脾、肺、肾、心经。

【功效主治】补肾强腰，益气安神，活血通络。主治肾虚体弱、腰膝酸软、小儿行迟、脾虚乏力、气虚浮肿、食欲不振、失眠多梦、健忘、胸痹疼痛、风寒湿痹、跌打肿痛。

【膏方应用】与其他药一同浓煎后制成膏方内服。

【使用禁忌】阴虚火旺者慎服。

绞股蓝

绞股蓝又称天堂草、福音草、超人参、遍地生根、七叶胆、五叶参和七叶参等，属葫芦科、绞股蓝属多年生草本攀援植物；茎细弱，具分枝，具纵棱及槽，无毛或疏被短柔毛。日本称之甘蔓茶。绞股蓝喜阴湿温和的气候，多野生在林下、小溪边等荫蔽处。在中国主要分布在陕西平利、甘肃康县、湖南、湖北、云南、广西等地，号称"南方人参"，生长在南方的绞股蓝药用成分含量比较高，民间称其为神奇的"不老长寿药草"。

【性味归经】绞股蓝性寒，味苦、微甘。归肺、脾经。

【功效主治】清热解毒，止咳祛痰。用于慢性支气管炎、传染性肝炎、肾炎、胃肠炎。

【膏方应用】与其他药一同浓煎后制成膏方内服；也可研成细粉，兑入清膏中，和匀后制成膏方内服。

【使用禁忌】少数患者服药后，出现恶心呕吐、腹胀腹泻（或便秘）、头晕、眼花、耳鸣等症状。

补血药

龙眼肉

龙眼肉为无患子科植物龙眼的假种皮，别名比目、荔枝奴、亚荔枝。入本草书始见于《神农本草经》。本品主产于我国福建、广东、广西、云南等地。秋季果实成熟时采摘，剥皮后晾干入药。

【性味归经】龙眼肉性温，味甘。归心、脾经。

【功效主治】补益心脾，养血安神。主治气血不足所致的面色无华、神疲乏力以及心血亏虚所致的心悸、失眠、健忘等症。

【膏方应用】与其他药一同浓煎后制成膏方内服；或者去核后熬煮成龙眼肉泥，兑入清膏中，和匀后内服。

【使用禁忌】

① 湿阻中满或有停饮、痰、火者忌服。

② 外感实邪、痰饮胀满者及糖尿病患者勿食龙眼肉。

② 孕妇应慎食，以免引起胎动不安甚至早产等。

何首乌

何首乌为蓼科多年生草本植物何首乌的干燥块根，又名首乌、地精、小独根、陈知白、红内消、马肝石、黄花乌根。古代传说，服用本品后能使白发转黑，"首乌"之名由此而来。秋、冬季茎叶枯萎时采挖，削去两端，洗净，切厚片，干燥，称"生何首乌"；再以黑豆汁拌匀，蒸至内外均呈棕褐色，晒干，称"制何首乌"。

【性味归经】制何首乌性微温，味甘、涩，归肝、肾经；生何首乌性平，味甘、苦，归心、肝、大肠经。

【功效主治】生何首乌解毒，消痈，润肠通便，常用于治疗瘰疬、疮痈、风疹瘙痒、肠燥便秘；制何首乌补益肝肾，强身健体，乌黑毛发，常用于治疗肝肾亏虚引起的须发早白、头晕目眩、腰膝软弱、筋骨疼痛、遗精、崩带等症。

【膏方应用】与其他药一同浓煎后制成膏方内服。

【使用禁忌】

① 脾虚便溏、湿痰咳嗽者不宜用。

② 忌铁器。

白　芍

白芍也称白花芍药，为毛茛科芍药属植物，在中国已有悠久的栽培历史，驰名中外。其根可入药。多年生草本或亚灌木，生于山坡、山谷的灌木丛或草丛中。我国大部分地区均有栽植。

【性味归经】白芍性微寒，味苦、酸。归肝、脾经。

【功效主治】平肝止痛，养血调经，敛阴止汗。用于头痛眩晕、胁痛、腹痛、四肢挛痛、血虚萎黄、月经不调、自汗、盗汗。

【膏方应用】与其他药一同浓煎后制成膏方内服。

【使用禁忌】

① 虚寒腹痛泄泻者慎服。

② 反藜芦。

熟地黄

熟地黄为玄参科植物地黄的干燥块根经加料酒拌蒸至内外色黑、油润，或直接蒸至黑润而成。切厚片用。主产于河南、河北、内蒙古及东北等地，全国多数地区均有栽培。

【性味归经】熟地黄性微温，味甘。归肝、肾经。

【功效主治】滋阴补血，益精填髓。用于肝肾阴虚、腰膝酸软、骨蒸潮热、盗汗遗精、内热消渴、血虚萎黄、心悸怔忡、月经不调等。

【膏方应用】与其他药一同浓煎后制成膏方内服。

【使用禁忌】

① 凡脾胃虚弱、外感未清、气滞痰多或腹满便溏者均忌用本品。

② 肝阳上亢，但无肝肾阴虚的高血压病患者也应慎用。

③ 忌用铜器加工本品。

当 归

当归为伞形科多年生草本植物当归的干燥根。秋末或立冬前后采挖，除去须根和泥沙，待水分稍蒸发后捆成小把，上棚，用烟火慢慢熏干，切薄片，或身、尾分别切片。生用或酒炒用。主产于甘肃、陕西、四川、云南、湖北等地。习惯认为本品产于甘肃者质量最好。

【性味归经】当归性温，味甘、辛。归肝、心、脾经。

【功效主治】补血活血，调经止痛，润肠通便。用于血虚萎黄、眩晕心悸、月经不调、经闭痛经、虚寒腹痛、肠燥便秘、风湿痹痛、跌打损伤、痈疽疮疡。

【膏方应用】与其他药一同浓煎后制成膏方内服。

【使用禁忌】湿盛中满、大便泄泻者忌服。

补阴药

麦 冬

麦冬为百合科多年生草本植物沿阶草和麦冬须根上的干燥块根，又名寸冬、麦门冬、杭麦冬、川麦冬、土麦冬、沿阶草根。夏季采挖，反复曝晒、堆置，至七八成干，除去须根，干燥。生用。主产于四川、贵州、云南、浙江、湖北、广西、福建、安徽等地。

【性味归经】麦冬性微寒，味甘、微苦。归心、肺、胃经。

【功效主治】养阴生津，润肺清心。用于肺燥干咳、虚劳咳嗽、津伤口渴、心烦失眠、内热消渴、肠燥便秘、白喉等。

【膏方应用】与其他药一同浓煎后制成膏方内服。

【使用禁忌】寒咳痰饮、脾虚便溏忌用。

天 冬

天冬又名天门冬、明天冬，为百合科植物天冬的干燥块根。主产于贵州、四川、广西。秋、冬季采挖，挖出后洗净泥土，除去须根，入沸水中煮或蒸至外皮易剥落时为度。

【性味归经】天冬性寒，味甘、苦。归肺、肾经。

【功效主治】润肺止咳，滋肾养阴。用于肺结核、慢性支气管炎、百日咳、糖尿病、慢性咽炎等。

【膏方应用】与其他药一同浓煎后制成膏方内服。

【使用禁忌】

① 脾虚泄泻、痰湿内盛者慎用。

② 食天冬时忌食鲤鱼。

玉 竹

玉竹又名玉术、西竹，为百合科植物玉竹的干燥根茎。主产于湖南、江西、浙江、江苏等地。秋季采挖，洗净，晒至柔软后，反复揉搓，晾晒至无硬心，晒干。

【性味归经】玉竹性微寒，味甘。归肺、胃经。

【功效主治】养阴润燥，生津止渴。用于肺结核、慢性支气管炎、慢性咽炎、胃溃疡等。

【膏方应用】与其他药一同浓煎后制成膏方内服。

【使用禁忌】

① 脾胃虚弱、痰湿内蕴、中寒便溏者均不宜服用。

② 不可过量食用。

黄 精

黄精为百合科植物滇黄精、黄精、多花黄精的干燥根茎。入药书首见于《广雅》，称"龙衔"，直至《雷公炮炙论》方改名为黄精。本品别名龙衔、黄芝、野生姜。主产于我国长江以北各省。春秋二季采收，尤以秋季所产质量最为上乘。

【性味归经】黄精性平，味甘。归脾、肺、肾经。

【功效主治】补中益气，润心肺，强筋骨。主治肺痨咯血、病后体虚食少、虚损寒热、风湿疼痛、筋骨软弱等症。

【膏方应用】与其他药一同浓煎后制成膏方内服。

【使用禁忌】

① 痰湿壅滞、消化不良者忌服。

② 中寒泄泻、痰湿痞满气滞者忌服。

百合

百合为百合科多年生草本植物百合或细叶百合的干燥肉质鳞叶，又名中庭、摩罗等。有野生和家种之别，野生者鳞片小而厚，味较苦；家种者鳞片阔而薄，味不太苦。秋季采挖，洗净，剥取鳞叶，置沸水中略烫，干燥。生用或蜜炙用。主产于湖南、浙江、江苏，分布于全国多数地区。

【性味归经】百合性微寒，味甘。归肺、心经。

【功效主治】润肺止咳，宁心安神。主治肺燥干咳、咯血、精神恍惚、失眠心烦、痈肿等症。本品具有镇咳、化痰、平喘、催眠、抗癌、提高机体免疫力的作用。

【膏方应用】与其他药一同浓煎后制成膏方内服；也可研成细粉，兑入清膏中制成膏方内服。

【使用禁忌】

① 百合为甘寒滑利之品，故风寒咳嗽及脾胃虚寒便溏者忌服。

② 百合不宜多食，不然有伤肺气。

石斛

石斛为兰科多年生草本植物金钗石斛、鼓槌石斛或流苏石斛的栽培品及同属植物近似种的新鲜或干燥茎，又名黄草、林兰、石斗、吊兰花、金钗花、黑节草、千年润等。全年均可采收，以秋季采收为佳。烘干或晒干，切段，生用。鲜者可栽于砂石内备用。主产于四川、贵州、云南、安徽、广东、广西等地。

【性味归经】石斛性微寒，味甘。归胃、肾经。

【功效主治】清热养阴，养胃益肾。主治热病伤阴、胃阴不足、津少口渴等症。

【膏方应用】与其他药一同浓煎后制成膏方内服。

【使用禁忌】

① 湿热引起的痰多、脾胃虚寒者忌服之，否则会助长湿邪，出现食欲差、泛清涎、脘腹痞闷、口淡、乏力等不适症状。

② 本品能敛邪，使邪不外达，故温热病患者不宜早用；本品还能助湿，如湿温病尚未化燥者忌服。

南沙参

南沙参为桔梗科植物轮叶沙参或沙参的干燥根。主产于安徽、江苏、浙江等地。春秋二季采挖，除去须根，趁鲜刮去粗皮洗后干燥，切厚片或短段生用。

【性味归经】南沙参性微寒，味甘。归肺、胃经。

【功效主治】养阴清肺，化痰，益气。用于肺热燥咳、阴虚劳嗽、干咳痰黏、气阴不足、烦热口干。

【膏方应用】与其他药一同浓煎后制成膏方内服。

【使用禁忌】

① 不宜与藜芦同用。

② 风寒咳嗽患者禁服。

北沙参

北沙参别名莱阳参、海沙参、银沙参、辽沙参、苏条参、条参、北条参，为伞形科植物珊瑚菜的干燥根。主产于山东、江苏，福建等地亦产。春秋二季采挖，洗净，置沸水中烫后，除去外皮，干燥，或洗净后直接干燥。

【性味归经】北沙参性微寒，味甘、微苦。归肺、胃经。

【功效主治】养阴清肺，益胃生津。用于肺热燥咳、劳嗽痰血、热病津伤口渴。

【膏方应用】与其他药一同浓煎后制成膏方内服。

【使用禁忌】风寒作嗽及肺胃虚寒者忌服。

女贞子

女贞子为木犀科植物女贞的干燥成熟果实，又名女贞、冬青子、熟女贞、酒女贞等。冬季果实成熟时采收，除去枝叶，稍蒸或置沸水中略烫后，干燥；或直接干燥。生用或酒制用。主产于浙江、江苏、福建、四川、湖南，长江以南各地及陕西、甘肃亦产。

【性味归经】女贞子性凉，味甘、苦。归肝、肾经。

【功效主治】滋补肝肾，明目乌发。用于眩晕耳鸣、腰膝酸软、须发早白、目暗不明。

【膏方应用】与其他药一同浓煎后制成膏方内服。

【使用禁忌】脾胃虚寒、慢性泄泻者不宜用。

枸杞子

枸杞子为茄科植物枸杞的干燥成熟果实，又名杞子、枸杞果、天精、地仙、血杞子、却老子、明眼草子、枸杞豆。夏、秋二季果实呈红色时采收，热风烘干，除去果梗；或晾至皮皱后，晒干，除去果梗。生用。主要产于宁夏、甘肃、河北等地。产于甘肃、宁夏者最为名贵，其颗粒饱满，质地柔韧，色如玛瑙，名甘枸杞。

【性味归经】枸杞子性平，味甘。归肝、肾经。

【功效主治】滋补肝肾，益精明目。用于虚劳精亏、腰膝酸痛、眩晕耳鸣、内热消渴、血虚萎黄、目昏不明。

【膏方应用】与其他药一同浓煎后制成膏方内服。

【使用禁忌】脾虚、大便溏薄者忌服。

桑椹

桑椹为桑科落叶乔木桑树的干燥果穗。本品早在《尔雅》中就有入药记载，此书中称其为"葚"。《新修本草》更名为桑椹。本品别名乌椹、桑粒。在我国大部分地区均有生产，以南方育蚕区产量最大。

【性味归经】桑椹性寒，味甘、酸。归心、肝、肾经。

【功效主治】补血滋阴，生津润燥。用于眩晕耳鸣、心悸失眠、须发早白、津伤口渴、内热消渴、血虚便秘。

【膏方应用】与其他药一同浓煎后制成膏方内服。

【使用禁忌】

① 因为桑椹性寒，因此脾胃虚寒以及腹泻者应忌用本品，否则易加重病情。

② 桑椹忌铁器。

③ 婴幼儿应少吃桑椹，以免引起腹部不适。

黑芝麻

黑芝麻为脂麻科一年生草本植物脂麻的干燥成熟种子。本品入药书首见于《神农本草经》，书中将其列为上品。黑芝麻别名乌麻子、油麻、巨胜。在我国各地均有栽培，主要以四川、山东、山西等地的产量最大。

【性味归经】黑芝麻性平，味甘。归肝、肾、大肠经。

【功效主治】补肝肾，益精血，润肠燥。用于肝肾亏虚引起的头晕眼花、须发早白等，血虚精亏引起的女性乳少、便秘等。外敷用于疮疡痛痒及诸虫咬伤等。

【膏方应用】与其他药一同浓煎后制成膏方内服。

【使用禁忌】因本品能润肠，故慢性肠炎、大便溏泻者忌服。

墨旱莲

墨旱莲为菊科植物鳢肠的干燥地上部分，分布于全国各地。花开时采割，洗净泥土，去除杂质，阴干或晒干。鲜用或随采随用。

【性味归经】墨旱莲性寒，味甘、酸。归肾、肝经。

【功效主治】滋阴益肾，凉血止血。主治肾虚所致须发早白、肾虚腰痛、睡梦遗精、神疲耳鸣、肺痨咯血、刀伤出血、鼻出血、胃及十二指肠溃疡出血、急性肾炎、白喉等。

【膏方应用】与其他药一同浓煎后制成膏方内服。

【使用禁忌】脾肾虚寒者应忌服。

龟 甲

龟甲别名龟板、乌龟板、甲、血板、烫板等，为龟科动物乌龟的腹甲及背甲。主产地浙江、湖北、湖南等。全年均可捕捉，杀死，或用沸水烫死，剥取壳甲，除去残肉，晒干，以沙炒后醋淬用，属补阴药。

【性味归经】龟甲性微寒，味咸、甘。归肝、肾、心经。

【功效主治】滋阴潜阳，补肾健骨，固经止血，补心安神。主治盗汗遗精、虚风内动、手足抽搐、头晕目眩、腰膝酸弱、筋骨不健、小儿囟门不合、失眠健忘、月经过多、崩中漏下等症。

【膏方应用】需要单独另煎1小时，取浓缩汁，兑入其他药物的煎汁中制成膏方内服。

【使用禁忌】脾胃虚寒、孕妇、湿痰盛所致的食欲不振、胃脘胀满、苔白厚腻等忌用。

鳖 甲

鳖甲为鳖科动物鳖的背甲，入药书首见于《神农本草经》。本品主产于我国河北、湖南、安徽、浙江等地。全年均可捕捉，取出背甲，炮制后入药。

【性味归经】鳖甲性微寒，味咸。归肝、肾经。

【功效主治】养阴清热，平肝息风，软坚散结。主治劳热骨蒸、阴虚风动、劳疟、癥瘕痃癖、经闭经漏、小儿惊痫。

【膏方应用】需要单独另煎1小时，取浓缩汁，兑入其他药物的煎汁中制成膏方内服。

【使用禁忌】

① 孕妇忌用。

② 脾胃虚寒者不宜服用。

③ 鳖甲不宜与柿子、梨、茄子、香瓜同食，亦不宜与冰类及饮料同食。

补阳药

杜 仲

杜仲又名思仙、思仲、玉丝皮、川杜仲等，为杜仲科植物杜仲的干燥树皮。杜仲多生于低山坡地疏林中或栽培。主产于甘肃、陕西、河北、河南、湖南、湖北、四川、贵州、云南、浙江等地。可于4～6月间剥取树皮，刮去粗皮，堆置"发汗"至内皮呈紫褐色，晒干。取原药材，刮去残留粗皮，洗净，切成块或丝，干燥。或用盐水拌匀，待盐水吸尽，用油砂炒至老褐色，取出，筛出油砂即得。置于阴凉干燥通风处保存。

【性味归经】杜仲性温，味甘。归肝、肾经。

【功效主治】养肝固肾，强健筋骨，安胎。主治肝肾不足引起的腰膝酸软、阳痿、尿频等症，对胎动不安、习惯性堕胎亦有很好的治疗功效。

【膏方应用】与其他药一同浓煎后制成膏方内服。

【使用禁忌】阴虚火旺者慎用。

续　断

续断为川续断科多年生草本植物川续断的干燥根，因能"续折接骨"而得名。主产于江西、湖北、湖南、广西、四川、贵州、云南、西藏等地。秋季采挖，除去根头及须根，用微火烘至半干，堆置"发汗"至内部变绿色时，再烘干。

【性味归经】续断性微温，味苦、辛。归肝、肾经。

【功效主治】补肝肾，强筋骨，续折伤，利关节，安胎，止崩漏。用于腰肌劳损、坐骨神经痛、习惯性流产、跌打损伤、筋断骨折、肝肾不足等症。

【膏方应用】与其他药一同浓煎后制成膏方内服。

【使用禁忌】泻痢初起患者勿用。

鹿　茸

鹿茸是脊椎动物鹿科梅花鹿或马鹿等雄鹿头上尚未骨化而带毛的幼角。本品入药书始见于《神农本草经》。别名斑龙珠。我国东北、西北、内蒙古、新疆等地均有分布。

【性味归经】鹿茸性温，味甘、咸。归肝、肾经。

【功效主治】壮肾阳，益精血，强筋骨，调冲任，托疮毒。用于阳痿滑精、宫冷不孕、羸瘦、神疲、畏寒、眩晕、耳鸣耳聋、腰脊冷痛、筋骨痿软、崩漏带下、阴疽不敛。

【膏方应用】须另煎，取浓缩汁，兑入膏方中内服；也可研成细粉，兑入清膏中，制成膏方服用。

【使用禁忌】

①服用本品宜从小量开始，缓缓增加，不宜骤用大量，以免阳升风动，或伤阴动血。

②热证及阴虚阳亢者忌服。

巴戟天

巴戟天为茜草科植物巴戟天的干燥根。主产于广东、广西、福建等地。于巴戟天生长5～6年后秋、冬季挖取其根部，洗净泥土，晒至六七成干时，用木槌轻轻打扁，晒干。

【性味归经】巴戟天性微温，味甘、辛。归肾、肝经。

【功效主治】补肾阳，强筋骨，祛风湿。用于肾阳不足、关节疼痛、性功能衰退、风湿性关节炎、不育不孕症等症。

【膏方应用】与其他药一同浓煎后制成膏方内服。

【使用禁忌】

① 脾虚泄泻、实热便秘者忌用。

② 凡火旺泄精、阴虚水乏、小便不利、口舌干燥者皆禁用。

肉苁蓉

肉苁蓉为列当科植物肉苁蓉或管花肉苁蓉的干燥带鳞叶的肉质茎。主产于内蒙古、新疆、陕西、青海、甘肃等地。多于春季苗未出土或刚出土时采挖，除去花序，切段，晒干。

【性味归经】肉苁蓉性温，味甘、咸。归肾、大肠经。

【功效主治】补肾阳，益精血，润肠通便。用于肾虚阳痿、腰膝冷痛、久婚不孕、老人习惯性便秘等症。

【膏方应用】与其他药一同浓煎后制成膏方内服。

【使用禁忌】

① 阴虚火旺及大便溏泻者忌服。

② 服用期间忌饮茶。

锁　阳

锁阳为锁阳科肉质寄生草本植物锁阳的干燥肉质茎。主产于内蒙古、甘肃、青海、新疆等地。春季采收。除去花序，置沙土中半埋半露，连晒带烫，使之干燥，防霉。切片生用。

【性味归经】锁阳性温，味甘。归脾、肾、大肠经。

【功效主治】壮阳固精，养血强筋，利大便。主治遗精、大便燥结、腰膝痿软、女子不孕、血枯便秘、失眠健忘、脱发早白、胃溃疡等症。

【膏方应用】与其他药一同浓煎后制成膏方内服。

【使用禁忌】

① 阴虚火旺、口渴、小便黄赤者不宜服用。

② 脾虚泄泻、实热便秘、大便溏泻、精关不固、阳强易举、心虚气胀者也应忌服。

淫羊藿

淫羊藿又名仙灵脾、三枝九叶草、铁菱角、铜丝草、千两金，为小檗科植物淫羊藿、箭叶淫羊藿、柔毛淫羊藿、朝鲜淫羊藿的干燥叶。淫羊藿多生于阴湿的山沟中，主产于山西、陕西、甘肃、青海、广西、湖南、安徽等地。茎叶可于夏秋季采收，除去杂质，晒干备用。

【性味归经】淫羊藿性温，味辛、甘。归肾、肝经。

【功效主治】温肾壮阳，强筋健骨，祛风除湿。主治遗精早泄、肾亏阳痿、腰膝酸软、妇女月经不调、中年健忘，以及心血管病、慢性支气管炎、高血压病、更年期综合征、小儿麻痹症等。

【膏方应用】与其他药一同浓煎后制成膏方内服。

【使用禁忌】凡阴虚火旺、五心烦热、性欲亢进者应忌服。

冬虫夏草

冬虫夏草又名冬虫草、夏草冬虫，为麦角菌科真菌冬虫夏草菌寄生在蝙蝠蛾科昆虫幼虫上的子座及幼虫尸体的干燥复合体。冬虫夏草主产于四川、云南、贵州、甘肃、青海、西藏等地。可于夏至前后，当积雪尚未融化时入山采集，此时子座多露于雪面，过迟则积雪融化，杂草生长，不易寻找，且土中的虫体枯萎，不宜药用。

【性味归经】冬虫夏草性平，味甘。归肾、肺经。

【功效主治】补肾益肺，化痰止咳，止血清肺。主治阳痿、遗精、腰膝酸痛、咳喘、呕血等症。

【膏方应用】研成细粉，兑入清膏中制成膏方内服。

【使用禁忌】有表证肺热咯血者忌服。

紫河车

紫河车，即人胞衣、胎衣，为健康产妇娩出之胎盘。《本草纲目》释其名谓："天地之先，阴阳之祖，乾坤之始，胚胎将兆，九九数足，胎儿则乘而载之，遨游于西天佛国，南海仙山，飘荡于蓬莱仙境，万里天河，故称之为河车。"胎盘自母体娩出时为红色，稍放置即转紫色，故称紫河车。

【性味归经】紫河车性温，味甘、咸。归肺、肝、肾经。

【功效主治】补气，养血，益精。主治虚损、羸瘦、劳热骨蒸、咳喘、咯血、盗汗、遗精、阳痿、妇女血气不足、不孕或乳少。

【膏方应用】与其他药一同浓煎后制成膏方内服；也可研成细粉，兑入清膏中制成膏方内服。

【使用禁忌】凡有表邪及实证者禁服，脾虚湿困纳呆者慎服。

菟丝子

菟丝子为旋花科植物菟丝子的干燥成熟种子，又名菟丝、吐丝子、黄藤子、豆寄生等。秋季果实成熟时采收，晒干，打下种子，除去杂质。生用或盐水炙用。全国大部分地区均有分布，主产于山东、河南、辽宁等地。

【性味归经】菟丝子性温，味辛、甘。归肝、肾、脾经。

【功效主治】滋补肝肾，固精缩尿，明目，安胎，止泻。用于性功能减退、阳痿遗精、老年性白内障、先兆性流产等症。

【膏方应用】与其他药一同浓煎后制成膏方内服。

【使用禁忌】阴虚火旺、大便燥结、小便短赤者不宜用。

沙苑子

沙苑子为豆科一年生草本植物扁茎黄芪的干燥成熟种子，内含脂肪油、鞣质、维生素A类物质等，有收缩子宫和抗利尿作用。主产于陕西，内蒙古、辽宁、河北、甘肃、吉林也有分布。秋末冬初果实成熟尚未开裂时采割植株，晒干，打下种子，除去杂质，晒干。

【性味归经】沙苑子性温，味甘。归肝、肾经。

【功效主治】温补肝肾，固精，缩尿，明目。用于肾虚腰痛、遗精早泄、白浊带下、小便余沥、眩晕目昏。

【膏方应用】与其他药一同浓煎后制成膏方内服；也可研成细粉，兑入清膏中制成膏方内服。

【使用禁忌】相火炽盛、阳强易举者忌服。

益　智

益智为姜科多年生草本植物益智的干燥成熟果实。入药首见于《南方草木状》，称益智子，《宝庆本草折衷》始称益智仁。主产于我国海南、广东南部地区。每年夏秋果实变为红色时采摘，去除果柄，晾干后备用。

【性味归经】益智性温，味辛。归肾、脾经。

【功效主治】温脾止泻，摄唾涎，暖肾，固精缩尿。主治遗精、夜尿频数、遗尿、腹中冷痛、口多唾涎、肾虚遗尿、遗精等症。

【膏方应用】与其他药一同浓煎后制成膏方内服。

【使用禁忌】阴虚火旺者禁止服用。

蛤 蚧

蛤蚧为壁虎科动物蛤蚧去除内脏的干燥全体，别名仙蟾、大壁虎。本品入药始载于《雷公炮炙论》，称现名。此种动物大多栖息于山岩、树洞或墙壁地带，昼伏夜出，动作极其灵敏，以昆虫、小鸟为食物。主要分布在我国广东、广西、云南等地，尤以广西所产品质最为上乘。每年5～9月份捕捉，剖腹取出内脏后，将全体撑平固定于竹片上，用火焙干后入药。

【性味归经】蛤蚧性平，味咸。归肺、肾经。

【功效主治】益肾补肺，定喘止嗽。主治肺肾两虚、气喘咳嗽、虚劳咳嗽、咯血、肾虚阳痿、遗精、小便频数。

【膏方应用】研成细粉，兑入清膏中制成膏方内服。

【使用禁忌】

① 阴虚火动、外感咳嗽、风邪喘咳者忌用。

② 风寒以及湿热痰饮喘咳者不宜服用。

③ 外邪未尽者更应慎用，以免使外邪闭留体内，不易痊愈。

核桃仁

为胡桃科植物胡桃的干燥成熟种子。于白露前后果实成熟时采收，将果实外皮沤烂，击开核壳，取其核仁，晒干。本品易返油、虫蛀，立夏前后，须藏于冷室内。喜生于较温润的肥沃土壤中，多栽培于平地。我国各地广泛栽培。主产于河北、山西、山东，以河北产量最大，山西所产品质佳。

【性味归经】核桃仁性温，味甘。归肾、肺、大肠经。

【功效主治】补肾固精，温肺定喘，润肠。主治肾虚喘嗽、腰痛脚弱、阳痿、遗精、小便频数、石淋、大便燥结。

【膏方应用】与其他药一同浓煎后制成膏方内服；也可研成细粉，兑入清膏中制成膏方内服。

【使用禁忌】有痰火积热或阴虚火旺者忌服。

海 马

海马为海龙科动物线纹海马、刺海马、大海马、三斑海马或小海马除去内脏的全体。全年均可捕获，但以8～9月份产量最大。将内脏除去，晒干；或除去外部灰、黑色皮膜和内脏后，将尾盘卷，晒干，选择大小相似者，用红线缠扎成对。其商品分为海马、刺海马两类。

【性味归经】海马性温，味甘、咸。归肝、肾经。

【功效主治】温肾壮阳，散结消肿。用于阳痿、遗尿、肾虚作喘、癥瘕积聚、跌打损伤，外治痈肿疔疮。

【膏方应用】大多研成细粉兑入清膏中调成膏方服用，极少入煎剂使用。

【使用禁忌】

① 因海马有活血散结的作用，因此孕妇忌用。

② 阴虚火旺、脾肾虚弱、外感发热者也不宜服用。

③ 服药期间忌食生冷食物。

清热药

生地黄

生地黄为玄参科植物地黄或怀庆地黄的干燥块根。秋季采挖除去芦头、须根及泥沙，鲜用者称为"鲜地黄"；若将地黄缓缓烘焙至约八成干入药者，称为"生地黄""干地黄"。

【性味归经】生地黄性寒，味甘。归心、肝、肾经。

【功效主治】清热凉血，养阴生津。用于热病后期伤阴引起的舌红口干、烦渴多饮、阴虚内热、骨蒸劳热等症。

【膏方应用】与其他药一同浓煎后制成膏方内服。

【使用禁忌】

① 胃虚食少、脾虚泄泻、胸膈多痰者应慎服。

② 加工生地黄不宜使用铜或铁器。

玄 参

玄参又名元参、浙玄参、黑参等，为玄参科植物玄参的干燥根。主产于浙江、湖北、江苏、江西、四川等地。冬季挖取根部，除去芦头、须根、子芽及泥沙，晒至半干，堆放发汗至内部变黑色，再晒干或烘干。

【性味归经】玄参性寒，味甘、苦、咸。归肺、胃、肾经。

【功效主治】清热凉血，滋阴降火，解毒散结。主治温邪入营、内陷心包、温毒发斑、热病伤阴、舌绛烦渴、津伤便秘、骨蒸劳嗽、目赤、咽痛、瘰疬、白喉、痈肿疮毒。

【膏方应用】与其他药一同浓煎后制成膏方内服。

【使用禁忌】

① 脾虚便溏或脾胃有湿者禁服。

② 玄参不宜与藜芦同用。

天花粉

天花粉又名栝楼根、花粉、楼根、白药、瑞雪、天瓜粉等，为葫芦科植物栝楼或双边栝楼的干燥根。秋、冬二季采挖，洗净，除去外皮，切段或纵剖成瓣，干燥。

【性味归经】天花粉性微寒，味甘、微苦。归肺、胃经。

【功效主治】清热泻火，生津止渴，消肿排脓。主治热病烦渴、肺热燥咳、内热消渴、疮疡肿毒等症。

【膏方应用】与其他药一同浓煎后制成膏方内服。

【使用禁忌】
① 脾胃虚寒、大便滑泄者忌服。
② 不宜与乌头类药材同用。

祛风湿药

狗　脊

狗脊又名金毛狗脊、金毛狗、金狗脊，是蚌壳蕨科植物金毛狗脊的干燥根茎。生于山脚沟边及林下阴处酸性土上。分布于华南、西南及浙江、江西、福建、台湾、湖南。全年均可采收，以在秋季至冬季采收最佳。

【性味归经】狗脊性温，味苦、甘。归肝、肾经。

【功效主治】强腰膝，祛风湿，固肾气。主治肾虚腰痛脊强、足膝软弱无力、风湿痹痛、遗尿、尿频、遗精、白带。

【膏方应用】与其他药一同浓煎后制成膏方内服。

【使用禁忌】阴虚有热、小便不利者慎服。

桑寄生

桑寄生为桑寄生科常绿小灌木槲寄生或桑寄生的干燥带叶茎枝，又名寄屑、寄生树、寄生草、桑上寄生。冬季至次春采割。除去粗茎，切段，干燥，或蒸后干燥。生用。槲寄生主产于河北、河南、内蒙古、辽宁等地；桑寄生主产于广东、广西等地。

【性味归经】桑寄生性平，味苦、甘。归肝、肾经。

【功效主治】祛风湿，强筋骨，安胎元，补肝肾。主治腰膝酸软、风湿痹痛、胎动不安、崩漏经多、头晕目眩等症。

【膏方应用】与其他药一同浓煎后制成膏方内服。

【使用禁忌】

① 孕妇、小儿及体虚、肾虚有热者禁服。

② 忌与豆类同服。

③ 桑寄生科植物品种繁多，除桑寄生、毛叶桑寄生外，其他杂树上生长的寄生统称为杂寄生。在杂寄生中，若寄主有毒者，其寄生亦往往具有一定毒性，在采收过程中要严格鉴别，把它们区分开来，以免引起中毒。

安神药

柏子仁

柏子仁为柏科常绿乔木侧柏的干燥成熟种仁，又名柏仁、侧柏仁、柏子仁霜等。秋、冬二季种子成熟时采收，晒干，除去种皮，阴干。生用或制霜用。主产于山东、河南、河北、陕西、云南、湖北、甘肃等地亦产。

【性味归经】柏子仁性平，味甘。归心、肾、大肠经。

【功效主治】养心安神，润肠通便。主治惊悸怔忡、失眠健忘、盗汗、肠燥便秘。

【膏方应用】与其他药一同浓煎后制成膏方内服。

【使用禁忌】腹泻及痰多者忌服用。

灵 芝

灵芝外形呈伞状，菌盖肾形、半圆形或近圆形，为多孔菌科真菌紫芝或赤芝的干燥子实体，又名赤芝、紫芝、菌灵芝、木灵芝、石灵芝、灵芝草。全年采收，晾干。分布于浙江、江西、湖南、广西、福建、广东等地。

【性味归经】灵芝性平，味甘。归心、肺、肝、肾经。

【功效主治】补肝气，益心气，养肺气，固肾气，益精气。用于心神不宁、失眠心悸、肺虚咳喘、虚劳短气、不思饮食。

【膏方应用】与其他药一同浓煎后制成膏方内服；也可研成细粉，兑入清膏中，和匀后制成膏方内服。

【使用禁忌】实证患者慎服。

合欢皮

合欢皮又名夜合欢，为豆科植物合欢的干燥树皮。合欢多生于山坡、野外或栽培庭园。主产于湖北、江苏、安徽、浙江等地。可于夏秋间采收，剥下树皮，晒干，备用。

【性味归经】合欢皮性平，味甘。归心、肝、肺经。

【功效主治】解郁安神，活血消肿。主治心神不安、忧郁失眠、肺痈疮肿、跌扑伤痛等症。

【膏方应用】与其他药一同浓煎后制成膏方内服。

【使用禁忌】风热自汗、外感不眠者及孕妇禁服。

远　志

远志又名细叶远志、光棍茶，为远志科植物远志或细叶远志的干燥根。远志多生于石砾山坡草地、草原、向阳山坡及较干燥的沙土地带、山坡草丛或林下。主产于东北、华北、西北及山东、安徽、江西、江苏等地。可于春季出苗前或秋季地上部分枯萎后挖取根部，除去残基或泥土，阴干或晒干供药用。

【性味归经】远志性温，味辛、苦。归心、肾、肺经。

【功效主治】安神益智，散痰消肿。主治心肾不交导致的失眠多梦、健忘惊悸、神志恍惚、咳痰不爽、瘰疬、乳房肿痛等。

【膏方应用】与其他药一同浓煎后制成膏方内服。

【使用禁忌】

① 心经实热、阴虚火旺、脾胃虚弱者须谨慎服用。

② 用量不宜过大，不然会引起恶心呕吐。

琥　珀

琥珀又名虎珀、虎魄、兽魄、血珀、红琥珀，为古代松科属植物的树脂，埋藏地下经久转化而成的化石样物质。主产于云南、广西、福建、贵州、辽宁等地，从地层或煤层中挖出后，除去沙石、泥土等杂质。

【性味归经】琥珀性平，味甘。归心、肝、膀胱经。

【功效主治】镇静，利尿，活血。主治惊风、癫痫、心悸、失眠、小便不利、尿痛、尿血、闭经等症。

【膏方应用】研成极细粉，兑入清膏中制成膏方内服。

【使用禁忌】阳虚内热及无瘀滞者忌服。

理气药

陈　皮

陈皮又名黄橘皮、广陈皮、红皮、新会皮、贵老，为芸香科植物橘及其栽培变种的干燥成熟果皮。陈皮在我国南方多有栽培。主产于福建、四川、江苏、浙江、江西、湖南、云南、贵州等地。可于10～12月份果实成熟时，摘下果实，剥取果皮，阴干或通风干燥。取原药材，除去杂质，喷淋清水，闷润透，切丝，晒干，置阴凉干燥处保存。

【性味归经】陈皮性温，味苦、辛。归肺、脾经。

【功效主治】理气调中。用于消化不良，急、慢性胃肠炎，神经性呕吐，妊娠呕吐，上呼吸道炎，支气管炎，耳源性眩晕，急性乳腺炎等。

【膏方应用】与其他药一同浓煎后制成膏方内服。

【使用禁忌】

① 本品辛散苦燥，舌赤少津、内有实热、阴虚燥咳者须慎用。

② 久服伤元气，故忌久服。

木 香

木香又名云木香、蜜香、广木香、越木香、五木香、南木香，为菊科植物木香的干燥根。木香常生于土质疏松、肥沃的半山坡，喜不干燥不过湿的地方。主产于云南、四川、湖北、湖南、广东、广西、陕西、甘肃、西藏等地。云南所产为道地药材。可于栽培3年后的9～10月间选择晴天挖取根部，除去茎秆、叶柄，切成5～10厘米的小段，粗大者再纵剖成2～4块，以干燥后厚度不小于1厘米为度，50～60℃烘干。置阴凉干燥通风处，防潮、防霉、防蛀。

【性味归经】木香性温，味辛、苦。归脾、胃、大肠、三焦、胆经。

【功效主治】健脾养胃，行气止痛。主治食欲不振、泄泻腹痛、胸脘胀痛等病症。

【膏方应用】与其他药一同浓煎后制成膏方内服。

【使用禁忌】

① 气虚、阴虚及脏腑燥热者应忌用。

② 木香煎制时间不宜过长。

枳 实

枳实又名枸橘、枳、铁篱笆、野橙子，为芸香科植物酸橙及其栽培变种的干燥幼果。枳实主产于江苏、浙江、广东、贵州、四川、江西。可于5～6月份摘取，晒干，略大者横切成两半，晒干供药用。

【性味归经】枳实性微寒，味苦、辛、酸。归脾、胃经。

【功效主治】散痞化痰，破气消积。主治积滞内停、痞满胀痛、大便不通、胃下垂、子宫脱垂等症。

【膏方应用】与其他药一同浓煎后制成膏方内服。

【使用禁忌】孕妇和体虚久病者应谨慎服用。

香 附

香附又名雷公草、雀头香、莎草根、香附米、夜夜清、辣姜草、香附朱，为莎草科植物莎草的干燥根茎。香附为常见田间杂草之一，常成片生长于田间、路边、菜园等地方。主产于山东、浙江、湖南、河南等地。可于秋季采挖燎去须毛，直接晒干；或燎去须毛，以沸水略煮或蒸透后，晒干，习称"光香附"。不经火燎，直接晒干者，习称"毛香附"。置阴凉干燥处保存。

【性味归经】香附性平，味辛、微苦、微甘。归肝、脾、三焦经。

【功效主治】调经止痛，行气解郁。主治消化不良、肝郁气滞、脘腹胀痛、寒疝腹痛、经闭痛经、月经不调等症。

【膏方应用】与其他药一同浓煎后制成膏方内服。

【使用禁忌】

① 凡气虚无滞、阴虚血热者忌服。

② 孕妇忌服。

佛 手

佛手又名佛手柑、手柑，为芸香科柑橘属植物佛手的干燥果实。秋季果实尚未变黄或变黄时采收，纵切成薄片，晒干或低温干燥。

【性味归经】佛手性温，味辛、苦、酸。归肝、脾、胃、肺经。

【功效主治】疏肝理气，和胃止痛。用于肝胃气滞、胸胁胀痛、胃脘痞满、食少呕吐。

【膏方应用】与其他药一同浓煎后制成膏方内服。

【使用禁忌】

① 阴虚有火，无气滞症状者慎服。

②《本经逢原》："痢久气虚，非其所宜。"

薤 白

薤白又名野蒜、野葱、薤白头、小根蒜，为百合科植物小根蒜或薤的干燥鳞茎。薤白在东北、河北、江苏、湖北等地多有栽培。可于栽后第2年5～6月份采收，将鳞茎挖起，除去叶苗和须根，洗去泥土，鲜用或略蒸一下，晒干或烘干。置阴凉干燥处保存，防潮。

【性味归经】薤白性温，味辛、苦。归肺、胃、大肠经。

【功效主治】健脾和胃，温中通阳，舒筋益气，通神安魂，散瘀止痛。主治胸痹疼痛、痰饮咳喘、泻痢后重等症。

【膏方应用】与其他药一同浓煎后制成膏方内服。

【使用禁忌】

① 气虚者慎用。

② 发热者不宜多食。

③ 无滞者及胃弱纳呆、不耐蒜味者不宜用。

消食药

莱菔子

莱菔子又名萝卜子，为十字花科植物萝卜的干燥成熟种子。莱菔子为栽培植物，全国均有种植。翌年7～8月份，角果充分成熟时采收晒干，打下种子，除去杂质，洗净，干燥。炒莱菔子：取净莱菔子置锅中，文火炒至微鼓起，放凉。用时捣碎。置干燥通风处，防霉、防虫。

【性味归经】莱菔子性平，味辛、甘。归脾、胃、肺经。

【功效主治】消食除胀，降气化痰。用于消化不良、慢性支气管炎、肠梗阻等。

【膏方应用】与其他药一同浓煎后制成膏方内服；或研成细粉兑入膏方中服用。

【使用禁忌】

① 脾虚便溏或气虚下陷者忌食。

② 不宜过量久用。

山 楂

山楂又名红果、大山楂、山果红、山里红果、酸梅子、赤枣子，为蔷薇科植物山里红或山楂的干燥成熟果实。山楂多生于山坡林缘或灌木丛中，多见栽培。主产于山东、河北、河南、辽宁等地。可于9～10月份果实成熟后采收。果实采下后趁鲜横切或纵切成两半，晒干，或采用切片机切片，在60～65℃下烘干。置干燥通风处，防霉、防虫。

【性味归经】山楂性微温，味酸、甘。归脾、胃、肝经。

【功效主治】消食积，化瘀滞。主治食不消化、脘腹胀痛、泄泻痢疾、血瘀痛经、闭经、产后腹痛、恶露不尽等症。

【膏方应用】与其他药一同浓煎后制成膏方内服；或研成泥状兑入膏方中服用。

【使用禁忌】

① 生山楂不可食用过量。

② 脾胃虚弱者应谨慎服用。

③ 空腹及羸弱者忌食。

麦芽

麦芽又名大麦芽、大麦蘖、大麦毛、麦蘖、生麦芽，为禾本科植物大麦的成熟果实经发芽干燥而得。麦芽多为栽培。秋播大麦于第2年4～5月份成熟采收；春播大麦于当年6～7月份成熟采收。将小麦用水浸泡后，保持适宜温湿度，待麦芽长至约0.5厘米时，干燥。炮制品有炒麦芽、焦麦芽。置干燥通风处，防霉，防虫。

【性味归经】麦芽性平，味甘。归脾、胃经。

【功效主治】行气消食，健脾开胃，退乳消胀。用于食积不化、呕吐泄泻、消化不良、妇女回乳等症。

【膏方应用】与其他药一同浓煎后制成膏方内服。

【使用禁忌】
① 无积滞者、孕妇应谨慎服用。
② 妇女哺乳期需忌服。
③ 久食消肾，不可多食。

鸡内金

鸡内金又名鸡肫皮、鸡黄皮、鸡食皮、化骨胆、化石胆，为雉科动物家鸡的干燥沙囊内壁。鸡内金全国各地均产，人工养殖较多。

【性味归经】鸡内金性平，味甘。归脾、胃、小肠、膀胱经。

【功效主治】健胃消食，涩精止遗。用于食积不消、呕吐泻痢、小儿疳积、遗尿、遗精。

【膏方应用】与其他药一同浓煎后制成膏方内服；或炒干研为极细粉兑入膏方中服用。

【使用禁忌】脾虚无积者慎服鸡内金。

活血化瘀药

红花

红花又名草红花、刺红花、红蓝花，为菊科植物红花的干燥花。全国各地均有栽培，主产于河南、浙江、四川等地。可于夏季花由黄变红时采摘，阴干或晒干。

【性味归经】红花性温，味辛。归心、肝经。

【功效主治】活血通经，散瘀止痛。用于月经不调、冠心病、心绞痛、软组织损伤、血栓闭塞性脉管炎等症。

【膏方应用】与其他药一同浓煎后制成膏方内服。

【使用禁忌】孕妇及月经过多者慎用或禁用。

丹 参

丹参又名赤参、紫丹参、红根等，为唇形科植物丹参的干燥根和根茎。全国大部分地区都有分布，主产于四川、安徽、江苏、河南、山西等地。春、秋二季采挖，除去茎叶，洗净，润透，切成厚片，晒干。生用或酒炙用。

【性味归经】丹参性微寒，味苦。归心、肝经。

【功效主治】祛瘀止痛，活血通络，清心除烦。用于月经不调、冠心病、心绞痛、慢性肝炎、肝硬化、肝脾大、神经衰弱、乳腺炎、痈疮肿痛等症。

【膏方应用】与其他药一同浓煎后制成膏方内服。

【使用禁忌】

① 瘀血症状或患出血性疾病的患者应慎用。

② 孕妇忌用。

益母草

益母草又名茺蔚、坤草、月母草、地母草，为唇形科植物益母草的干燥地上部分。益母草多生于田埂、溪边、山野、荒地或栽培。全国大部分地区均有分布。可于夏秋二季茎叶生长茂盛，花刚开放时，割取地上部分，切段，阴干或晒干。置阴凉干燥处，防潮。

【性味归经】益母草性微寒，味辛、苦。归心包、肝、膀胱经。

【功效主治】活血祛瘀，利水消肿，清热解毒。用于月经不调、子宫脱垂、急性肾炎水肿、高血压病等症。

【膏方应用】与其他药一同浓煎后制成膏方内服。

【使用禁忌】阴虚血少、月经过多、寒滑泻痢者及孕妇忌服。

王不留行

王不留行又名王不留、奶米、不留行、大麦牛、剪金子，为石竹科植物麦蓝菜的干燥成熟种子。王不留行多生于田边或耕地附近的丘陵地，尤以麦田中最为普遍。主产于河北、山东、黑龙江、辽宁、山西、湖北等地。可于夏季芒种前后，割取全株晒干，打下种子，除去杂质，洗净，干燥后用中火炒至多数爆裂成白色爆米花状时，取出摊凉即得。置通风干燥处。

【性味归经】王不留行性平，味苦。归肝、胃经。

【功效主治】行血通经，下乳消肿。用于经闭、乳汁不通、难产、乳痈肿痛等症。

【膏方应用】与其他药一同浓煎后制成膏方内服。

【使用禁忌】孕妇忌用。

川 芎

川芎又名芎藭、胡藭、西藭、杜芎、云芎、乳芎，为伞形科植物川芎的干燥根茎。产于四川、陕西、甘肃及江南各省。可于8～9月间采挖，除去茎苗及泥沙，晒干或烘干，再去须根，或切片后干燥。置干燥阴凉处保存，防止受潮、受热、虫蛀。

【性味归经】川芎性温，味辛。归肝、胆、心包经。

【功效主治】祛风止痛，辛散温通，活血行气。主治风冷头痛、风湿痹痛、胸胁刺痛、产后瘀阻、痈疽疮疡、月经不调、经闭痛经、跌打肿痛等症。

【膏方应用】与其他药一同浓煎后制成膏方内服。

【使用禁忌】

① 阴虚火旺、舌红口干、上盛下虚及气虚者忌服。

② 女性月经过多或患有出血性疾病者忌服。

延胡索

延胡索又名元胡、玄胡索、延胡，为罂粟科植物延胡索的干燥块茎。延胡索生于山地林下或栽培。主产于浙江东阳、磐安等地。可于5～6月份植株枯萎时采挖块茎，去地上部分及须根，洗净，入沸水中煮3～6分钟，至块茎内部无白心者，捞出晒干。或润透，切片，干燥。置通风干燥处，防蛀。炮制品则密闭，置阴凉干燥处。

【性味归经】延胡索性温，味辛、苦。归心、肝、脾经。

【功效主治】活血行气，散瘀止痛。用于各种内脏疾病所致疼痛、神经痛、月经痛、脑震荡头痛、外伤疼痛，冠心病、胃及十二指肠溃疡、慢性睾丸炎、睾丸结核等症。

【膏方应用】与其他药一同浓煎后制成膏方内服；或研成细粉兑入膏方中开水冲服。

【使用禁忌】体虚者慎服，孕妇禁服。

鸡血藤

鸡血藤为豆科植物密花豆或香花崖豆藤的干燥藤茎。入药书首见于清代的《本草纲目拾遗》。本品别名血风藤、大血藤。主产于我国广西、江西、福建等地。一年四季均可采集。

【性味归经】鸡血藤性温，味苦、甘。归肝、肾经。

【功效主治】补血活血，疏通经络。主治血虚萎黄、月经不调、麻木瘫痪、风湿痹痛等症。

【膏方应用】与其他药一同浓煎后制成膏方内服。

【使用禁忌】

① 阴虚火亢者慎用。

② 孕妇慎用。

骨碎补

骨碎补又名申姜、猴姜、岩姜、过山龙，为水龙骨科植物槲蕨的干燥根茎。骨碎补多附生于树皮上、岩石上、墙上、瓦上较阴湿处。长江中下游以南诸省有分布。可于4～8月间挖取根茎，除去杂质，洗净，润透切厚片，干燥，燎去茸毛（鳞片），鲜用或开水烫后晒干，或切片蒸熟后晒干备用。

【性味归经】骨碎补性温，味苦。归肝、肾经。

【功效主治】补肾壮体，续伤止痛，祛瘀活血。用于肾虚牙齿松动、牙痛、牙龈出血、跌打骨折、腰肌劳损、遗精、牙周病、脱发等症。

【膏方应用】与其他药一同浓煎后制成膏方内服。

【使用禁忌】阴虚内热、血虚风燥及无瘀血者慎服。

利水渗湿药

茯苓

茯苓又名白茯苓、云苓、茯菟、松苓、松薯、茯灵，为多孔菌科植物茯苓的干燥菌核。茯苓生长于马尾松林中。主产于湖北、安徽、河南、云南、贵州、四川等地。可于7～8月间采挖，将鲜茯苓堆放在不通风处，用稻草围盖，进行"发汗"。反复数次后，阴干，去皮后切片，为"茯苓片"；切成方形或长方形块者为"茯苓块"；中有松根者为"茯神"。置通风干燥处。

【性味归经】茯苓性平，味甘、淡。归心、肺、脾、肾经。

【功效主治】利水渗湿，健脾宁心。主治水肿尿少、痰饮眩悸、脾虚食少、便溏泄泻、心神不安、惊悸失眠。

【膏方应用】与其他药一同浓煎后制成膏方内服；或研成细粉兑入膏方中开水冲服。

【使用禁忌】

① 气虚下陷、虚寒、滑精者慎用。

② 服药期间忌米醋。

薏苡仁

薏苡仁为禾本科植物薏苡的干燥成熟种仁，又名米仁、苡仁、苡米、六谷米、薏仁、薏米、薏珠子、蒲米仁、祁苡仁、药玉米、水玉米等。秋季果实成熟后，割取全株，晒干，打下果实，除去外壳，去净杂质，再晒干。主产于福建、河北、辽宁等地。习惯认为产于福建、河北者品质最优，分别称"蒲米仁""祁苡仁"。

【性味归经】薏苡仁性凉，味甘、淡。归脾、胃、肺经。

【功效主治】利水消肿，健脾补中，祛湿疗痹，消痈排脓。用于肾炎水肿、肾盂肾炎、慢性胃肠炎、肺脓肿、阑尾炎、扁平疣等症。

【膏方应用】与其他药一同浓煎后制成膏方内服。

【使用禁忌】津液不足者及孕妇忌服。

泽泻

泽泻又名芒芋、鹄泻、及泻、天鹅蛋、如意花、禹孙，为泽泻科植物泽泻的干燥块茎。泽泻多生于沼泽边缘。主产于福建、四川、江西等地。可于冬季采挖，除去茎叶、须根，除去杂质，稍浸，润透，切厚片，干燥。置干燥处，防蛀。

【性味归经】泽泻性寒，味甘、淡。归肾、膀胱经。

【功效主治】利水渗湿，泄热通淋。主治小便不利、热淋涩痛、水肿胀满、泄泻、痰饮眩晕、遗精。

【膏方应用】与其他药一同浓煎后制成膏方内服。

【使用禁忌】肾虚滑精者忌服。

萹蓄

萹蓄又名萹竹、道生草、竹节草、猪牙草、斑鸠台、铁绵草，为蓼科植物萹蓄的干燥地上部分。萹蓄多生于路旁、旷野、庭院中。主产于河南、四川、浙江、山东、吉林、河北等地。夏季采收为佳，洗净，除去杂质，鲜用或晒干备用。

【性味归经】萹蓄性微寒，味苦。归膀胱经。

【功效主治】利尿通淋，杀虫，止痒。用于热淋涩痛、小便短赤、虫积腹痛、皮肤湿疹、阴痒带下等症。

【膏方应用】与其他药一同浓煎后制成膏方内服。

【使用禁忌】脾胃虚弱及阴虚患者慎服。

茵陈

茵陈又名茵陈蒿、因尘、绒蒿、安吕草、绵茵陈、狼尾蒿，为菊科植物滨蒿或茵陈蒿的干燥地上部分。茵陈多生于河岸沙砾地、海岸附近湿润沙地、山坡、路旁、地埂、盐碱地、旷野草地。主产于陕西、山西、安徽等地。茵陈可治黄疸，而且季节性特别强，只有3～4月份茵陈的嫩叶有明显的疗效，其他月份的药性差，因此可于春季幼苗约10厘米时采收，晾干或晒干，生用。

【性味归经】茵陈性微寒，味苦、辛。归脾、胃、肝、胆经。

【功效主治】清利湿热，利胆退黄。用于传染性肝炎、黄疸、风疹瘙痒、皮肤肿痒、小便黄涩、身面发黄等症。

【膏方应用】与其他药一同浓煎后制成膏方内服。

【使用禁忌】蓄血发黄及血虚萎黄者慎用。

金钱草

金钱草又名大金钱草、过路草、路边黄、神仙对座草、铜钱草、蜈蚣草、一串钱、临时救，为报春花科植物过路黄的干燥全草。金钱草多生长于丘陵坡地、路旁或沟边。主产于四川，长江流域及山西、陕西、云南、贵州等地亦产。可于夏、秋二季采集，除去杂质、泥土，切段，鲜用或晒干。置阴凉干燥处。

【性味归经】金钱草性微寒，味甘、淡、咸。归肝、胆、肾、膀胱经。

【功效主治】清热利湿，通淋，消肿。用于尿道结石、胆囊结石、化脓性炎症、毒蕈中毒、药物中毒、水臌腹胀、腰痛、乳腺炎初起等症。

【膏方应用】与其他药一同浓煎后制成膏方内服。

【使用禁忌】脾虚泄泻者，忌捣汁生服。

收涩药

芡 实

芡实为睡莲科一年生水生草本植物芡的干燥成熟种仁，又名雁头、鸟头、鸿头、鸡头、黄实、苏黄、刺莲藕、水鸡头、鸡头实、鸡头果、鸡头苞、鸡嘴莲、雁喙实。秋末冬初采收成熟果实，除去果皮，取出种仁，再除去硬壳，晒干。捣碎生用或炒用。

【性味归经】芡实性平，味甘、涩。归脾、肾经。

【功效主治】补中益气，滋养强身，固肾涩精，健脾止泻。《本草新编》认为："芡实不特益精，且能涩精补肾。"芡实味甘而补脾、利湿，因此能治腹痛泄泻之症；味涩而能固肾、闭气，能治男子遗精、女子带下、小便不禁等。

【膏方应用】与其他药一同浓煎后制成膏方内服；也可研成细粉，兑入清膏中，和匀后制成膏方内服。

【使用禁忌】大小便不利者不宜用。

山茱萸

山茱萸为山茱萸科植物山茱萸的干燥成熟果实。入药书首见于《神农本草经》，称现名。山茱萸别名山黄肉、肉枣、药枣。主产于我国河南、山西、陕西、甘肃、山东等地。每逢秋冬二季采摘，炮制后入药。

【性味归经】山茱萸性微温，味酸、涩。归肝、肾经。

【功效主治】补肾益肝，涩精止遗，敛汗固脱。用于肝肾不足导致的腰膝酸软、遗精滑泄、眩晕耳鸣、月经过多等症。

【膏方应用】与其他药一同浓煎后制成膏方内服。

【使用禁忌】

① 湿热、小便淋涩者忌用。

② 肝阳上亢者忌服。

五味子

五味子为木兰科植物五味子或华中五味子的干燥成熟果实。前者习称"北五味子"，后者习称"南五味子"。秋季果实成熟时采摘，晒干或蒸后晒干，除去果梗及杂质。《新修本草》载"五味皮肉甘酸，核中辛苦，都有咸味"，故有五味子之名。最早列于《神农本草经》上品，能滋补强壮，药用价值极高。

【性味归经】五味子性温，味酸、甘。归肺、心、肾经。

【功效主治】敛肺滋肾，生津敛汗，涩精止泻，宁心安神。用于久咳虚喘、遗尿尿频、梦遗滑精、久泻不止、自汗盗汗、短气脉虚、内热消渴、心悸失眠等症。

【膏方应用】与其他药一同浓煎后制成膏方内服。

【使用禁忌】

① 忌过量服用，否则容易出现腹部不适、胃痛反酸、食欲减退等副作用。

② 外有表邪、内有实热，或咳嗽初起、麻疹初发者应禁服。

常用胶类

阿 胶

阿胶为马科动物驴的干燥皮或鲜皮经煎煮浓缩制成的固体胶。阿胶主产于山东、浙江等，以山东产者最为著名，浙江产量最大。阿胶主要由胶原蛋白组成，水解可得多种氨基酸，此外尚含有钙和硫等。

【性味归经】阿胶性平，味甘。归肺、肝、肾经。

【功效主治】补血，止血，滋阴润燥。主治血虚眩晕、吐血、便血、血痢、妊娠下血、崩漏、心烦失眠、肺虚燥咳等症。

【膏方应用】将阿胶研粉后加适量黄酒，隔水炖化，或者敲碎后直接放入开水中烊化，温开水冲服。制作膏方时，可将烊化的阿胶液冲入清膏中，一般每料膏方中可用200～500克。

【使用禁忌】

① 脾胃虚弱、不思饮食或纳食不消、呕吐泄泻者忌服。

② 忌烧酒。

鳖甲胶

鳖甲胶为爬行纲龟鳖目鳖科中华鳖，以背甲熬制成的膏入药。本品呈扁方块状，长约3厘米，宽约2厘米，厚约5毫米，表面棕褐色，具凹纹，光亮，半透明。质坚脆，易折断，断面不平坦，具光泽。气腥。

【性味归经】鳖甲胶性微寒，味咸。归肝、肾经。

【功效主治】补肾滋阴，破瘀散结，滋养的同时兼祛瘀。除用于肾阴不足、潮热盗汗、手足心热外，还用于肝脾大、肝硬化、闭经等。

【膏方应用】将鳖甲胶研成粗末，加适量黄酒和砂糖，隔水炖化，取一调羹，温开水冲服，每日1～2次。制作膏方时，可将烊化的鳖甲胶液调入清膏中收膏，一般每料膏方中可用200～500克。

【使用禁忌】脾胃虚寒、食减便溏者及孕妇慎服。

龟甲胶

龟甲胶为乌龟腹甲经煎熬、浓缩制成的固体胶。本品为四方形的扁块，长约2.6厘米，宽约2.5厘米，厚约0.8厘米，褐色略带微绿，上面有老黄色略带猪鬃纹之"油头"，对光视之，透明，洁净如琥珀。质坚硬。

【性味归经】龟甲胶性凉，味甘、咸。归心、肝、肾经。

【功效主治】滋阴，补血，止血。主治阴虚血亏、劳热骨蒸、吐血、衄血、烦热惊悸、肾虚腰痛、脚膝痿弱、崩漏、带下。

【膏方应用】将龟甲胶研成粗末，加适量黄酒和砂糖，隔水炖化，取一调羹，温开水冲服，每日1～2次。制作膏方时，可将烊化的龟甲胶液调入清膏中收膏，一般每料膏方中可用200～500克。

【使用禁忌】胃有寒湿者忌服。

鹿角胶

鹿角胶为鹿角经水煎熬、浓缩制成的固体胶。本品为扁方形块，长3～4厘米，厚约0.6厘米。黄棕色或红棕色，半透明，有的上部有黄白色泡沫层。质脆，易碎，断面光亮。气微，味微甜。

【性味归经】鹿角胶性温，味甘、咸。归肾、肝经。

【功效主治】温补肝肾，益精养血。用于阳痿滑精、腰膝酸冷、虚劳羸瘦、崩漏下血、便血尿血、阴疽肿痛。

【膏方应用】将鹿角胶研成粗末，加适量黄酒，隔水炖化，取半调羹，温开水冲服，每日1～2次。制作膏方时，每料药一般可用200～500克。

【使用禁忌】阴虚阳亢者忌服。

黄明胶

黄明胶为牛科动物黄牛的皮制成的胶。本品呈长方形块，褐绿色，近半透明。

【性味归经】黄明胶性平，味甘。归肺、大肠经。

【功效主治】滋阴润燥，养血止血，活血消肿，解毒。主治虚劳肺痿、咳嗽咯血、吐衄、崩漏、下痢便血、跌打损伤、痈疽疮毒、烧烫伤。

【膏方应用】同阿胶。

【使用禁忌】使用该药品前请咨询医师或药师。

常用糖类

白 糖

白糖是由甘蔗和甜菜榨出的糖蜜制成的精糖，其色白，干净，甜度高。白糖主要分为两大类，即白砂糖和绵白糖。白砂糖是蔗糖的结晶体，纯度一般在99.8%以上，从化学角度看，这是很纯的物质了。白砂糖具有纯正的蔗糖甜味，除直接食用外，也是工业用糖的主要品种。绵白糖是细小的蔗糖晶粒被一层转化糖浆包裹而成的，其纯度与白砂糖相当。绵白糖最宜直接食用，冷饮凉食用之尤佳，但不宜用来制作高级糕点。

【性味归经】白糖性平，味甘。归脾、肺经。

【功效主治】润肺生津，补中益气，清热燥湿，化痰止咳，解毒醒酒，降浊怡神。用于治疗中虚脘痛、脾虚泄泻、肺燥咳嗽、口干燥渴以及脚气、疥疮、盐卤中毒、阴囊湿疹等病症。

【膏方应用】白糖在膏方中一般起调味作用，使膏方甘甜入口，常用于收膏。

【使用禁忌】

① 糖尿病患者不能食白糖。

② 痰湿偏重者忌食。

③ 肥胖症患者忌食。

④ 晚上睡前不宜吃白糖，特别是儿童，最容易坏牙。

红　糖

红糖指带蜜的甘蔗成品糖，甘蔗经榨汁，浓缩形成的带蜜糖。红糖按结晶颗粒不同，分为赤砂糖、红糖粉、碗糖等，因没有经过高度精炼，几乎保留了蔗汁中的全部成分，除了具备糖的功能外，还含有维生素和微量元素，如铁、锌、锰、铬等，营养成分比白砂糖高很多。

【性味归经】红糖性温，味甘。归脾、肝经。

【功效主治】润心肺，和中助脾，缓肝气，解酒毒，补血，破瘀。主治心腹热胀、口干欲饮、咽喉肿痛、肺热咳嗽、心肺及大小肠热、酒毒。

【膏方应用】同白糖。

【使用禁忌】

① 平素痰湿偏盛、消化不良者不宜食用。

② 肥胖症、糖尿病及龋齿患者忌食。

冰　糖

冰糖是砂糖的结晶再制品。有白色、微黄、微红、深红等色，结晶如冰状，故名冰糖。中国在汉时已有生产。冰糖以透明者质量最好，纯净，杂质少，口味清甜，半透明者次之。可作药用，也可作糖果食用。制糖为中国首创，早在三千多年前中国就有用谷物制作饴糖的记载。而在膏方的使用中，常用的冰糖为老冰糖，也就是所谓的多晶冰糖，这种冰糖具有中医所说的冰糖药用功效。在古方文献中，冰糖也称为白文冰。

【性味归经】冰糖性平，味甘，无毒。归肺、脾经。

【功效主治】养阴生津，润肺止咳。用于肺燥、肺虚、风寒劳累所致的咳喘、小儿疟疾、噤口痢、口疮、风火牙痛。

【膏方应用】同白糖。

【使用禁忌】

① 一般人不宜过量食用。

② 患有高血压、动脉硬化、冠心病者，以及孕妇、儿童宜少食。

③ 糖尿病、高血糖患者必须忌食。

蜂　蜜

蜂蜜为蜜蜂采集花蜜，经自然发酵而成的黄白色黏稠液体。蜜被誉为"大自然中最完美的营养食品"，古希腊人把蜜看作是"天赐的礼物"。中国从古代就开始人工养蜂采蜜，蜂蜜既是良药，又是上等饮料，可延年益寿，还可用于美容。

【性味归经】蜂蜜性平，味甘。归脾、胃、肺、大肠经。

【功效主治】调补脾胃，缓急止痛，润肺止咳，润肠通便，润肤生肌，解毒。主治脘腹虚痛、肺燥咳嗽、肠燥便秘、目赤、口疮、疮疡不敛、风疹瘙痒、水火烫伤、手足（皲）裂。

【膏方应用】同白糖。

【使用禁忌】

① 痰湿内蕴、中满痞胀及大便不实者禁服。

② 未满1岁的婴儿不宜吃蜂蜜。

饴　糖

饴糖是以米、大麦、小麦、粟或玉米等粮食经发酵糖化制成的糖类食品。有软、硬两种，软者称胶饴，硬者称白饴糖，均可入药，但以用胶饴为主。

【性味归经】饴糖性温，味甘。归脾、胃、肺经。

【功效主治】缓中，补虚，生津，润燥。主治劳倦伤脾、里急腹痛、肺燥咳嗽、吐血、口渴、咽痛、便秘。

【膏方应用】同白糖。

【使用禁忌】湿热内郁、中满吐逆者忌服。

替代糖

① 木糖醇：原产于芬兰，是从白桦树、橡树、玉米芯、甘蔗渣等植物原料中提取出来的一种天然甜味剂。在自然界中，木糖醇的分布范围很广，广泛存在于各种水果、蔬菜、谷类之中，但含量很低。商品木糖醇是将玉米芯、甘蔗渣等农作物进行深加工而制得的，是一种天然、健康的甜味剂，对于人们的身体来说，木糖醇也不是一种"舶来品"，它本就是人体正常糖类代谢的中间体。木糖醇在体内代谢不依赖胰岛素的参与，直接透过细胞膜参与糖代谢而不增加血糖浓度，其甜味与葡萄糖相仿，还可促进胰岛素少量分泌，因此可用于糖尿病患者作为糖的代用品。木糖醇能够抑制导致龋齿的细菌的滋生，从而达到良好的抗龋效果。另外，利用木糖醇具有控制甘油、中性脂肪、游离脂肪酸合成的功能，可控制体重，用于治疗肥胖。需要注意的是对本品过敏者禁用；低血糖患者禁用。

② 甜菊糖：甜菊糖是一种从菊科草本植物甜叶菊（或称甜菊叶）中精提的新型天然甜味剂，而南美洲使用甜叶菊作为药草和代糖已经有几百年历史。甜菊糖是目前世界已发现并经我国原卫生部、轻工业部批准使用的最接近蔗糖口味的天然低热值甜味剂，是继甘蔗、甜菜糖之外第三种有开发价值和健康推崇的天然蔗糖替代品，被国际上誉为"世界第三糖源"。甜菊糖还具有保健功能，经国外食品专家及医学专家临床实验证实，该产品对糖尿病、高血压有一定的疗效，对肥胖、心血管疾病、胃炎、口腔疾病、胃酸过多等亦有一定的辅助治疗作用。

③ 阿巴斯甜：阿斯巴甜是一种人造的糖替代品，是现在世界上6000多种食品和饮料的主要成分。又称甜味素、蛋白糖、天冬甜母、天冬甜精、天苯糖等。由必需氨基酸之一的L-苯丙氨酸先与甲醇酯化后再和氨基酸L-天冬氨酸缩合酰胺化所产生的一种经甲基酯化后的二肽类化合物。阿斯巴甜比一般的糖甜约150倍，又比一般蔗糖含更少的热量。1克的阿斯巴甜约有4千卡（1千卡=4.18千焦）的热量。但使人感到甜味所需的阿斯巴甜量非常少，以至于可忽略其所含的热量，因此被广泛地作为蔗糖的代替品。阿斯巴甜中含有苯丙氨酸，所以苯丙酮尿症患者并不适合使用，因为会造成苯丙氨酸无法代谢，而有导致智力损伤的危险。而怀孕中的妇女最好也不要使用。另外，曾有一些报告指出，有些人可能患有阿斯巴甜不耐症，在食用阿斯巴甜制品后可能会出现头痛、抽搐、恶心或过敏反应症状，所以患阿巴斯甜不耐症的人最好不要食用。

④ 元贞糖：元贞糖是以麦芽糊精、阿斯巴甜、甜菊糖、罗汉果糖、甘草提取物等配料制成的食用糖，其甜度相当于蔗糖的10倍，而热量仅为蔗糖的8%。元贞糖不增高患者血糖水平和尿糖含量，是安全的高甜度、低热量食用糖，可用于糖尿病患者，以改善其生活质量。经过十多年的市场营销，元贞糖深受消费者的欢迎，已经成为糖尿病患者的首选替代糖。由于元贞糖在一般食品商店都有上柜销售，故是一种为广大消费者所熟知的低热量代糖品。也可以说它是糖尿病、高血压病、冠心病及高脂血症等患者的专用甜味剂。本品作为饮用牛奶、豆浆、咖啡等饮品的优良的无热量的白糖代用品，既甜度较高，又相对无毒副作用，糖尿病患者尽可以放心地使用，唯一美中不足的是元贞糖成本较高。

⑤ 甜蜜素：其化学名称为环己基氨基磺酸钠，是食品生产中常用的添加剂。甜蜜素是一种常用甜味剂，其甜度是蔗糖的30～40倍，而甜蜜素价格仅为蔗糖的1/3，而且它不像糖精那样用量稍多时有苦味，因而作为国际通用的食品添加剂可用于清凉饮料、果汁、冰激凌、糕点食品及蜜饯等。亦可用于家庭调味、烹饪、酱菜品、化妆品、糖浆、糖衣、甜锭、牙膏、漱口水、唇膏等。糖尿病患者、肥胖者可用其代替糖。需要注意的是，消费者如果经常食用甜蜜素含量超标的饮料或其他食品，就会因摄入过量而对人体的肝脏和神经系统造成危害，特别是对代谢排毒能力较弱的老人、孕妇、小孩危害更明显。

⑥ 糖精：糖精是最古老的甜味剂。糖精于1878年被美国科学家发现，很快就被食品工业界和消费者接受。糖精的甜度为蔗糖的300～500倍，它不被人体代谢吸收，在各种食品生产过程中都很稳定。缺点是风味差，有后苦，这使其应用受到一定限制。糖精是最早的甜味剂，关于它的争论从20世纪初就开始了。1960年，一项研究表明大量食用糖精会导致老鼠膀胱癌的发生，随后不同的研究也表明糖精"可能"是一种导致动物癌症的物质。1977年美国食品药品监督管理局（FDA）曾提出禁用糖精。但糖精是当时唯一的合成甜味剂，该提案遭到了公众的反对。因此

美国国会没有批准这项提案，只要求含糖精食品注明它可能是一种致癌物。而此后竟没有严格可靠的研究表明糖精与人类的癌症有关。同时人们搞清楚了糖精导致动物癌症的作用机制，该机制在人体中并不存在。因此，FDA在1991年撤回了禁止糖精的提案。目前，许多国家允许使用糖精但是有用量的限制，而有的国家依然禁止。

膏方的制作方法

　　中医膏方的制备流程是一个生产与质量的管理过程，其制作经过浸泡、煎煮、浓缩、收膏、存放等几道工序，并设置工艺查证点和监控点以确保制作的全过程处于监控之下。

　　（1）浸泡　制药前需隔夜浸泡药物一宿。浸泡前要去除药材中的杂质、泥沙等物质。除细小的种子类药物外，其他药物均用淘米箩淘洗干净，然后将药材粉碎后和匀，装入容器内，加入适量自来水（无自来水，可用洁净的河水，一般不用井水），浸没全部药物，并高出15厘米。需浸一夜或12小时以上，以使药物浸透。

　　（2）煎煮　把浸泡后的药料上火煎煮。先用大火煮沸，再用小火煮1小时左右，转为微火以沸为度，约3小时，此时药汁渐浓，即可用纱布过滤出头道药汁，再加清水浸润原来的药渣后即可上火煎煮，煎法同前，此为二煎，待至第三煎时，气味已淡薄，滤净药汁后即将药渣倒弃（如药汁尚浓时，还可再煎1次）。将所煎得药汁混合一处，静置后再沉淀过滤，以药渣愈少愈佳。

　　（3）浓缩　将煎煮过滤后的药液，在洁净的铜（不锈钢）锅内浓缩，开始可用武火加热至沸，而后用文火不断加热搅拌蒸发，捞出上层浮沫。加工过程中注意掌握火候，防止药液沸腾溢出和结底。直至浓缩为稠膏，即得传统的清膏（半成品）。

　　（4）收膏　将上述浓缩的清膏，按处方规定，依次兑入备用的药液、各种辅料及胶类等（事先加热炼制或烊化，临用时趁热加入），同时适当调节火候，并继续加热搅拌，以免粘底起焦。在收膏行将结束前加入细料药粉，以及其他经加工备用的辅料（如核桃仁、芝麻、龙眼肉等），边加入边搅拌，混合均匀。

　　（5）存放　待收好的膏冷却后，装入清洁干净的瓷质容器内，先不加盖，用干净纱布将容器口遮盖上，放置一夜，待完全冷却后，再加盖，放入阴凉处收藏。

膏方的种类

1. 按使用的方式分类

膏方主要分为外用和内服两类。

（1）外用膏药　主要是黑膏药、软膏药两种。

① 黑膏药：黑膏药多以植物油、黄丹为基质，经高热炼制呈黑色，再放入配料桶中，配入药料而成。黄丹外用有拔毒生肌的作用，用于丸散有杀虫截疟的功能。

② 软膏药：软膏药多以猪脂、羊脂等动物油脂或白蜡、黄蜡等为基质，和入中药细粉、水煎液或流浸膏等，加热混合拌匀。

外用膏方，虽多用以治疗疮疡、皮肤病等外科疾病为主，但亦可以通过内病外治，用以治疗各种内科疾病。现今对哮喘、腹水、肿瘤、关节炎等病症，亦常用膏方贴敷进行治疗，以达到平喘、利水、软坚、止痛等效果。

（2）内服膏药　也分为两类。

① 成药：如传统的益母膏、二冬膏、桑椹膏、枇杷叶膏、雪梨膏等，这些膏方的组成比较单纯，药味不多，制成成药，便于选用。还有根据古方或老中医经验方，制成补膏，如十全大补膏、八珍膏等。均在市上销售，以供选购。

② 膏方：经医生辨证分析，给予处方，将药经几次浓煎后过滤去渣取汁，合并，浓缩，再根据不同的病情需要，加入适量的冰糖、饴糖或者蜂蜜，并配以阿胶、鹿角胶等收膏。这种膏方，俗称"膏滋药"，用以滋补身体，防治疾病。

2. 按制作的方式分类

根据膏方中是否含有动物胶或胎盘、鹿鞭等动物药，可将其分为素膏和荤膏。素膏由草药组成，不易发霉，四季均可服用；荤膏中则含有动物胶（药），多属温补之剂，且不易久存，一般冬季服用。

根据制作过程是否加入蜂蜜将膏方分为清膏和蜜膏。中药煎煮浓缩后直接收膏者为清膏，收膏时加入蜂蜜称为蜜膏（又称"膏滋"），后者尤其适合年老体弱、有慢性病者。

膏方的组方原则

膏方一般由20余味的中药组成，属大方、复方范畴，且服用时间较长，因此，制定膏方更应注重针对性。所谓针对性，是指应该针对患者的疾病性质和体质类型。另外，膏方中多含补益气血阴阳的药物，其性黏腻难化，若不顾实际情况，一味纯补峻补，每每会妨碍气血，于健康无益，故配伍用药，至为重要。组方时尤应注意如下几个方面。

（1）重视脉案书写，辨证立法　膏方的脉案，以往习用毛笔书写，它既是中华文化的艺术佳品，又能体现中医擅长疾病调养的传统特色。膏方不仅是滋补强壮的药品，更是治疗慢性疾病的最佳剂型，所以膏方的制定，首当重视辨证论治。医家应从病者错综复杂的症状中，分析出病因病机病位，衡量正邪之盛衰进退，探求疾病之根源，从而确定固本清源的方药。中医的理、法、方、药特色，必须充分体现在膏方的脉案中，并且正确、科学地书写脉案，这样才能保证治疗的有序和准确。切忌"头痛医头，脚痛医脚"，用这种方法开出来的膏方，既无理、法、方、药的内容，又无君、臣、佐、使的规律，杂乱无章，患者服后，必定弊多利少。

（2）注重体质差异，量体用药　人体体质的减弱，是病邪得以侵袭、疾病得以产生的主要原因，而体质每因年龄、性别、生活境遇、先天禀赋、后天调养等不同而各有差异，故选方用药也因人而异。如老年人脏气衰退，气血运行迟缓，膏方中多佐行气活血之品；妇女以肝为先天，易肝气郁滞，故宜辅以疏肝解郁之药；小儿为纯阳之体，不能过早服用补品，如果确实需要，多以甘淡之品调养，如四君子、六味地黄等；中年人负担堪重，又多七情劳逸所伤，治疗时多需补泻兼施。除此以外，又有诸多个体差异，均需详细分析，根据具体情况，制订不同的治疗计划。

（3）调畅气血阴阳，以平为期　利用药物的偏胜之性，来纠正人体阴阳气血的不平衡，以求"阴平阳秘，精神乃治"，是中医养生和治病的基本思想，也是制定膏方的主要原则。中老年人脏气渐衰，运化不及，常常呈现虚实夹杂的复杂病理状态，如果对此忽略不见，一味投补，补其有余，实其所实，往往会适得其反。所以膏方用药，既要考虑"形不足者，温之以气""精不足者，补之以味"，又应根据病者的症状，针对瘀血等病理产物，适当加以行气、活血之品，疏其血气，令其条达，而致阴阳平衡。

（4）斡旋脾胃升降，以喜为补　清代著名医家叶天士曾谓"食物自适者即胃喜为补"，为临床药物治疗及食物调养的重要法则，同样适合于膏方的制定。口服膏方后，胃中舒服，能消化吸收，方可达到补益的目的，故制定膏方，总宜佐以运脾健胃之品，或取檀香拌炒麦芽，以醒脾开胃；或用桔梗、枳壳，以升降相因；或配伍陈皮、楂曲以消食化积；尤其是苍术一味，气味辛香，为运脾要药，加入众多滋腻补品中，则能消除补药黏腻之性，以资脾运之功。中医习惯在服用膏方进补前，服一些"开路药"，或祛除外邪，或消除宿滞，或运脾健胃，处处照顾脾胃的运化功能，确具至理。

（5）着意通补相兼，动静结合　用膏方进补期间，既不能一味呆补，又不宜孟浪攻泄，而常取通补兼施、动静相合、并行不悖的方法。民间常以驴皮膏加南货制膏进补，时有腹胀便溏等不良反应发生，多因其不符合"通补相兼，动静结合"的原则。补品为"静药"，必须配合辛香走窜之"动药"，动静结合，才能补而不滞。临床可针对中老年人常见的心脑血管病（如高血压、高血脂、冠心病、脑梗死）、糖尿病等，辨证选用"动药"，例如取附子温寒解凝、振奋心阳，取大黄、决明子通腑排毒、降低血脂，取葛根、丹参活血化瘀、净化血液等，与补药相配，相使相成，而起到固本清源之效。

另外，四时之气的升降沉浮对疾病会有不同程度的影响，古代医家据此提出随时为病，当随病制方的治疗思想。如金元医家李杲（东垣、明之）在《脾胃论·脾胃将理法》中提出："春时有疾，于所用药内加清凉风药，夏月有疾加大寒之药，秋月有疾加温气之药，冬月有疾加大热药，是不绝生化之源也。"说明春天多风邪为患，须在方中加入祛风药，如荆芥、薄荷、菊花、桑叶之类；夏天有病多热疾，须加适量的寒凉药，如黄连、黄芩、石膏、知母之类；秋天有病多燥邪，宜加入温润气分药，如杏仁、紫苏叶、桔梗、沙参之类；冬天有病多寒邪，宜加入一些温热药，如附子、干姜之属。注意用药与四时相应，以适应温、热、寒、凉、升、降、沉、浮的规律，不绝生化之源。受这种思想的影响，结合各个季节的易发病证，则可以在不同的时令，根据病情及气候，采用相应的四时用药法，随证应变，亦可以用膏方的形式来治病及防病。故膏方不仅仅局限于冬令时节应用。

膏方之制定，遵循辨证论治法度，具备理、法、方、药之程序，不仅养生，更能治病。因膏方服用时间长，医者必须深思熟虑，立法力求平稳，不能小有偏差。偶有疏忽，与病情不合，不能竞剂而废，医生与病家皆遭损失。故开一般处方易，而膏方之制定难。膏方是一门学问，又属中华文化之遗泽，应当传承不息，发扬光大。

膏方的正确使用方法

服药剂量的多少，应根据膏方的性质、疾病的轻重以及患者体质强弱等情况而决定。一般每次服用膏方取常用汤匙1匙为准（合15～20克）。

药物分有毒无毒、峻烈缓和的不同。一般性质平和的膏方，用量可以稍大。凡有毒、峻烈的药物，用量宜小，并且应从小剂量开始，逐渐增加，以免中毒或耗伤正气。

轻病、慢性病，剂量不必过重；重病、急性病，用量可适当增加。因为病轻药重，药力太过，反伤正气；病重药轻，药力不足，往往贻误病情。

患者体质的强弱、性别的不同，在剂量上也应有差别。老年人的用药量应小于壮年；体质强的用量，可重于体质弱的患者；妇女用药量，一般应小于男子，而且妇女在经期、孕期及产后，用药量又应小于平时，但主要仍须从病情等各方面作全面考虑。

膏方的服用方法

《黄帝内经·灵枢·痈疽》篇曰："痈发于嗌中，名曰猛疽……其化为脓者，泻则合豕膏，冷食。"豕膏者，以豕油、白蜜煎炼也，所以便于噙在口中，缓缓咽下，为治上焦病之法。所谓病在上者，服药不厌频而少也。现今之膏方，则多治久病及弱症，以汤调而顿服，与古法迥异，常用服法有以下几种。

（1）冲服膏方　取适量膏滋，放在杯中，将白开水冲入搅匀，使之溶化，服下。如果方中用熟地黄、山茱萸、巴戟天等滋腻药较多，且配药中胶类药量又较大，则膏药黏稠较难烊化，应该用开水炖烊后再服。根据病情需要，也可将温热的黄酒冲入服用。

（2）调服膏方　可在膏方加黄酒或水，用碗、杯隔水炖热，调匀后服下。

（3）噙化膏方　噙化，亦称"含化"，将膏滋含在口中，慢慢在口中溶化，慢慢下咽，如治疗慢性咽炎所用的青果膏等。

膏方的服用季节

中医膏方，四季皆可服用。但以冬季为佳。一般以冬至日起45日左右，即头九为最佳时间。如果准备一冬服两料膏滋药，则可以适当提前。

民间有"冬令进补，春来打虎"之说。主要因为"天人相应"，即人禀天地之气而生，人体与天地之气息息相关。随着一年四季气候的不同，大自然有春生、夏长、秋收、冬藏的变化。冬季是封藏的季节，《素问·四气调神大论篇》说"冬三月，此谓闭藏"，此时天气寒冷，食欲旺盛，腠理致密，人体阳气、阴精均藏而不泻，营养物质能充分吸收、利用和储存，因而在这段时间根据个人气血阴阳的不同虚损情况，服用适当膏方进行调补，能最大限度地发挥膏方改善体质、防病治病的作用，可使人体来年阴阳平衡，五脏六腑协调，气血和顺。

非冬令季节，也可服用膏方。运用膏方进行冬令滋补是其使用的一个方面；另一方面，由于膏方既有滋补身体的作用，又有治疗、预防疾病的功效，因此，即使不在冬季，如因慢性损耗性疾病的过程中或大病后、手术后，患者身体非常虚弱，也可以采用膏方调治。根据虚弱情况，进行中医辨证，在滋补的同时，配合理气、和血、调中、化浊、通腑等药物一起使用。

膏方的服用时间

（1）空腹服　《神农本草经》谓："病在四肢血脉者，宜空腹而在旦。"其优点是可使药物迅速入肠，并保持较高浓度而发挥药效。滋腻补益药，宜空腹服，此时胃吸收力强，且不受食物干扰。如空腹时服用肠胃有不适感，可以改在半饥半饱时服用，每次1～2匙，用温开水化服。

（2）饭前服　一般在饭前30～60分钟时服药。病在下焦，欲使药力迅速下达者，宜饭前服。

（3）饭后服 一般在饭后15～30分钟时服药。病在上焦，欲使药力达上焦较久者，宜饭后服。

（4）睡前服 一般在睡前15～30分钟服用。补心脾、安心神、镇静催眠的药物宜睡前服。

膏方的服用剂量

膏方服用剂量要根据病情或患者的身体情况及药物性质而定，尤其是与患者消化功能有密切关系者。一般每日2次，每次15～30克，以温开水调服，饭前为好。胃有疾病者，可以饭后5分钟左右服用。初次服用先以半量开始，饭后15分钟内服完，适应1周后，改为常规用法用量。

膏方适用人群的禁忌

适宜膏方的人群

膏方可应用于各类慢性疾病、手术后恢复期、亚健康以及体质偏颇需要调理的人群。

（1）慢性疾病患者 各科、各个系统常见的疾病，如内科的冠心病、高血压病、支气管哮喘、慢性胃炎等，妇科的痛经、不孕症、产后体虚等，中医外科的乳腺病，儿科的小儿哮喘、小儿厌食、小儿多动症，以及脊柱病等。通过膏方的应用，能控制疾病的发作，减轻相关症状，起到很好的调治作用。

（2）手术后恢复期患者 手术后患者体弱多虚，需要调理，恢复体力，使用膏方是一个很好的途径。可根据每个人手术后的虚损性质及程度，结合术后的其他改变，予以正确合理的膏方，可收到良好的疗效。一些肿瘤患者手术后，病情尚未稳定，或需进一步放疗、化疗等，应先让其病情基本稳定以后再予以膏方调治。

（3）亚健康人群 亚健康是指出现疲劳、失眠、食欲不振、妇女月经不调等，通过内、外、妇、儿各科及各种仪器设备的仔细检查，未曾发现明显的器质性疾病。此类人群一般以年轻白领为多。在膏方调治过程中，结合患者的基本身体特征，针对性地应用膏方进行调治，会起到较好疗效，可使其精力充沛，体力改善。

（4）体质偏颇人群 体质分为平和质、气郁质、痰湿质、特禀质、湿热质、气虚质、瘀血质、阴虚质、阳虚质。平和质一般不需要调理。痰湿质、湿热质调治时，须先用化湿祛痰或清热化湿等药物治疗一段时间后，再予以调治。其他的体质均可以根据各自的症情进行膏方调治。在临床工作中，较少出现单独的体质特征，很有可能二个或三个以上体质特征同时出现。此时需要我们根据实际症情，全面归纳，正确使用膏方。

禁忌膏方的人群

膏方适用面较广，但不是所有的人都可以服用。

（1）处于各类疾病发作期的患者　内科范围中，慢性支气管炎急性发作期、冠心病症状不稳定期、支气管哮喘发作期、高血压非稳定期等，一般不考虑膏方调治。中医外科的乳腺病急性炎症期等亦不适宜膏方调治。此外，妇科的功能失调性子宫出血、伤科的急性损伤等也不适宜使用膏方。

（2）孕妇　怀孕妇女从怀孕到分娩时间较长，其间须考虑到各种可能出现的问题。膏方服用周期长，对怀孕期间出现的一些变化较难调整，故不考虑应用膏方。

（3）婴幼儿　小于4岁的婴幼儿身体稚嫩，器官功能发育不健全，病情变化亦较快，不适宜服用膏方。

（4）处于肝炎、结核等传染病活动期的患者　因其病情变化较多，传染性强，更需要针对性的特殊治疗，一般不建议在病情未完全控制、具有传染性的情况下使用膏方。

膏方使用时，对一些患者提供的临床资料不足以给出正确的诊断时，亦不适宜膏方调治。

膏方的科学保存方法

膏方的保存方法至关重要。如果保存不好，发生霉变，将无法服用，造成不必要的损失。首先在膏方制作后，让其充分冷却，才可加盖。可以将其存放在瓷罐（锅、钵）中，亦可以用搪瓷烧锅存放，但不宜铝、铁锅作为盛器。盛膏方的容器一定要洗净、干燥、消毒，不能留有水分。

膏方的容器要密封，如果盖子不密封，可以用密封条封好，或用两层塑料袋包好扎紧。

由于膏方用药时间较长，尽管多在冬季服用，但遇暖冬时就要防止发生霉变。一般情况下，多放在阴凉处，放在冰箱冷藏更佳。若放在阴凉处而遇暖冬气温连日回升，应将其隔水高温蒸烊，但是忌直接将膏锅放在火上烧烊，这样会造成锅裂和底焦。在膏药蒸烊后，一定要把盖打开，直至完全冷却，方可盖好。切不可让锅盖的水落在膏面上，否则过几天就会出现霉点。每天服用膏方时，应该用一个固定的汤匙，以免把水分带进罐里而造成发霉变质。

一旦气候潮湿，或者天气变暖，膏方上出现一些霉点，此时宜用清洁水果刀刮去表面有霉点的一层，再隔水高温蒸烊。当然，如果霉点很多且在膏面的深处也见有霉点，就不能服用了。

膏方服用出现不良反应的处理

膏方相对比较安全，只要是辨证组方、对症下药、按医嘱服用，一般不会产生不良反应。但有时由于服用自制膏方、长期过量服用膏方、膏方储藏不当出现腐败以及处方用药过于滋腻等，还是会出现不良反应。常见不良反应有以下几种。

（1）胸闷腹胀　胸闷腹胀是服用膏方后最常出现的不良反应，通常是服用者脾胃运化功能差，或者人参、黄芪等补益药物用量较大所致。此时要暂时停服膏方，并服用一些理气健脾、促进脾胃运化功能的药物，才可继续服用膏方。并需注意，膏方的服用量要适当减少。

（2）食欲不振　服膏方后出现食欲不振，说明药物比较滋腻碍胃，影响了服用者的消化功能。因此要减少服用剂量，或加服一些助消化的食物或药物，如山楂、陈皮茶、麦芽茶、大山楂丸等。还需要注意的是，在服用膏方时不要过多地吃油腻食物，以免胃肠负担过重，影响补益药物的吸收。

（3）便秘　《素问·标本病传论》曰："小大不利治其标，小大利治其本。"也就是说在大小便通利的情况下，应该首先考虑解决大小便问题，在大小便通利的情况下才考虑治本问题。一般来讲，在服用膏方后出现便秘，首先要停服膏方，或减少膏方的剂量，同时在饮食中增加膳食纤维、多喝水、多运动、多吃水果蔬菜，或者是早晨起来喝一杯淡盐水或喝一些蜂蜜水，一般就能解决便秘问题。

（4）腹泻　服用膏方几天后，如果出现大便溏薄甚至出现泄泻症状的时候，应先暂时停止服用膏方，可用一些理气健脾的药物，配合清淡易于消化的饮食，待脾胃功能恢复以后，从少量开始恢复使用，根据自身消化能力，逐步加量。

（5）咽喉疼痛，或口鼻出血　这是膏方中温阳升补药物过多或药力过大所致，须立即停服膏方。咽喉疼痛者，可用金银花、野菊花、胖大海等泡水喝；口鼻出血者，用白茅根、金银花等泡水，严重者需到耳鼻喉科就诊。

（6）感冒发热　中医学认为，感冒是外感六邪之淫，由皮毛、口鼻而入，邪在肌表，证属表证。在服用膏方期间出现感冒发热时，应先暂时停服膏方，先治疗感冒。一方面是为了尽快驱邪外出，以免"闭门留寇"；另一方面，由于感冒时脾胃功能受到了一定的影响，服用的膏方不容易消化吸收，甚至会加重胃部的不适，所以暂时停服为妥。

（7）皮肤瘙痒　皮肤瘙痒一般与湿热、血虚、风邪等因素有关，服用膏方后出现皮肤瘙痒，可能与膏方助长湿热有关，也可能服用者对于膏方中的阿胶、鹿角胶、山药等药物过敏所致，此时应暂停服用膏方，请医生查出病因进行治疗。

第二章

常见病症的膏方治疗

慢性胃炎

慢性胃炎系不同病因引起的各种慢胃黏膜炎性病变。本病病情轻重不一，按胃镜和病理等所见可分为浅表性胃炎、萎缩性胃炎、肥厚性胃炎，根据部位又可分为胃窦胃炎、胃体胃炎等。本病病程较长，症状持续或反复发作，且无典型症状，主要表现为食欲减退、上腹部不适或隐痛、嗳气泛酸、恶心呕吐等。

中医将面色苍白、体乏无力、纳差、胃部喜温喜按等症状归之为脾胃虚寒型；将胃痛连及两胁、口苦口干、急躁易怒、大便秘结归之为肝火犯胃型；将口干、舌红、苔光剥、睡眠不安多梦归之为胃阴亏虚型。饮食预防和调治对本病尤为重要。

养阴和胃膏

【原材料】北沙参、蒲公英、炒谷芽各120克，麦冬、白芍、炒扁豆各100克，石斛150克，炒当归、陈香橼、延胡索、莲子肉各90克，炙乌梅、生甘草、木香、黄连各30克，玫瑰花45克，炙鸡内金60克，饴糖500克。

【制用法】将上述药材（饴糖除外）一起洗净，研成细末，用水煎煮3次，分别滤出药汁。将这3次所得的药汁合在一起，加热浓缩至呈稠膏状，再调入饴糖煮沸即成，可每次用开水冲服此膏20克，每日服3次。

【功效主治】养阴和胃，清热止痛。适于有胃脘灼痛、不思饮食、食后腹胀、干呕嗳气、渴喜冷饮、大便干结、舌红苔少且燥、脉细数等症状的慢性胃炎患者。

益胃膏

【原材料】白芍200克，甘草100克，乌药100克，木香75克，陈皮75克，蒲公英300克，红藤200克，饴糖500克，苯甲酸钠适量。

【制用法】陈皮、木香提取挥发油，蒸馏后的水溶液另器收集；陈皮、木香药渣与白芍、甘草、乌药、红藤加适量水煎煮二次，每次2小时；蒲公英加适量水煎煮2小时，合并以上煎液，静置，吸取上清液，滤过，滤液与陈皮、木香水溶液合并，滤液浓缩至适量，加入饴糖与苯甲酸钠，搅匀，继续浓缩成稠膏状，稍冷，加入陈皮、木香挥发油，搅匀即得。一次12克，一日3次。可连服数料，直至见效为止。

【功效主治】和胃缓急，理气止痛。用于胃及十二指肠溃疡及慢性胃炎。

脘脾疼痛膏方

【原材料】人参须30克（另煎汁，冲入收膏），清黄芪、潞党参、炒白术、瓜蒌仁、云茯苓、白蒺藜、沉香曲、炒泽泻各90克，土炒当归、仙半夏（酒炒）各60克，广陈皮、枳实炭各45克，白蔻仁（杵）24克，淡干姜、清炙甘草各12克，阿胶180克，白文冰180克，陈酒适量。

【制用法】将前16味药材（人参须除外）浓煎2次，滤汁，去渣，加阿胶180克（陈酒烊化），煎熬，再入白文冰，并冲入参须汁，文火收膏，以滴水为度。每日早晚空腹开水冲服1大匙。可连服数料，直至见效为止。

【功效主治】疏表化滞，疏肝和胃。适用于慢性胃炎。

【来源】本方来源于《秦伯未先生膏方选集》。

黄芪建中膏

【原材料】生黄芪300克，党参150克，茯苓120克，白术120克，甘草30克，青皮、陈皮各45克，升麻60克，炒扁豆120克，山药150克，炒薏苡仁120克，炒当归90克，煨葛根90克，干姜30克，炒莲子肉120克，木香30克，砂仁（后下）30克，桔梗30克，大枣60克，白文冰500克。

【制用法】将上述药材（白文冰除外）加适量水共煎3次，将这3次煎液过滤去渣浓缩成清膏，最后加入白文冰收膏。每晨1匙，开水冲服。

【功效主治】补中益气，健脾益胃。主治脾胃虚寒型慢性胃炎。

半夏泻心膏

【原材料】制半夏90克，党参150克，黄连45克，瓜蒌90克，黄芩60克，干姜45克，炙甘草30克，茯苓120克，橘皮60克，炒枳壳90克，苍术、白术各120克，泽泻90克，藿香90克，大腹皮90克，延胡索90克，竹茹60克，生薏苡仁、熟薏苡仁各120克，砂仁、蔻仁各45克。白文冰500克。

【制用法】上述药材（白文冰除外）共煎，去渣浓缩，加入白文冰收膏。每晨1匙，开水冲服。可连服数料，直至见效为止。

【功效主治】健脾化湿。适用于慢性胃炎。

疏肝和胃方

【原材料】饴糖500克，煅瓦楞150克，生麦芽、海螵蛸、茯苓各120克，柴胡、赤芍、白芍、郁金、香附、川芎、延胡索、川楝子、炒枳壳、姜半夏、山楂、神曲、佛手各90克，竹茹60克，甘草、九香虫各45克。

【制用法】将上述药材（饴糖除外）洗净研成细末，用水煎煮3次，再将这3次煎液过滤去渣取汁合并，药汁加热浓缩至呈稠膏状，再调入饴糖煮沸即成。开水冲服，每次15～20克，每日2次。可连服数料，直至见效为止。

【功效主治】疏肝和胃，理气止痛。适用于具有胃脘胀满、食后尤甚、嗳气、呕恶泛酸、舌苔薄白或薄黄、脉沉弦等症的慢性胃炎患者。

金柑膏

【原材料】金柑345克，丁香、豆蔻各110克，肉桂270克，沉香42克，砂仁、木香、玫瑰花、梅花、吴茱萸、郁金各3克，香附、香橼、丹参、桔梗、厚朴、乌药、高良姜、干姜、枳壳、佛手、荜澄茄、陈皮、青皮、延胡索、藿香、紫苏梗各6克，蔗糖粉适量。

【制用法】将金柑、丁香、肉桂、砂仁、豆蔻、木香、沉香、玫瑰花、延胡索、梅花研成细粉，混合均匀。将其他药材用水煎煮2次，分别滤出药汁。将两次所得的药汁合在一起，加热浓缩至呈稠膏状，再调入上述药粉及蔗糖粉煮沸即成。可每次用开水冲服此膏5克，每日服2～3次。可连服数料，直至见效为止。

【功效主治】疏肝理气，健胃镇痛。适于具有胃脘疼痛、腹胀、嗳气、胸闷不舒等症状的慢性胃炎患者。

养阴益胃膏

【原材料】太子参120克，沙参150克，麦冬150克，生地黄120克，枸杞子120克，当归120克，软柴胡100克，川楝子100克，枳壳100克，生白术120克，白芍120克，香橼120克，佛手100克，绿萼梅60克，甘草60克，西洋参150克，铁皮石斛100克，黄明胶250克，麦芽糖500克，黄酒适量。

【制用法】将前15味药材加适量水浸泡后，煎煮3次，过滤去渣取汁，将这3次的滤液合并，加热浓缩成清膏，西洋参、铁皮石斛另煎取汁，黄明胶加适量黄酒浸泡后隔水炖烊，兑入清膏和匀，加麦芽糖收膏即成。每次15～20克，每日2次，开水调服。可连服数料，直至见效为止。

【功效主治】养阴益胃。主治胃阴亏虚型慢性胃炎。症见胃痛隐隐，口燥咽干，大便干结，舌红少津，脉细数。

沙参双冬膏

【原材料】南沙参、北沙参各150克，天冬150克，麦冬150克，生地黄200克，玉竹150克，白芍150克，淡竹叶150克，石斛150克，枸杞子150克，黄连50克，龟甲胶150克，阿胶200克，蜂蜜200克，黄酒适量。

【制用法】将上述药材（除龟甲胶、阿胶、蜂蜜、黄酒外）加适量水煎煮3次，滤汁去渣，将这3次滤液合并，加热浓缩为清膏，再将龟甲胶、阿胶研成粗末，加适量黄酒浸泡后隔水炖烊，冲入清膏中和匀。最后加蜂蜜收膏即成。每次15～20克，每日2次，开水调服。

【功效主治】益胃生津，养阴。主治胃阴亏虚型慢性胃炎。

和胃祛瘀膏

【原材料】党参300克，炙黄芪200克，炒白芍150克，炒白术150克，怀山药150克，炒扁豆150克，玄参120克，麦冬120克，生地黄、熟地黄各150克，玉竹120克，半枝莲150克，黄芩120克，川芎120克，防风120克，川黄连60克，炒谷芽、麦芽各150克，神曲60克，炒山楂150克，炒莱菔子150克，炒枳壳90克，姜半夏120克，茯苓150克，陈皮60克，制黄精150克，山茱萸150克，全当归120克，西洋参90克，紫河车90克，大枣40克，龟甲胶200克，鳖甲胶200克，饴糖150克。

【制用法】将前29味药材加适量水煎3次，将这3次煎液过滤去渣取汁合并，大枣去皮、去核研成泥状，紫河车研粉兑入，加龟甲胶、鳖甲胶烊化，最后加入饴糖收膏即成。每早晚各服1匙，开水冲饮。

【功效主治】疏肝和胃。主治慢性萎缩性胃炎。

【来源】此方为南京中医药大学第三附属医院消化科主任中医师金小晶教授治疗慢性萎缩性胃炎（肝郁脾虚、气血瘀阻型）之经验膏方。

陈皮竹茹膏

【原材料】制半夏150克，陈皮100克，党参200克，茯苓150克，白术150克，桂枝100克，黄芪200克，枳实150克，苍术100克，厚朴100克，山药300克，吴茱萸50克，生姜60克，竹茹150克，蜂蜜300克，阿胶150克，黄酒适量。

【制用法】将前14味药材加适量水煎煮3次，过滤去渣取汁，将这3次滤液合并，加热浓缩成清膏。再将阿胶研成粗末，加适量黄酒浸泡后隔水炖烊，冲入清膏中和匀，最后加蜂蜜收膏即成。每次15～20克，每日2次，开水调服。

【功效主治】活血化瘀，理气和胃。主治痰饮停胃型慢性胃炎。

和胃膏

【原材料】西洋参30克，北沙参150克，太子参150克，川石斛150克，天冬150克，大生地黄150克，山茱萸100克，淮山药200克，肥知母150克，枸杞子150克，明天麻80克，潼蒺藜150克，生何首乌150克，桑椹150克，全瓜蒌200克，石菖蒲100克，炒酸枣仁120克，紫丹参150克，川楝子150克，枳实120克，八月札200克，莪术150克，生山楂150克，炙乌梅80克，佛手干120克，金樱子150克，芡实150克，阿胶160克，绍酒250克，蜂蜜500克，冰糖200克。

【制用法】将前27味药材除西洋参另煎浓汁外，余药隔宿浸泡，水煎3次，过滤，去渣取汁，将这3次滤液合并微火浓缩。加阿胶、绍酒炖烊，加蜂蜜、冰糖，连同西洋参浓汁，于收膏时趁热冲入膏中，徐徐调匀。每早晚各服1匙，开水冲饮。

【功效主治】养阴和胃，疏肝理气，活血化瘀。主治萎缩性胃炎。

养胃祛瘀膏

【原材料】炙黄芪500克，党参400克，干地黄400克，炒白术400克，茯苓400克，炒白芍300克，川桂枝200克，怀山药400克，枸杞子300克，鸡内金200克，莪术200克，生蒲黄250克，五灵脂250克，炮穿山甲200克，刺猬皮200克，高良姜200克，制香附200克，玉蝴蝶150克，凤凰衣150克，徐长卿300克，陈皮150克，炙甘草150克，鹿角胶80克，饴糖500克，蜂蜜500克，黄酒适量。

【制用法】将前22味药材先用水浸泡3小时，然后煎取3次汁，将这3次煎液过滤去渣取汁合并，加热浓煎成清膏，鹿角胶加适量黄酒隔水烊化，最后加饴糖、蜂蜜搅和收膏，罐贮。每早晚各取1汤匙，开水冲服。

【功效主治】补气益血，健脾养胃。主治慢性萎缩性胃炎。

【来源】此方为国医大师南通市良春中医药临床研究所主任中医师朱良春教授治疗萎缩性胃炎（脾胃虚弱、气血瘀滞型）之经验膏方。

【注意】如遇感冒不适，即暂停服。

胃下垂

胃下垂是指站立时胃大弯抵达盆腔，胃小弯弧线最低点降到髂嵴连线以下。一般认为，本病多是由于长期饮食失节，或劳累过度，致使中气下降，升降失常所引发。

本病患者多有腹胀（食后加重，平卧减轻）、恶心、嗳气、胃痛（无周期性及节律性，疼痛性质与程度变化很大）等症状，亦可偶有便秘、腹泻，或交替性腹泻及便秘。本病患者多为瘦长体型，同时还可伴有眩晕、心悸、乏力、直立性低血压、昏厥、食欲减退等症状。

中医学认为，胃下垂是由脾胃气虚，中气下陷，升举无力而引发。治疗原则应以健脾、益气、升提等方法为主。

人参黄芪膏

【原材料】人参50克，生黄芪200克，党参200克，白术100克，白芍150克，山药150克，黄精100克，枳实100克，茯苓150克，柴胡60克，升麻60克，炒杜仲100克，陈皮50克，制何首乌100克，菟丝子100克，大枣100克，半夏100克，木香30克，当归90克，炙甘草90克，砂仁50克，木香60克，鸡内金60克，麦芽150克，甘松90克，阿胶150克，生晒参100克，红参30克，鹿角胶200克，龟甲胶200克，冰糖250克，黄酒适量。

【制用法】将上述药材（阿胶、生晒参、红参、鹿角胶、龟甲胶、冰糖、黄酒除外）洗净研末，用水煎煮3次，再合并药汁加热浓缩至呈稠膏状，生晒参、红参另煎，兑入稠膏中，阿胶、鹿角胶、龟甲胶研成粗末，加适量黄酒浸泡后隔水炖烊，冲入膏中和匀，最后调入冰糖煮沸即成。开水冲服，每次15克，每日2次。可连服数料，直至见效为止。

【功效主治】补脾益气。适用于脾胃虚弱型胃下垂。症见脘腹饱胀，食后加重，不思饮食，疲乏无力，形体消瘦，头晕眼花，苔薄腻，脉细。

黄芪青皮膏

【原材料】炙黄芪300克，煅牡蛎300克，潞党参200克，明天麻200克，川续断150克，桑寄生150克，炒白术150克，白茯苓150克，肉苁蓉150克，淮山药200克，莲子肉200克，巴戟天150克，女贞子150克，楮实子150克，枸杞子150克，炒当归120克，川芎120克，粉葛根120克，延胡索120克，熟地黄120克，制狗脊120克，夏枯草90克，制香附90克，炮穿山甲60克，佛手片60克，紫苏梗60克，焦山楂50克，焦六曲50克，炙甘草40克，炒枳实40克，炒枳壳40克，小青皮30克，饴糖250克。

【制用法】将上述药材（饴糖除外）洗净研末，用水煎煮3次，再过滤去渣取汁合并，将药汁加热浓缩至呈稠膏状，再调入饴糖煮沸即成。开水冲服，每次15克，每日2次。可连服数料，直至见效为止。

【功效主治】滋阴养胃。适用于胃阴不足型胃下垂。

双参补脾膏

【原材料】人参50克，生黄芪200克，党参200克，白术100克，白芍150克，山药150克，黄精100克，枳实100克，茯苓150克，柴胡60克，升麻60克，陈皮50克，半夏100克，木香30克，当归90克，炙甘草90克，砂仁50克，木香60克，鸡内金60克，麦芽150克，甘松90克，大枣100克，阿胶200克，蜂蜜、饴糖各200克，黄酒适量。

【制用法】将上述药材除阿胶、人参、大枣、蜂蜜、饴糖外，其余药材加适量水煎煮3次，滤汁去渣，将这3次滤液合并，加热浓缩为清膏，人参另煎兑入，大枣去核、去皮调入清膏，再将阿胶研成粗末，加适量黄酒浸泡后隔水炖烊，冲入清膏中和匀，最后加蜂蜜、饴糖收膏即成。每次15～20克。每日2次，开水调服。可连服数周，直至见效为止。

【功效主治】补脾益胃。主治脾胃虚弱型胃下垂。症见脘腹饱胀，食后加重，不思饮食，疲乏无力，形体消瘦，头晕眼花，苔薄腻，脉细。

消化不良

人体内完整的消化过程犹如一个高度自动化工厂的传送带，食物首先在口腔内进行咀嚼，经食管传递至胃，并在胃内初步消化，然后靠胃窦的蠕动，将其磨碎后输送到小肠、大肠，在这个过程中，胆、胰分泌的胆汁、胰液中的消化酶可进一步将食物消化，其营养成分被小肠吸收，水分被大肠吸收，其糟粕变为粪便排出。因而要完成食物消化，必须要有两个过程：一是食物的传送，二是食物在肠道内的消化，两者缺一不可。由于疾病（如消化性溃疡、胆囊疾病、胰腺炎及腹泻等）所致的消化不良，称为器质性消化不良；而由"传送"障碍引起的消化不良，称为功能性消化不良。其症状包括胀气、腹痛、胃灼热、打嗝、恶心、呕吐、进食后感觉胀得时间长。

香砂养胃膏

【原材料】香附100克，砂仁100克，广藿香100克，茯苓100克，厚朴100克，半夏100克，白术100克，枳实100克，甘草50克，白豆蔻50克，陈皮50克，木香50克，大枣40克，生姜10克，蔗糖粉200克。

【制用法】将前14味药择净，研细，水煎2次，将两液过滤去渣合并，文火浓缩，加入蔗糖粉煮沸收膏即成。每次10克，每日2次。可连服数料，直至见效为止。

【功效主治】温中行气，健脾和胃。用于脾胃虚弱、消化不良、胃脘胀痛、呕吐酸水、不思饮食。

健脾膏

【原材料】党参60克，茯苓60克，炒白术45克，炒柏子仁45克，砂仁（研）30克，木香30克，山药30克，紫姜朴30克，陈皮36克，炒枳实36克，炒三仙（山楂、麦芽、六曲）120克，炙甘草16克，阿胶50克，黄酒、炼蜜各适量。

【制用法】将上述药材除阿胶、黄酒、炼蜜外，其余药材加适量水煎煮3次，将这3次煎液过滤去渣取汁合并，加热浓缩成清膏，再将阿胶研成粗末，加适量黄酒浸泡后隔水炖烊，冲入清膏中和匀，再加入适量炼蜜收膏即成。每日2次，每次12克，温开水冲服。

【功效主治】健脾和胃。主治消化不良。

党参和中膏

【原材料】党参120克，制香附120克，佩兰120克，炒白术100克，茯苓100克，土炒归身100克，炒杜仲100克，生黄芪100克，焙鸡内金100克，炒谷芽100克，砂仁90克，炙半夏80克，生姜60克，姜红枣肉20枚，阿胶200克，黄酒适量。

【制用法】将上述药材除鸡内金、阿胶、黄酒外，其余药材加适量清水煎煮3次，将这3次煎液过滤去渣取汁合并，文火加热浓缩成清膏；鸡内金研成细粉；阿胶加适量黄酒浸泡后隔水炖烊，冲入清膏中和匀，收膏时再将鸡内金粉兑入即可。每日2次，每次15克，开水冲服。

【功效主治】健脾补肾，理气运滞。主治消化不良。

楂术膏

【原材料】山楂500克，白术250克，陈皮100克，甘草60克，炼蜜250克。

【制用法】将前4味药材加适量水煎3次，过滤去渣取汁，将这3次滤液合并，加热浓缩，最后加炼蜜收膏。每次2匙，一日3次，温开水冲服。

【功效主治】消食健脾。主治消化不良、腹胀、大便溏薄等。

无花果膏

【原材料】无花果1000克，白糖750克。

【制用法】将无花果加适量水煮烂，小火熬成膏，加白糖和匀，煎透，收膏。每次2匙，一日2次。

【功效主治】益胃润肠，清肺化痰。适用于病后虚弱、消化不良、干咳无痰、老年便秘等。

健胃一号膏

【原材料】党参300克，白术300克，茯苓300克，半夏120克，黄芪300克，山药300克，陈皮150克，柴胡120克，郁金120克，黄连30克，吴茱萸30克，枳壳300克，青皮150克，藿香梗300克，紫苏梗150克，桔梗120克，香附150克，木香150克，杏仁60克，白豆蔻300克，砂仁90克，生薏苡仁300克，女贞子150克，墨旱莲150克，山茱萸300克，熟地黄300克，杜仲150克，川续断150克，甘草60克，饴糖500克。

【制用法】将上述药材（饴糖除外）一起加适量清水煎煮3次，将这3次煎液过滤去渣取汁合并，用饴糖收膏即成。每天早晚各1次，每次15～20克，温开水冲服或者含化。

【功效主治】暖肝温胃。主治消化不良。

胃痛

胃痛又称胃脘痛，是以胃脘近心窝处常发生疼痛为主的疾病。胃痛是临床上常见的一个症状，多见于急慢性胃炎，胃、十二指肠溃疡病，胃神经官能症，也见于胃黏膜脱垂、胃下垂、胰腺炎、胆囊炎及胆石症等。

中医认为胃痛发生的常见原因有寒邪客胃、饮食伤胃、肝气犯胃和脾胃虚弱等。胃主受纳腐熟水谷，若寒邪客于胃中，寒凝不散，阻滞气机，可致胃气不和而疼痛；或因饮食不节，饥饱无度，或过食肥甘，食滞不化，气机受阻，胃失和降引起胃痛；肝对脾胃有疏泄作用，如因恼怒抑郁，气郁伤肝，肝失条达，横逆犯胃，亦可发生胃痛；若劳倦内伤，久病脾胃虚弱，或禀赋不足，中阳亏虚，胃失温养，内寒滋生，中焦虚寒而痛；亦有气郁日久，瘀血内结，气滞血瘀，阻碍中焦气机，而致胃痛发作。总之，胃痛发生的病机分为虚实两端：实证为气机阻滞，不通则痛；虚证为胃腑失于温煦或濡养，失养则痛。

黄芪止痛膏

【原材料】黄芪200克，党参150克，桂枝60克，白芍300克，干姜60克，高良姜100克，吴茱萸60克，白术150克，茯苓150克，川楝子100克，延胡索150克，炙甘草90克，蜂蜜、饴糖各300克。

【制用法】将上述药材（蜂蜜、饴糖除外）加适量水煎煮3次，滤汁去渣，将这3次滤液合并，加热浓缩为清膏，再加蜂蜜、饴糖收膏即成。每次15～20克，每日2次，温开水调服。

【功效主治】暖脾养胃。主治脾胃虚寒型胃痛。症见胃脘冷痛，喜按喜热，纳少便溏，得食痛减，遇冷加重，餐后饱胀，舌淡苔白，脉弦细。

【加减】如嗳气、泛吐痰涎者，加陈皮100克、半夏150克、旋覆花150克；如大便清稀者，加肉豆蔻100克、白豆蔻60克、砂仁60克。

沙参麦冬膏

【原材料】北沙参150克，麦冬300克，生地黄200克，玉竹250克，石斛200克，白芍300克，枸杞子150克，黄连60克，吴茱萸30克，玄参100克，枇杷叶150克，竹茹150克，川楝子150克，丹参150克，太子参300克，陈皮60克，谷芽、麦芽各100克，炙甘草90克，阿胶150克，蜂蜜、饴糖各200克，黄酒适量。

【制用法】将上述药材除最后4味外，其余药材加适量水煎煮3次，滤汁去渣。将这3次滤液合并，加热浓缩为清膏，再将阿胶研成粗末，加适量黄酒浸泡后隔水炖烊，冲入清膏中和匀，最后加蜂蜜、饴糖收膏即成。每次15～20克，每日2次，温开水调服。

【功效主治】滋阴养胃。主治胃阴亏虚型胃痛。症见胃灼热隐痛，口干舌燥，纳呆干呕，大便干结，舌红少津，脉细。

【加减】如灼热痛甚者，加石膏150克、知母90克。

三参陈皮膏

【原材料】沙参、枸杞子、枇杷叶各150克，白芍、太子参、麦冬各300克，石斛、生地黄、阿胶、蜂蜜、饴糖各200克，玄参、佛手、生麦芽、谷芽、川楝子各100克，玉竹250克，知母、陈皮各60克，炙甘草90克，黄酒300毫升。

【制用法】将上述药材除阿胶、蜂蜜、饴糖、黄酒外，其余药材加适量水煎煮3次，将这3次煎液过滤去渣取汁合并，加热浓缩成清膏，阿胶加黄酒隔水炖烊，冲入清膏中和匀，最后加蜂蜜、饴糖收膏即成。每次服10～15克，每日2次，温开水冲服。

【功效主治】滋阴养胃。主治胃阴不足型胃痛。症见胃脘隐痛，似饥而不欲食，口燥咽干，五心烦热，消瘦乏力，口渴思饮，大便干结，舌红少津，脉细数。

小建中膏

【原材料】桂枝111克，白芍222克，炙甘草74克，生姜111克，大枣111克，饴糖370克。

【制用法】将前5味药择净，研细，浸泡，水煎2次，将2次煎液过滤去渣合并，文火浓缩，最后加入饴糖煮沸收膏即成。每次20～30克，每日3次。可连服数料，直至见效为止。

【功效主治】温中补虚，缓急止痛。用于脾胃虚寒。症见脘腹疼痛，喜温喜按，嘈杂吞酸，面色萎黄，食少，舌质淡胖，脉虚弱，以及胃及十二指肠溃疡等。

黄连厚朴膏

【原材料】黄连100克，厚朴100克，栀子90克，制半夏100克，吴茱萸60克，佩兰150克，黄芩150克，白术150克，苍术100克，代代花60克，川楝子150克，石菖蒲150克，柴胡60克，蒲公英150克，升麻30克，白芍150克，白术100克，神曲100克，鸡内金90克，甘草90克，蜂蜜、饴糖各200克。

【制用法】将上述药材（蜂蜜、饴糖除外）加适量水煎煮3次，滤汁去渣，将这3次滤液合并，加热浓缩为清膏，再加蜂蜜、饴糖收膏即成。每次15～20克，每日2次，开水调服。

【功效主治】消食通便。主治湿热阻胃型胃痛。症见胃脘热痛，胸脘痞满，口苦口黏，纳呆嘈杂，肛门灼热，大便不爽，小便不利，舌苔黄腻，脉濡数。

【加减】如口中黏腻、脘痞苔腻者，加薏苡仁300克、荷叶150克。

建中膏

【原材料】党参、白芍各1125克，桂枝、炙甘草各800克，高良姜400克，大枣350克，蜂蜜550克。

【制用法】将上述前6味药加适量水煎煮3次，每次1小时，过滤去渣，合并3次滤液，加热浓缩至3600毫升。最后加入蜂蜜，搅拌混匀，加热至沸，浓煎收膏。每次20克，一日2次，白开水冲服。

【功效主治】温补脾胃，缓急止痛。主治脾胃虚寒、脘腹疼痛等症。

【来源】《中草药制剂技术》。

健脾阳和膏

【原材料】党参、茯苓、枇杷叶各60克，白术、桔梗、木香、辛夷各30克，炒枳壳、陈皮、紫苏叶、羌活各45克，草豆蔻36克，神曲、谷芽、麦芽各40克，炼蜜250克。

【制用法】将枇杷叶去毛，上述药材（炼蜜除外）共切碎，加适量水煎煮，共3次，过滤去渣，滤清，将这3次滤液合并，加热浓缩，最后加炼蜜收膏。每次12克，一日2次，白开水冲服。

【功效主治】温运脾阳，行气止痛。适用于脘腹冷痛、呕吐泄泻、面色萎黄等。

茯苓养胃膏

【原材料】茯苓300克，桂枝60克，白术150克，苍术100克，厚朴100克，草果100克，砂仁60克，白豆蔻60克，甘松60克，路路通100克，佛手100克，香橼100克，紫苏100克，制半夏150克，陈皮100克，枳实150克，旋覆花150克，神曲100克，甘草60克，蜂蜜、饴糖各200克。

【制用法】将上述药（蜂蜜、饴糖除外）加适量水煎煮3次，滤汁去渣，将这3次滤液合并，加热浓缩为清膏，再加蜂蜜、饴糖收膏即成。每次15～20克，每日2次，温水调服。

【功效主治】健脾养胃。主治痰饮停胃型胃痛。症见胃脘疼痛，脘腹堵闷，呕吐痰涎，口黏不爽，口淡不饥，苔白厚腻，脉濡。

【加减】如面色㿠白、神疲乏力者，加党参100克、黄芪150克。

当归丹参膏

【原材料】当归100克，丹参200克，生蒲黄150克，五灵脂150克，延胡索150

克，木香90克，檀香60克，三七100克，陈皮60克，玫瑰花60克，刺猬皮90克，路路通100克，太子参300克，白芍200克，白术100克，神曲100克，麦冬100克，甘草90克，蜂蜜、饴糖各200克。

【制用法】将上述药材（蜂蜜、饴糖除外）加适量水煎煮3次，滤汁去渣，将这3次滤液合并，加热浓缩为清膏，再加蜂蜜、饴糖收膏即成。每次15～20克，每日2次，温开水调服。

【功效主治】和血化瘀。主治瘀血停胃型胃痛。症见胃痛如刺，痛久拒按，痛处不移，入夜尤甚，食后痛重，舌质紫暗，脉细涩。

【加减】如面色萎黄者，加人参50克、黄芪150克。

慢性腹泻

腹泻是指排便次数明显超过平日习惯的频率，粪质稀薄，每日排粪量超过200克，或含未消化食物或脓血。

起病急，病程在2个月以内者称为急性腹泻，多由急性肠道传染病、细菌性食物中毒、肠道变态反应、饮食不当等所致；起病缓慢，常有反复发作，病程超过2个月者称为慢性腹泻，常由慢性肠道感染、慢性胃肠道疾病、肝胆胰疾病等引起。另外，精神紧张、情绪激动及内分泌紊乱等全身性疾病也可引起腹泻。严重腹泻可造成胃肠分泌液的大量丢失，产生水与电解质平衡紊乱以及营养物质的缺乏。

慢性腹泻可在多种疾病中出现。这里指的是肠功能紊乱引起的腹泻，包括结肠过敏、情绪性、消化不良引起的腹泻。症状有腹痛胀气，排气排便后疼痛缓解或消失，稀便与硬便交替出现。慢性腹泻病程迁延，反复发作，可达数月甚至数年不愈。

健脾止泻膏

【原材料】阿胶250克，白芍300克，枳壳300克，山药300克，白术200克，芡实200克，石榴皮150克，赤石脂150克，佛手150克，禹余粮150克，扁豆150克，党参150克，茯苓150克，柴胡100克，八月札100克，香橼100克，枸橘100克，陈皮100克，神曲100克，甘松60克，木香60克，甘草60克，蜂蜜300克，黄酒适量。

【制用法】将上述药材除阿胶、蜂蜜、黄酒外，其余药材加适量水煎煮3次，滤汁去渣，将这3次滤液合并，加热浓缩为清膏，再将阿胶研成粗末，加适量黄酒浸泡后隔水炖烊，冲入清膏中和匀，最后加蜂蜜收膏即成。每次15～20克，每日2次，温开水调服。可连服数料，直至见效为止。

【功效主治】健脾止泻。主治肝脾失调型慢性腹泻。症见腹痛肠鸣泄泻，每因情志不畅而发，泻后痛缓，舌红，苔薄白，脉弦细。

【加减】如腹痛即泻、泻后痛不减者，加青皮、香附各100克。

山药益脾膏

【原材料】炒白术、芡实各200克，炒白芍、山药各300克，陈皮、柴胡、香橼、神曲各100克，党参、茯苓、炒薏苡仁、佛手、扁豆、石榴皮、防风各150克，木香、甘草各60克，蜂蜜适量。

【制用法】将上述药材（蜂蜜除外）加适量清水煎煮3次，将这3次煎液过滤去渣取汁合并，加热浓缩成清膏，最后加入适量蜂蜜收膏即成。每日2次，每次15～20克，温开水冲服。

【功效主治】益脾养胃，止泻。主治肝脾失调型慢性腹泻。

【加减】若不思饮食，加谷芽、麦芽各150克以开胃消食。

舒郁健脾膏

【原材料】炒党参150克，炙黄芪150克，制黄精100克，炒白术100克，云茯苓150克，炒山药150克，薏苡仁150克，炒扁豆100克，春砂仁30克，肉豆蔻60克，煨木香100克，紫苏叶100克，制香附100克，焦枳壳100克，徐长卿100克，制川厚朴60克，台乌药100克，炒陈皮60克，炒白芍150克，炒防风100克，补骨脂100克，淡吴茱萸30克，益智100克，菟丝子100克，芡实100克，川百合100克，合欢皮100克，夜交藤150克，熟酸枣仁60克，绿梅花60克，川芎60克，马齿苋100克，炒地榆100克，麦芽、谷芽各150克，炙鸡内金30克，仙鹤草150克，炙甘草30克，阿胶400克，冰糖500克，大枣30枚。

【制用法】将上述药材（最后3味除外）加适量清水浸泡一宿，用武火煎煮3次，将这3次煎液过滤去渣取汁合并，加热浓缩成清膏，收膏时，加入阿胶、冰糖、大枣，熬至滴水成珠为度。每日早晚各1次，每次15～20克，温开水冲服。

【功效主治】舒郁健脾。主治肝郁脾虚型腹泻。

【来源】此方为南京中医药大学附属昆山市中医院主任中医师徐进康教授之经验方。

补脾益肾膏

【原材料】阿胶150克，党参200克，补骨脂150克，白术150克，白芍150克，茯苓150克，大枣150克，山药150克，菟丝子150克，莲子150克，芡实150克，赤石脂150克，禹余粮150克，肉豆蔻100克，五味子100克，干姜100克，鹿角胶100克，谷芽100克，乌药90克，甘草90克，吴茱萸60克，饴糖300克，黄酒适量。

【制用法】上述药材除阿胶、鹿角胶、饴糖、黄酒外，其余药材加适量水煎煮3次，滤汁去渣，将这3次滤液合并，加热浓缩为清膏，再将阿胶、鹿角胶研成粗末，加适量黄酒浸泡后隔水炖烊，冲入清膏中和匀，最后加饴糖收膏即成。每次15～20克，每日2次，温开水调服。可连服数料，直至见效为止。

【功效主治】补脾益肾，止泻。主治脾肾阳虚型慢性腹泻。症见晨起泄泻，大便杂有不消化食物，脐腹冷痛，喜暖，形寒肢冷，舌淡胖，苔白，脉沉细。

【加减】如年老体虚，久泻不止者，加黄芪200克、赤石脂200克；如畏寒肢冷者，加制附子100克、炮姜100克。

健脾益气膏

【原材料】阿胶250克，薏苡仁300克，党参200克，茯苓200克，白术200克，白芍100克，山药200克，扁豆150克，莲子150克，芡实150克，黄芪150克，陈皮100克，半夏100克，山楂100克，枳实90克，鸡内金90克，肉豆蔻90克，甘草60克，枸橘60克，白豆蔻60克，砂仁50克，人参50克，饴糖300克，黄酒适量。

【制用法】将上述药材除阿胶、人参、饴糖、黄酒外，其余药材加适量水煎煮3次，滤汁去渣，将这3次滤液合并，加热浓缩为清膏，人参另煎兑入，再将阿胶研成粗末，加适量黄酒浸泡后隔水炖烊，冲入清膏中和匀，最后加饴糖收膏即成。每次15～20克，每日2次，温开水调服。可连服数料，直至见效为止。

【功效主治】健脾益气。主治脾气亏虚型慢性腹泻。症见大便溏薄，夹有不消化食物，稍进油腻食物则大便次数增多，舌淡，苔薄腻，脉濡细。

【加减】如腹胀嗳气者，加木香100克、沉香30克。

健脾益胃膏

【原材料】薏苡仁300克，山药300克，白扁豆200克，炒白术150克，白茯苓150克，党参120克，桔梗100克，莲子肉120克，砂仁60克，焦六曲250克，焦山楂250克，陈皮100克，炙甘草100克，生晒参150克，黄明胶250克，麦芽糖500克，黄酒适量。

【制用法】将上述药材（最后4味除外）加适量清水煎煮3次，将这3次煎液过滤去渣取汁合并，加热浓缩成清膏，生晒参另煎取汁加入清膏中，黄明胶加适量黄酒浸泡后隔水炖烊，兑入清膏和匀，加麦芽糖收膏即成。每次15～20克，每日2次，温开水冲服。

【功效主治】健脾益胃。主治脾胃虚弱型腹泻。症见大便时溏时泻，水谷不化，稍进油腻之物，则大便次数增多，饮食减少，脘腹胀闷不舒，面色萎黄，肢倦乏力，舌淡苔白，脉细弱。

祛激平肠膏

【原材料】潞党参300克，新会皮60克，生甘草60克，吴茱萸20克，西砂仁30克，肉豆蔻100克，湘莲肉200克，生山楂120克，炒白术150克，淮山药300克，制半夏120克，粉葛根150克，白蔻仁30克，炙乌梅60克，芡实150克，六神曲150克，炒白芍150克，白扁豆120克，广木香60克，延胡索150克，补骨脂150克，煅龙骨300克，生薏苡仁120克，炮姜炭30克，炒防风120克，云茯苓150克，川黄连30克，广郁金120克，煨诃子150克，煅牡蛎300克，熟薏苡仁120克，香白芷60克，佩兰梗120克，川厚朴100克，大枣200克，淮小麦300克，阿胶100克，冰糖600克，饴糖600克，黄酒适量。

【制用法】将上述药材（最后4味除外）加适量清水浸泡一宿，武火煎煮3次，将这3次煎液过滤去渣取汁合并，加热浓缩成清膏。阿胶加适量黄酒浸泡后隔水炖烊，冲入清膏中，最后加冰糖、饴糖收膏，熬至滴水成珠为度。每天晨起1次，每次15～20克，温开水冲服。

【功效主治】健脾疏肝。主治肠易激综合征性腹泻。

便秘

便秘是指大便次数明显减少，或排出困难，也指粪便坚硬或有排便不尽的感觉。根据有无器质性病变，可将便秘分为器质性便秘和功能性便秘两种。器质性便秘可由多种器质性病变引起，如结肠、直肠及肛门病变，老年营养不良、全身衰竭、内分泌及代谢疾病等；功能性便秘则多由功能性疾病如肠易激综合征、滥用药物及饮食失节、不良生活习惯所致。便秘的临床表现除有大便秘结以外，还可伴见腹胀、腹痛、食欲减退、嗳气反胃等症状。

中医学认为，便秘多与大肠的传导功能失常有关，并且与脾胃及肾的关系也较为密切。其发病的病因可分为燥热内结，津液不足；情志失和，气机郁滞；以及劳倦内伤、身体衰弱、气血不足等。治疗原则应根据不同的病因，有针对性地采取不同的方法，辨证施治。

益阳健脾膏

【原材料】肉苁蓉300克，锁阳150克，菟丝子150克，熟地黄200克，怀牛膝150克，火麻仁150克，当归100克，干姜50克，附子30克，大黄90克，厚朴100克，枳壳150克，神曲100克，甘草60克，阿胶200克，蜂蜜300克，黄酒适量。

【制用法】将上述药材除阿胶、蜂蜜、黄酒外，其余药材加适量水煎煮3次，滤汁去渣，将这3次滤液合并，加热浓缩为清膏。再将阿胶研成粗末，加适量黄酒浸泡后隔水炖烊，冲入清膏中和匀，最后加蜂蜜收膏即成。每次15～20克，每日2次，温开水调服。

【功效主治】益肾健脾。主治脾肾阳虚型习惯性便秘。症见大便涩滞，排出困难，腹中冷痛，肢冷畏寒，腰膝酸软，面色㿠白，舌淡苔白，脉沉细。

【加减】如食欲不振者，加白术100克、茯苓150克、陈皮50克；如腹冷痛者，加乌药100克、木香50克。

滋肾填精膏

【原材料】火麻仁300克，柏子仁200克，生地黄300克，玄参300克，山药200克，白芍200克，赤芍200克，玉竹200克，天冬150克，麦冬150克，桃仁200克，石斛200克，何首乌200克，枳实200克，厚朴200克，川芎100克，木香200克，阿胶250克，龟甲胶250克，蜂蜜500克。

【制用法】将上述药材（后3味除外）用冷水浸泡2小时，入锅煎煮3次，每次1小时，榨渣取汁，合并滤汁，去沉淀物，加热浓缩成清膏。阿胶、龟甲胶烊化后加入清膏中，再加蜂蜜收膏。每次15～20克，温开水调服。

【功效主治】滋肾填精。主治慢性功能性便秘。症见大便干燥，伴有盗汗、口干、五心烦热、舌质淡中有裂纹、舌苔白乏津、脉细无力。

调和膏

【原材料】生大黄60克，番泻叶60克，芒硝40克，蒲公英300克，决明子200克，夏枯草200克，生白术200克，火麻仁200克，玫瑰花100克，牡丹皮100克，炒栀子100克，神曲100克，枳实100克，木香100克，黄连60克，炒谷芽100克，炒麦芽100克，阿胶250克，龟甲胶250克，蜂蜜500克。

【制用法】将上述药材（后3味除外）用冷水浸泡2小时，入锅加适量水煎煮3次，每次1小时，榨渣取汁，合并滤汁，去沉淀物，加热浓缩成清膏。阿胶、龟甲胶烊化后加入清膏中，再加蜂蜜收膏。每次15～20克，每日2次，温开水调服。

【功效主治】清热养阴，调和营卫。主治慢性功能性便秘。症见大便干燥，伴有口舌生疮、性情急躁、痤疮、舌质红、苔薄黄、脉弦。

润燥养肠膏

【原材料】生地黄500克，当归250克，火麻仁500克，桃仁300克，枳壳150克，玄参500克，生何首乌500克，知母300克，柏子仁250克，核桃仁250克，蜂蜜500克。

【制用法】将上述药材（后2味除外）浸泡后加适量水煎煮3次，滤汁去渣，将这3次滤液合并，加热浓缩为清膏，核桃仁研碎兑入，最后加蜂蜜收膏即成。每次

15 ～ 20克，每日2次，温开水调服。

【功效主治】养血润燥。主治血虚便秘。症见大便秘结，面色无华，头晕目眩，心悸，唇舌淡白，脉象细涩。

双地润肠膏

【原材料】生地黄300克，熟地黄150克，山药100克，枸杞子150克，女贞子150克，桑椹300克，天冬、麦冬各150克，黑大豆300克，牡丹皮100克，地骨皮150克，杜仲100克，川牛膝150克，生何首乌、制何首乌各200克，当归100克，决明子200克，枳壳150克，厚朴100克，谷芽100克，甘草60克，阿胶150克，龟甲胶100克，蜂蜜300克，黄酒适量。

【制用法】将上述药材除阿胶、龟甲胶、蜂蜜、黄酒外，其余药材加适量水煎煮3次，滤汁去渣，将这3次滤液合并，加热浓缩为清膏。再将阿胶、龟甲胶研成粗末，加适量黄酒浸泡后隔水炖烊，冲入清膏中和匀，最后加蜂蜜收膏即成。每次15 ～ 20克，每日2次，温开水调服。

【功效主治】补肝益肾。主治肝肾阴虚型习惯性便秘。症见大便干结，或如羊屎，形体消瘦，五心烦热，颧红咽干，头晕耳鸣，腰膝酸软，舌红少津，脉沉细。

【加减】如精神疲惫、头晕者，加黄精150克、党参150克。

南瓜子麻仁膏

【原材料】南瓜子、黑芝麻各60克，花生仁30克，白糖60克。

【制用法】将南瓜子炒香去壳，黑芝麻和花生仁均炒，加白糖，加温开水少量，研成膏。每次1匙，一日2次。

【功效主治】润肠通便，下气宽肠。适用于老年津亏便秘、贫血、营养不良等。

百合膏

【原材料】百合120克，川厚朴、光杏仁、桑白皮、天冬各60克，大黄15克，炼蜜240克。

【制用法】将上述药材（炼蜜除外）加适量水共煎3次，过滤，去渣，将这3次滤液合并，浓缩，加炼蜜收膏。每次服30克，一日2次，温开水冲服。

【功效主治】清肺，润肠，通便。适用于老人、体虚及产后津枯血少之肠燥便秘者。百合液润多脂，性复滑降，药性和平，兼有滋养作用。

锁苁膏

【原材料】锁阳、肉苁蓉各500克，炼蜜240克。

【制用法】将上述药材（炼蜜除外）切碎，加适量水煎3次，过滤，将这3次滤液合并，浓缩，加炼蜜和匀，收膏。每次饭前温服6匙，或用温酒调服。

【功效主治】润肠通便。适用于阳虚肠燥者，如老人阳虚之便秘者。肉苁蓉味咸色黑，质润而降，《本草正义》谓："苁蓉为极润之品，市肆皆以咸渍，咸能下降，滑能通肠，以主大便不爽，颇得捷效。"配伍质润之锁阳，其效尤彰。

柏子仁膏

【原材料】柏子仁、松子仁、核桃仁各等量，蜂蜜少许。

【制用法】将柏子仁、松子仁、核桃仁一起洗净，研成细末，与蜂蜜一起入锅先用大火煮沸，再用小火收膏即成。每次服20克，每日服3次，用温开水送服。

【功效主治】润肠通便。适合大便坚硬难下的便秘患者。

二冬膏

【原材料】天冬、麦冬、当归、生地黄各30克，胡麻仁、火麻仁各60克，蜂蜜、猪油、香麻油各适量。

【制用法】将天冬、麦冬、当归、生地黄、胡麻仁、火麻仁一起洗净，入锅加适量的清水煎煮40分钟，去渣取汁。在此药汁中调入蜂蜜、猪油、香麻油，再次煮沸即成。每日服1剂。

【功效主治】养血补阴，润肠通便。适合有大便燥结难下症状的老年便秘患者。

大黄通便膏

【原材料】制大黄120克，火麻仁150克，杏仁120克，白芍150克，枳实100克，厚朴100克，生地黄250克，玄参150克，麦冬150克，淡竹叶120克，芦根250克，焦六曲150克，生栀子90克，蜂蜜500克。

【制用法】将上述药材（蜂蜜除外）浸泡后加适量水煎煮3次，滤汁去渣，将这3次滤液合并，加热浓缩为清膏，最后加蜂蜜收膏即成。每次15～20克，每日2次，温开水潮服。

【功效主治】清热润肠。主治热秘。症见大便干结，小便短赤，面红身热，或兼有腹胀腹痛，口干口臭，舌红苔黄或黄燥，脉滑数。

益气润肠膏

【原材料】黄芪500克，火麻仁500克，陈皮150克，党参500克，生白术500克，当归250克，蜂蜜500克。

【制用法】将上述药材（蜂蜜除外）浸泡后加适量水煎煮3次，滤汁去渣，将这3次滤液合并，加热浓缩为清膏，加蜂蜜收膏即成。每次15～20克，每日2次，温开水调服。

【功效主治】益气润肠。主治气虚便秘。症见大便并不干硬，虽有便意，但临厕努挣乏力，便后疲乏，汗出短气，面色㿠白，神疲气怯，舌淡嫩，苔薄，脉虚。

补中益气膏

【原材料】炙黄芪300克，潞党参150克，炙甘草100克，炙升麻100克，炒枳实100克，全当归150克，大白芍150克，大生地黄150克，生何首乌200克，肉苁蓉200克，核桃仁150克，桃仁、杏仁各150克，火麻仁150克，郁李仁120克，柏子仁150克，桑椹150克，楮实子150克，墨旱莲150克，女贞子150克，潼蒺藜150克，广木香120克，台乌药120克，阿胶160克，蜂蜜1000克，黄酒适量。

【制用法】将上述药材（后3味除外）加适量水浸泡后煎煮3次，过滤去渣取汁，将这3次药液合并，加热浓缩成清膏。阿胶加适量黄酒浸泡后隔水炖烊，冲入清膏中和匀，最后加蜂蜜收膏即成。每次15～20克，每日2次，温开水调服。

【功效主治】补中益气，滋肾养血，润燥通便。主治便秘。

润燥通便膏

【原材料】当归150克，生地黄200克，火麻仁200克，桃仁150克，生何首乌、制何首乌各200克，白芍150克，黄芪100克，天冬、麦冬各200克，玄参150克，石斛150克，桑椹200克，陈皮60克，厚朴90克，枳壳100克，谷芽100克，炙甘草50克，阿胶200克，蜂蜜300克，黄酒适量。

【制用法】将上述药材除阿胶、蜂蜜、黄酒外，其余药材加适量水煎煮3次，滤汁去渣，将这3次滤液合并，加热浓缩为清膏。再将阿胶研成粗末，加适量黄酒浸泡后隔水炖烊，冲入清膏中和匀，最后加蜂蜜收膏即成。每次15～20克，每日2次，温开水调服。

【功效主治】养血润燥。主治血虚肠燥型便秘。症见大便干燥，秘结不通，头晕目眩，心悸失眠，多梦健忘，面色萎黄，舌淡苔白，脉细。

【加减】如疲乏气短者，加党参200克、白术100克。

胆囊炎

胆囊炎是外科临床的常见病，有急、慢性之分，发病原因主要是细菌感染和胆管阻塞及胆固醇代谢失常。一般来说，患此病的女性多于男性。中年肥胖者和产妇更为多见。

本病平时一般无症状，部分患者有消化不良、胆囊绞痛等症状。

急性胆囊炎或急性发作，常有持续腹痛，可向右肩放射，有恶心、呕吐、腹胀等胃肠道症状，慢性胆囊炎往往缺乏典型症状，不易确诊。不管是急性胆囊炎还是慢性胆囊炎，都常与胆结石同时存在。

中医认为本病是由于饮食不节、寒温不调、情志不畅导致肝胆气滞，湿热壅阻，通降失常，药食调治宜于疏肝、和胃、理气，兼清热利胆。

清空膏

【原材料】黄芩100克，柴胡100克，黄连15克，川芎、羌活、防风各120克，甘草60克，炼蜜250克。

【制用法】将上述药材（炼蜜除外）共研为粗末，加适量水煎透，过滤去渣取汁，浓缩，最后加炼蜜收膏。每次15～20克，一日3次。

【功效主治】清肝胆火。适用于慢性胆囊炎、偏头痛等。

清热利胆膏

【原材料】生晒参50克，金钱草150克，广郁金90克，制大黄90克，酸枣仁90克，炒白术150克，桑寄生300克，香谷芽120克，生甘草30克，西洋参50克，海金沙90克，川楝子90克，全瓜蒌150克，柏子仁90克，女贞子150克，炒川断150克，鸡内金120克，软柴胡90克，赤芍90克，炒延胡索150克，佛手片60克，天冬90克，墨旱莲300克，败酱草300克，净连翘90克，炒枳实120克，白芍90克，制香附90克，炒楂曲150克，麦冬90克，何首乌150克，猪苓150克，白茯苓150克，清阿胶60克，龟甲胶30克，白文冰600克。

【制用法】将上述药材（后3味除外）加适量水浸泡一宿，武火煎3次，过滤去渣取汁，将这3次滤液合并，文火收膏时再入清阿胶、龟甲胶、白文冰，熬至滴水成珠为度。每日2次，每次15～20克，温开水冲服。

【功效主治】清热疏肝，利胆止痛。主治慢性胆囊炎，证属肝胆郁热型。

【来源】选自《冬令调补择膏方》程络新医案经验方。

黄柏外敷膏

【原材料】黄柏40克，桃仁30克，延胡索30克，冰片12克，凡士林120克。

【制用法】将上述药材（凡士林除外）共研为末，过筛，加入凡士林，调成膏剂，外敷胆囊区（即右上腹压痛点），直径3～5厘米，外用纱布铺盖，胶布固定。每隔24小时换药1次，连续治疗7天，症状消失而愈。但愈后应续敷3天，以巩固疗效。

【功效主治】疏肝利胆。主治慢性胆囊炎。

疏肝利胆膏

【原材料】吉林人参90克，苍术、白术各120克，赤芍、白芍各90克，姜党参

第二章 常见病症的膏方治疗

069

90克，清炙甘草45克，当归90克，茯苓90克，熟地黄（砂仁拌）300克，川芎90克，柴胡90克，玉桔梗60克，白蒺藜150克，红花90克，牛膝60克，法半夏90克，桃仁90克，生茜草90克，广陈皮60克，炒枳壳60克，木贼90克，桑寄生150克，葛根90克，紫丹参150克，川独活90克，霜桑叶90克，黄芪300克，灵芝90克，蔓荆子90克，生蒲黄（包）90克，海藻90克，滁菊花90克，鸡血藤150克，明天麻45克，炒升麻90克，决明子300克，何首乌120克，龟甲胶90克，鹿角胶90克，白文冰500克，黄酒适量。

【制用法】将上述药材除吉林人参和后4味外，其余药材加适量水煎煮3次，将这3次煎液过滤去渣取汁合并，加热浓缩成清膏，人参另煎取汁兑入，龟甲胶、鹿角胶加适量黄酒隔水炖烊，冲入清膏中和匀，最后加白文冰收膏即成。每日2次，每次15～20克，温开水冲服。

【功效主治】疏肝利胆。主治肝胆不和型慢性胆囊炎。症见呕吐不时发作，右目酸痛，波及背俞，神萎肢楚，脉小数，舌紫苔薄。

脂肪肝

脂肪肝是指由于各种原因引起的肝细胞内脂肪堆积过多的病变。脂肪肝的临床表现多样，轻度脂肪肝症状：有的仅有疲乏之感，而多数脂肪肝患者较胖，故更难发现轻微的自觉症状。中重度脂肪肝有类似慢性肝炎的表现，可有食欲不振、疲倦乏力、恶心、呕吐、体重减轻、肝区或右上腹隐痛等。

脂肪肝患者转氨酶常有持续或反复升高，又有肝脏肿大，易误诊为肝炎，应特别注意鉴别。

临床检查，75%的患者肝脏轻度肿大，少数患者可出现脾肿大、蜘蛛痣和肝掌。

脂肪肝属祖国医学"胁痛""积聚""痞证"范畴。本病外因多为进食膏粱厚味或者嗜酒无度，生湿酿痰；内因则由肝失疏泄，脾失健运，肾失气化，水湿不能化为精微，聚而为湿为痰，瘀阻肝络，滞留于肝而形成本病。

枸圆膏

【原材料】枸杞子、龙眼（桂圆）肉、何首乌各等量。

【制用法】将上述药材加适量水，小火多次煎煮，去渣取汁，继续煎熬浓缩成膏。每次10～20克，温开水冲服。

【功效主治】补益肝肾，养血安神。主治肝肾阴虚型脂肪肝。

血府逐瘀膏

【原材料】柴胡90克，白芍90克，枳壳90克，生地黄300克，牛膝90克，桔梗60克，川芎90克，当归90克，甘草45克，红花90克，桃仁90克，磁石300克，川连45克，菖蒲90克，远志90克，酸枣仁150克，生蒲黄（包）90克，苍术、白术各150克，法半夏90克，茯苓90克，青皮、陈皮各45克，山楂150克，灵芝90克，黄芪300克，枸杞子90克，丹参150克，肉苁蓉90克，蛇床子90克，韭菜子90克，台乌药60克，地锦草300克，郁金90克，知母150克，紫河车一具，吉林人参、西洋参各60克（另煎冲），龟甲胶、鹿角胶各90克，白文冰500克。

【制用法】将上述药材（后5味除外）加适量水煎煮3次，滤汁去渣，将这3次滤液合并，加热浓缩为清膏。吉林人参、西洋参另煎冲入清膏中，最后入烊化后的龟甲胶、鹿角胶，再加白文冰收膏。每晨以温开水冲饮1匙。

【功效主治】运脾化痰。主治脂肪肝。

【来源】本方来源于颜德馨教授经验方。

消脂膏

【原材料】黄连100克，胡黄连100克，黄芩150克，半夏100克，枳实150克，柴胡100克，石菖蒲150克，苍术150克，白术150克，制大黄100克，茵陈200克，焦栀子90克，茯苓150克，丹参150克，赤芍150克，杭白芍100克，全瓜蒌300克，鸡内金100克，生山楂150克，槟榔100克，柴胡60克，阿胶150克，神曲100克，生甘草50克，蜂蜜400克，黄酒适量。

【制用法】将上述药材除阿胶、蜂蜜、黄酒外，其余药材加适量水煎煮3次，滤汁去渣，将这3次滤液合并，加热浓缩为清膏。再将阿胶研成粗末，加适量黄酒浸泡后隔水炖烊，冲入清膏中和匀，最后加蜂蜜收膏即成。每次15～20克，每日2次，温开水调服。

【功效主治】清热健脾。主治湿热蓄积型脂肪肝。症见形体肥胖，胸闷腹胀，肝区胀闷不适，口苦口干或有泛恶，苔薄黄腻，脉濡数。

【加减】如口苦口腻、时而泛恶者，加佩兰150克、旋覆花150克、姜竹茹100克；如血脂明显增高者，加泽泻150克、生何首乌100克、桃仁100克。

红花去脂消瘀膏

【原材料】桃仁150克，红花100克，当归100克，炒川芎60克，生地黄100克，青皮100克，柴胡100克，香附100克，延胡索100克，炒枳壳300克，八月札100克，玫瑰花60克，赤芍、白芍各150克，丹参300克，五灵脂100克，制大黄150克，神曲100克，香谷芽150克，甘草60克，蜂蜜300克。

【制用法】将上述药材（蜂蜜除外）加适量水煎煮3次，滤汁去渣取汁，将这3次滤液合并，加热浓缩为清膏，再加蜂蜜收膏即成。每次15～20克，每日2次，温开水调服。

【功效主治】化瘀止痛，补气益血。主治气滞血瘀型脂肪肝。症见面色晦暗，情绪不畅，肝区胀痛或刺痛，神疲倦怠，苔薄，舌暗有瘀斑，脉涩。

双地利肝膏

【原材料】生地黄150克，熟地黄200克，杭白芍200克，山茱萸100克，山药150克，茯苓200克，当归100克，黄精150克，枸杞子150克，女贞子150克，墨旱莲150克，楮实子100克，何首乌300克，柴胡90克，酸枣仁100克，牡丹皮100克，泽泻100克，鳖甲200克，神曲100克，甘草60克，龟甲胶100克，阿胶150克，蜂蜜300克，黄酒适量。

【制用法】将上述药材除龟甲胶、阿胶、蜂蜜、黄酒外，其余药材加适量水煎煮3次，滤汁去渣，将这3次滤液合并，加热浓缩为清膏，再将龟甲胶、阿胶研成粗末，加适量黄酒浸泡后隔水炖烊，冲入清膏中和匀。最后加蜂蜜收膏即成。每次15～20克，每日2次，温开水调服。

【功效主治】补益肝肾。主治肝肾亏虚型脂肪肝。症见肝区隐痛，头晕眼花，耳鸣，腰膝酸软，肢体疲惫，面色晦暗，苔薄，脉沉细。

【加减】如血脂高者，加丹参150克、生蒲黄100克、桃仁100克；如腰酸腿软者，加杜仲100克、续断150克。

健脾消脂膏

【原材料】焦白术150克，茅苍术150克，江枳实120克，云茯苓120克，建泽泻120克，炒麦芽150克，炒谷芽150克，广木香80克，太子参150克，党参100克，北柴胡100克，台黄芩100克，淡干姜30克，姜半夏100克，川黄连30克，小青皮60克，京三棱100克，京莪术100克，紫丹参150克，广陈皮60克，生薏苡仁100克，干荷叶100克，赤芍100克，白芍100克，灵芝草150克，生山楂150克，决明子150克，六神曲150克，全当归100克，大川芎60克，大熟地黄100克，川杜仲100克，牡丹皮100克，栀子100克，白蒺藜100克，明天麻100克，枸杞子100克，菟丝子100克，怀牛膝100克，制何首乌150克，广郁金100克，炙甘草100克，西洋参100克，生晒参100克，鳖甲胶300克，龟甲胶100克。

【制用法】将上述药材（后4味除外）加适量清水浓煎3次，过滤去渣取汁，取西洋参、生晒参另煎，冲入调匀，浓缩成清膏，再用鳖甲胶、龟甲胶烊化收膏即成。每次15～20克，每日2次，餐后用温开水冲服，每3个月为1个疗程。

【功效主治】健脾化湿，理气祛痰，活血化瘀。主治脂肪肝。症见头重如裹，神疲乏力，痰多，大便时溏。

【注意】本方应在医生指导下服用。

肝硬化

肝硬化是一种严重的变性疾病，健康的肝细胞被损害，形成坚硬的瘢痕组织，肝脏失去正常的功能，严重时可导致肝衰竭甚至死亡。肝硬化是一种不可逆转和治愈的疾病，除非进行肝移植，但如果早期发现，及时治疗，还是可以中止和延缓发展的。肝硬化是由一种或多种致病因素长期或反复损害肝脏所致。按其病因可分为病毒性肝炎肝硬化、酒精性肝硬化、代谢性肝硬化、胆汁性肝硬化、瘀血性肝硬化、自身免疫性肝硬化、隐源性肝硬化等。慢性肝炎及长期酗酒是其发病最常见的病因。

肝硬化患者常有肝区不适、疼痛、全身虚弱、厌食、倦怠和体重减轻，也可以多年没有症状。若胆流受阻可出现黄疸、瘙痒、黄斑瘤。营养不良常继发于厌食、脂肪吸收不良和脂溶性维生素缺乏。门静脉高压引起食管胃底静脉曲张导致消化道出血是其常见症状之一。

中医认为，肝硬化是气、血、痰、湿、毒相互瘀结所致，与肝、胆、脾、胃、肾均有密切关系，但与肝、脾关系更为密切，这是因为肝主疏泄条达，主升主动，具有调畅全身气机、推动血液运行的生理功能。肝疏泄功能正常，则气血调畅，经络通利，脏腑器官活动也正常。脾主运化，指脾具有将水谷化为精微，并将精微物质转输至全身各脏腑组织的功能。脾的运化功能强健，机体的消化吸收功能才能健全，才能为化生气、血、津液等提供足够的养料，才能使全身脏腑组织得到充分的营养，以维持正常的生理活动。

沙参双地膏

【原材料】北沙参120克，麦冬100克，生地黄150克，熟地黄150克，山茱萸90克，五味子90克，丹参90克，炒白芍120克，赤芍90克，枸杞子120克，炒当归90克，猪苓100克，茯苓100克，生蒲黄（包煎）90克，五灵脂90克，牡丹皮90克，炒知母90克，炒黄柏90克，大腹皮90克，川楝子90克，菊花90克，马鞭草45克，鳖甲胶、龟甲胶各90克，白文冰250克。

【制用法】将上述药材（后3味除外）加适量水共煎3次，将这3次煎液去渣取汁合并，加热浓缩成清膏，最后加入烊化的鳖甲胶、龟甲胶，用白文冰收膏。每晨1匙，温开水冲服。

【功效主治】补肝益肾。主治肝肾阴虚型肝硬化。症见面色枯槁，消瘦乏力，低热持续不退，心烦口苦，鼻衄齿衄，腹大胀满，小便黄，大便干结，舌红绛苔少或光，脉弦细数。

柴胡疏肝膏

【原材料】柴胡100克，青皮90克，陈皮100克，郁金100克，制香附100克，当归100克，桃仁150克，丹参300克，三棱150克，莪术150克，赤芍200克，白芍200克，生地黄100克，鸡血藤300克，莱菔子100克，山楂150克，麦芽100克，生甘草90克，鳖甲胶200克，蜂蜜300克，黄酒适量。

【制用法】将上述药材除鳖甲胶、蜂蜜、黄酒外，其余药材加适量水煎煮3次，滤汁去渣，将这3次滤液合并，加热浓缩为清膏，再将鳖甲胶研成粗末，加适量黄酒浸泡后隔水炖烊，冲入清膏中和匀，最后加蜂蜜收膏即成。每次15～20克，每日2次，温开水调服。

【功效主治】活血化瘀。主治气滞血瘀型肝硬化。症见肝区胀痛或刺痛，按之硬而不坚，面色晦暗，体倦乏力，食欲不振，苔薄，舌暗，脉弦涩。

化坚膏

【原材料】炙鳖甲150克，炙黄芪300克，绵茵陈100克，鸡内金50克，枸杞子100克，田基黄150克，焦山楂100克，仙鹤草150克，灵芝草100克，白花蛇舌草150克，鹿角胶100克，冰糖250克，青防风100克，金钱草100克，赤芍100克，石见穿150克，垂盆草150克，焦神曲100克，野百合150克，墨旱莲150克，红枣250克，龟甲胶150克，炒白术150克，虎杖根150克，炒白芍100克，鸡骨草150克，怀牛膝150克，炒酸枣仁100克，八月札150克，高丽参50克，阿胶200克，软柴胡50克，广郁金100克，菟丝子100克，穿山甲50克，北五味子50克，核桃仁250克，合欢皮150克，半枝莲150克，枫斗50克，蜂蜜250克。

【制用法】将上述药材除龟甲胶、阿胶、蜂蜜外，其余药材加适量水煎3次，将这3次煎液过滤去渣取汁合并，加热浓缩成膏，加龟甲胶、阿胶炖烊，用蜂蜜收膏即成。日服2次，每次1匙，温开水化服。

【功效主治】活血化瘀，软坚散结。主治肝硬化。

【来源】选自《冬令调补择膏方》张春涛医案。

黄芪解郁膏

【原材料】生黄芪300克，当归100克，赤芍100克，白芍100克，桃仁100克，红花60克，丹参100克，郁金90克，炙甲片60克，猪苓120克，茯苓120克，郁金90克，青皮60克，陈皮60克，柴胡90克，生蒲黄（包煎）90克，延胡索90克，夏枯草90克，生牡蛎（先煎）300克，牡丹皮90克，旋覆花45克，土鳖虫30克，鳖甲胶90克，白文冰250克。

【制用法】将上述药材（后2味除外）加适量水共煎3次，将这3次煎液去渣取汁，加热浓缩成清膏，最后加入鳖甲胶、白文冰收膏。每晨1匙，温开水冲服。

【功效主治】疏肝解郁。主治肝郁血瘀型肝硬化。症见面色黯黑，形体消瘦，胁痛腹大如鼓，肝掌，蜘蛛痣，唇舌紫，苔薄腻，脉弦细涩。

生地当归膏

【原材料】生地黄150克，当归100克，川芎60克，白芍150克，黄芪150克，党参150克，茯苓200克，白术150克，山药150克，黄精150克，何首乌150克，枸杞子150克，潼蒺藜（沙苑子）100克，白蒺藜100克，丹参300克，制大黄100克，土鳖虫100克，穿山甲100克，三棱150克，莪术150克，青皮、陈皮各90克，郁金100克，香附100克，麦芽100克，甘草90克，阿胶100克，鳖甲胶150克，蜂蜜300克，黄酒适量。

【制用法】将上述药材除阿胶、鳖甲胶、蜂蜜、黄酒外，其余药材加适量水煎煮3次，滤汁去渣，将这3次滤液合并，加热浓缩为清膏，再将阿胶、鳖甲胶研成粗末，加适量黄酒浸泡后隔水炖烊，冲入清膏中和匀，最后加蜂蜜收膏即成。每次15～20克，每日2次，温开水调服。

【功效主治】强身健体，化瘀。主治体虚瘀结型肝硬化。症见肝区疼痛逐渐加重，按之坚硬，面色黧黑，形体消瘦，神疲乏力，食欲不振，头晕眼花，苔薄，舌偏暗，脉沉细。

慢性肝炎

肝脏发生的炎性病变，就是肝炎。肝炎的病因有病毒、细菌、阿米巴等，也可由于毒素、药物、化学品中毒等引起，有急性、慢性之分。急、慢性肝炎的共同症状为恶心、食欲差、厌恶油腻、脘腹胀闷、大便时溏时秘、易疲劳、发热、出虚汗、睡眠差，以及肝区不适或疼痛、隐痛、肝功能异常、肝大、乏力等。

有关慢性肝炎的病因中医虽众说不一，但大多系湿热余邪未尽而引起全身脏腑功能失调。所以慢性肝炎是一种病因病机复杂的疾病。中医认为慢性肝炎的发生发展过程，是正邪相争的过程，正系指人体正气，邪代表致病之因，正不胜邪则病久不愈。慢性肝炎由于正邪相争日久，则机体脏腑俱虚，不能胜邪，所以形成正虚邪实之病因病机。

清热和肝膏

【原材料】柴胡120克，赤芍150克，白芍150克，炒白术300克，枳壳300克，太子参250克，茯苓300克，怀山药300克，生甘草300克，虎杖300克，矮地茶500克，半枝莲300克，土茯苓300克，败酱草300克，连翘300克，升麻100克，贯众300克，金钱草300克，广郁金300克，黄芩300克，丹参300克，垂盆草450克，田基黄300克，鸡骨草300克，五味子粉（兑入）300克，三七粉（兑入）100克，生山楂300克，炒神曲300克，冰糖500克。

【制用法】将上述药材除五味子粉、三七粉、冰糖外一起入紫铜锅内，加适量水浸泡8小时后，用武火煎煮，煮沸后改文火煮1小时，去渣取汁。第二煎、第三煎另加适量水各煎煮40分钟左右，取汁后将三煎药汁合并后倒入铜锅用文火浓缩。另取一锅，将冰糖加适量水溶化，五味子粉、三七粉一并入锅收膏，装入瓶中密封后，放入冰箱备用。每日早晚各服1汤匙，约20克，温开水送服。

【功效主治】清热祛瘀，健脾化湿。主治肝脾失调型慢性乙型肝炎。

【来源】此方为国医大师、南京中医药大学主任中医师周仲瑛教授治疗慢性乙型肝炎（湿热瘀郁、肝脾失调型）之经验膏方。

疏肝健脾膏

【原材料】党参300克，生黄芪300克，白术300克，云茯苓300克，郁金300克，延胡索300克，黄精300克，薏苡仁300克，麦冬150克，黄芩150克，枸杞子150克，制何首乌150克，桑寄生300克，川石斛300克，仙鹤草300克，炙鳖甲300克，泽泻300克，紫苏梗150克，枳壳150克，炙鸡内金150克，姜半夏150克，陈皮150克，砂仁30克，续断300克，生甘草30克，冰糖500克，饴糖500克，阿胶250克，大枣（去核，研末）250克。

【制用法】将上述药材（后4味除外）加适量水煎煮3次，将这3次煎液过滤去渣取汁合并，加冰糖、饴糖、阿胶、大枣收膏即成。每日2次，每次15～20克，开水调服。

【功效主治】疏肝健脾。主治肝脾亏损型慢性乙型肝炎。

【来源】本方来源于上海中医药大学王育群教授经验方。

柴胡疏肝膏

【原材料】柴胡100克，制香附150克，枳壳300克，青皮90克，陈皮100克，党参100克，白芍200克，白术150克，川芎60克，当归100克，茯苓300克，山药150克，预知子100克，娑罗子100克，合欢皮100克，生地黄150克，枸杞子150克，五味子100克，甘松100克，砂仁60克，鸡内金90克，炙甘草60克，阿胶200

克，蜂蜜300克，黄酒适量。

【制用法】将上述药材除阿胶、蜂蜜、黄酒外，其余药材加适量水煎煮3次，滤汁去渣，将这3次滤液合并，加热浓缩为清膏，再将阿胶研成粗末，加适量黄酒浸泡后隔水炖烊，冲入清膏中和匀，最后加蜂蜜收膏即成。每次15～20克，每日2次，开水调服。

【功效主治】疏肝健脾。主治肝郁脾虚型慢性肝炎。症见肝区胀痛，情绪抑郁，胃口不好，食后作胀，大便溏薄，疲乏无力，苔薄，脉弦。

【加减】如大便溏薄、食欲不佳者，加莲子100克、芡实100克、扁豆150克。

双地麦冬膏

【原材料】生地黄150克，熟地黄150克，麦冬150克，枸杞子150克，白芍150克，黄精150克，丹参150克，女贞子150克，桑椹150克，茯苓150克，淮山药150克，龟甲胶150克，当归100克，山茱萸100克，牡丹皮100克，泽泻100克，陈皮80克，蜂蜜300克，阿胶100克，黄酒300毫升。

【制用法】将上述药材除龟甲胶、阿胶、蜂蜜、黄酒外，其余药材加适量水煎煮3次，将这3次煎液过滤去渣取汁合并，加热浓缩成清膏，再将龟甲胶、阿胶研成粗末，加适量黄酒浸泡后隔水炖烊，冲入清膏中和匀，最后加蜂蜜收膏即成。每日2次，每次15～20克，开水调服。

【功效主治】滋肝益肾。主治肝肾两亏型慢性肝炎。症见肝区隐痛，头晕耳鸣，眼目干涩，腰膝酸软，神疲乏力，形瘦面暗，苔薄，脉沉细。

【加减】如腰膝酸软者，加杜仲100克、续断150克；如五心烦热、潮热盗汗者，加知母90克、炒黄柏100克、稽豆衣150克。

补肝益肾膏

【原材料】生地黄、熟地黄各300克，枸杞子150克，山茱萸150克，制何首乌300克，炒酸枣仁300克，怀牛膝300克，丹参300克，赤芍300克，炙鳖甲300克，穿山甲300克，桑寄生300克，玉竹300克，续断300克，菟丝子300克，黄芩300克，白花蛇舌草300克，黄柏300克，生山楂300克，炙鸡内金300克，枳壳150克，香附300克，薏苡仁300克，冬虫夏草50克，冰糖500克，饴糖500克，阿胶250克。

【制用法】将上述药材（后4味除外）加适量水煎煮3次，将这3次煎液过滤去渣取汁合并，冬虫夏草另煎兑入，加热浓缩成清膏，另加冰糖、饴糖、烊化后阿胶收膏即成。每日2次，每次15～20克，开水调服。

【功效主治】补肝益肾，和血化瘀。主治肝肾两亏型慢性乙型肝炎。

【来源】本方来源于上海中医药大学王育群教授经验方。

健脾补肝膏

【原材料】茯苓150克，菟丝子150克，沙苑子150克，炙黄芪100克，党参100克，炒白术100克，山茱萸100克，补骨脂100克，淫羊藿100克，丹参100克，制附子60克，干姜60克，鹿角胶100克，阿胶100克，蜂蜜300克，黄酒300毫升。

【制用法】将上述药材除鹿角胶、阿胶、蜂蜜、黄酒外，其余药材加适量水煎煮3次，将这3次煎液过滤去渣取汁合并，加热浓缩成清膏。再将鹿角胶、阿胶加黄酒隔水炖烊，冲入清膏中和匀，最后加入蜂蜜收膏即成。每日2次，每次10～15克，开水冲服。

【功效主治】益脾胃，补肝肾。主治脾肾阳虚型慢性肝炎。症见肝区隐痛，肢冷形寒，腰膝冷痛，食谷不化，大便溏薄或夹有不消化食物，苔薄腻，脉沉细。

和肝膏

【原材料】炒柴胡100克，全当归120克，京赤芍120克，杭白芍120克，大川芎100克，大生地黄120克，枸杞子120克，制何首乌120克，广木香120克，新会皮100克，佛手柑100克，制金柑100克，制龟甲120克，炙鳖甲120克，藤梨根300克，茵陈500克，虎杖150克，冬凌草300克，五味子150克，马齿苋150克，金银花300克，大青叶500克，白花蛇舌草300克，生薏苡仁300克，石见穿150克，炙甘草100克，猪苓块120克，建泽泻120克，绞股蓝300克，巴戟天200克，西砂仁50克，猴头菇150克，白豆蔻60克，川楝子120克，延胡索120克，刘寄奴120克，广郁金120克，炙鸡内金120克，阿胶、鹿角胶、龟甲胶各100克，核桃仁、湘莲肉、冰糖各600克，蜂蜜250克。

【制用法】将上述药材（后7味除外）加适量清水浸泡一宿，武火煎汁3次，将这3次煎液沉淀滤清去渣取汁，文火收膏时，加入阿胶、鹿角胶、龟甲胶、核桃仁（研末）、湘莲肉（研末）、冰糖、蜂蜜，熬至滴水成珠为度。每日早晚各服1匙，温开水冲服。

【功效主治】扶正消积，活血通络，利湿解毒。主治慢性乙型肝炎。

【注意】如有感冒、发热、咳嗽，请暂停服用。服膏方期间，忌莱菔子，忌饮茶、咖啡，戒烟酒和甘肥辛辣食物。

桃仁化瘀膏

【原材料】桃仁150克，红花100克，当归100克，川芎60克，丹参300克，牡丹皮100克，赤芍150克，制大黄150克，五灵脂100克，延胡索150克，柴胡100克，枳壳300克，郁金100克，白芍300克，黄芪100克，茯苓300克，白术100克，生地黄100克，鳖甲200克，神曲100克，麦芽100克，炙甘草60克，阿胶250克，蜂蜜300克，黄酒适量。

【制用法】将上述药材除阿胶、蜂蜜、黄酒外，其余药材加适量水煎煮3次，将这3次煎液过滤去渣取汁合并，加热浓缩成清膏。再将阿胶加黄酒隔水炖烊，冲入清膏中和匀，最后加入蜂蜜收膏即成。每日2次，每次10～15克，开水冲服。

【功效主治】活血化瘀。主治瘀血阻滞型慢性肝炎。症见肝区隐隐刺痛，肝轻度硬化，疲惫乏力，面色晦暗，形体消瘦，舌暗有瘀斑，脉涩。

【加减】如有轻度腹水者，加益母草300克、川牛膝100克。

支气管炎

支气管炎是呼吸系统的常见病、多发病，一年四季可发病，以冬春季节多见。以咳嗽为主要症状，部分患者出现气喘。根据病程长短分为急性和慢性两种。咳嗽是急性支气管炎的主要症状，开始呈刺激性干咳，以后咳出少量黏痰或稀痰，痰量逐渐增多，并转变为黏液脓痰，伴有畏寒、发热、头痛、全身酸痛等症状。慢性支气管炎先有长期的反复咳嗽、咳痰症状，随着病程的增长而逐渐加重，多数患者可出现不同程度的喘息、短气或胸闷等症状。咳痰以清晨或夜间较多，痰为白色黏液或泡沫状，继发感染时可变为黄绿色脓性痰，痰量明显增多。

本病属中医咳嗽、痰饮、喘证、肺胀范畴。急性期分风寒、痰热及燥咳三种类型。风寒咳嗽，症见咳嗽痰白而稀，恶寒发热，身痛，苔薄白，脉浮。痰热咳嗽，症见咳嗽，痰黄稠，胸闷短气，高热，口渴喜冷饮，舌红，苔薄，脉浮滑数。燥咳多发于秋季，症见干咳少痰，咽干鼻燥，恶风发热，咽喉疼痛，痰中带血丝，舌干少津，舌尖红，苔黄，脉浮数。

慢性支气管炎多属正虚标实，标实为痰浊内盛，正虚为肺脾两虚、肺肾两虚及肾阳虚。痰浊内盛者症见咳嗽痰白量多，胸闷气短，口淡纳呆，腹胀便溏，舌嫩，苔白腻，脉濡滑。肺脾两虚者症见畏风自汗，纳呆便溏，动则气短，舌胖嫩，苔薄白，脉细软。肺肾两虚者症见口干舌燥，短气汗出，耳鸣心烦，面红潮热，尿频尿少，舌红，苔薄，脉细数。肾阳虚者症见畏寒肢冷，面转虚浮，动辄喘甚，尿频尿多，尿色清长，舌淡嫩，苔薄白，脉沉细。

中医认为支气管炎的发生和发展有内、外两大因素，外因与六淫外邪的侵袭有关，内因则由肺、脾、肾等脏腑功能失常而致。

百合麦冬膏

【原材料】百合、麦冬各300克，蜂蜜适量。

【制用法】将百合、麦冬加适量水煎取汁，共煎3次，将这3次煎液过滤去渣取汁合并，文火浓缩，最后兑入蜂蜜煮沸，候温装瓶。20天服完，每日2次，温开水冲服。

【功效主治】润肺止咳。适用于肺燥干咳、阴虚型慢性支气管炎。

杏仁止咳膏

【原材料】杏仁150克，黄芩150克，生石膏300克，栀子150克，瓜蒌皮150克，炙麻黄100克，鱼腥草500克，制半夏150克，桑白皮300克，射干150克，大枣100克，生姜120克，紫苏子150克，葶苈子150克，甘草50克，阿胶200克，蜂蜜200克，黄酒适量。

【制用法】将上述药材除阿胶、蜂蜜、黄酒外，其余药材加适量水煎煮3次，将这3次煎液过滤去渣取汁合并，加热浓缩成清膏，阿胶研成粗末，加适量黄酒浸泡后隔水炖烊，冲入清膏中，最后加蜂蜜收膏即成。每日2次，每次15～20克，温开水冲服。

【功效主治】清热化痰。主治痰热郁肺型慢性支气管炎。症见咳嗽喘急，胸满气粗，痰黄黏稠，烦躁口渴，溲黄便干，舌红苔黄，脉滑数。

化痰止咳膏

【原材料】大熟地黄120克，砂仁30克，山茱萸120克，淮山药120克，淫羊藿100克，肉苁蓉120克，制何首乌120克，川续断120克，核桃仁120克（打碎），五味子80克，蚕茧80克，炙黄芪120克，潞党参120克，当归身120克，炙升麻100克，软柴胡120克，生麻黄80克，炙地龙150克，炙紫菀150克，炙款冬120克，炙紫苏子100克，桑白皮120克，生南星150克，石韦150克，鹅管石150克，陈皮80克，鹿角胶60克，陈阿胶120克，陈黄酒250克，蜂蜜500克。

【制用法】将上述药材（后4味除外）用清水隔宿浸泡，水煎3次，将这3次煎液过滤去渣取汁合并，文火浓缩，加鹿角胶、陈阿胶，用陈黄酒炖烊，加蜂蜜，趁热收膏。每日早晚各服1匙，隔水蒸化。

【功效主治】补肾纳气，益气健脾，肃肺平喘，化痰止咳。主治支气管炎。

生地山药膏

【原材料】生地黄200克，山药200克，茯苓150克，山茱萸150克，牡丹皮150克，泽泻150克，桑白皮150克，瓜蒌皮150克，枸杞子150克，女贞子150克，丹参150克，五味子100克，赭石200克，阿胶100克，鹿角胶150克，龟甲胶200克，蜂蜜200克，黄酒适量。

【制用法】将上述药材除阿胶、鹿角胶、龟甲胶、蜂蜜、黄酒外，其余药材加适量水煎煮3次。将这3次煎液过滤去渣取汁合并，加热浓缩成清膏。阿胶、鹿角胶、龟甲胶研成粗末，加适量黄酒浸泡隔水炖烊，冲入清膏中，最后加蜂蜜收膏即成。

每日2次，每次15～20克，温开水冲服。

【功效主治】滋阴养肺。主治肺肾阴虚型慢性支气管炎。症见咳嗽痰少，气短胸闷，动则更甚，腰膝酸软，夜尿频数，咳甚遗尿，口干喜饮，舌红少苔，脉沉细。

琼玉膏

【原材料】西洋参100克，生地黄120克，茯苓100克，蜂蜜100克。

【制用法】将上述前3味中药小火熬汁，然后用蜂蜜收膏，放入瓷器内备用。每日1次，每次2匙，早晨空腹服下。

【功效主治】滋阴润肺，益气补脾。适用于慢性支气管炎与支气管扩张症引起的咽喉干燥、干咳、消瘦乏力之症。

麻黄止喘膏

【原材料】炙麻黄60克，茯苓100克，黄芩100克，桂枝60克，五味子45克，干姜45克，白芍90克，制半夏90克，紫菀90克，冬瓜子90克，薏苡仁90克，紫苏子90克，苍术90克，白术90克，杏仁90克，细辛30克，炙甘草30克，蜂蜜300克。

【制用法】将上述药材（蜂蜜除外）加适量水煎煮3次，滤汁去渣，将这3次煎液合并，加热浓缩为清膏，再加蜂蜜收膏即成。每次服15～30克，每日2次，温开水调服。

【功效主治】温化寒饮。主治外寒内饮型支气管炎。症见咳喘，痰白多泡沫，恶寒无汗，口不渴，身痛重，苔白滑，脉弦紧。

桂枝白芍膏

【原材料】桂枝100克，白芍150克，炙麻黄100克，干姜50克，细辛60克，法半夏150克，炙甘草50克，五味子50克，杏仁150克，紫苏子150克，莱菔子150克，白芥子100克，茯苓150克，苍术100克，白术120克，阿胶200克，蜂蜜200克，黄酒适量。

【制用法】将上述药材除阿胶、蜂蜜、黄酒外，其余药材加适量水煎煮3次，将这3次煎液过滤去渣取汁合并，加热浓缩成清膏。阿胶研成粗末，加适量黄酒浸泡后隔水炖烊，冲入清膏中，最后加蜂蜜收膏即成。每日2次，每次15～20克，温开水调服。

【功效主治】肃肺平喘。主治外寒内饮型支气管炎。

黄芩陈皮膏（一）

【原材料】黄芩60克，陈皮60克，杏仁90克，桑白皮90克，紫菀90克，炙麻黄60克，胆南星60克，贝母60克，紫苏梗60克，枇杷叶90克，生石膏30克，桔梗45克，百部45克，紫苏叶45克，紫苏子60克，牛蒡子90克，葶苈子90克，甘草45克，蜂蜜300克。

【制用法】将上述药材除蜂蜜外，其余药材加适量水煎煮3次，将这3次煎液过滤去渣取汁合并，加热浓缩成清膏，最后再兑入蜂蜜收膏即成。每日2次，每次15～20克，温开水调服。

【功效主治】止咳定喘。主治外寒内热型慢性支气管炎。症见咳嗽，痰浓难咳，恶寒鼻塞，口渴咽痛，或身热，甚则气逆而喘，舌苔白腻或微黄，脉浮滑数。

养肺止咳膏

【原材料】人参100克，冬虫夏草30克，茯苓150克，枸杞子150克，女贞子150克，淫羊藿150克，山茱萸150克，补骨脂100克，桑寄生150克，杜仲150克，当归100克，白石英150克，钟乳石150克，沉香60克，肉桂30克，五味子100克，刺五加150克，红景天100克，灵芝150克，神曲100克，甘草60克，蛤蚧1对，阿胶200克，鹿角胶150克，蜂蜜300克，黄酒适量。

【制用法】将上述药材除人参、冬虫夏草、阿胶、鹿角胶、蜂蜜、黄酒外，余药加适量水煎煮3次，滤汁去渣，将这3次滤液合并，加热浓缩为清膏。将冬虫夏草研粉调入，人参另煎兑入，再将阿胶、鹿角胶研成粗末，加适量黄酒浸泡后隔水炖烊冲入清膏中和匀，最后加蜂蜜收膏即成。每次15～20克，每日2次，温开水调服。可连服2料，以改善症状。

【功效主治】养肺止咳。主治肺肾气虚型慢性支气管炎。症见咳嗽气喘，动则加重，乏力，腰膝酸软，夜尿清频，形寒肢冷，苔薄，舌淡，脉沉细。

【加减】如面色暗，唇舌紫者，加桃仁150克、红花100克。

人参黄芪膏

【原材料】人参50克，黄芪300克，党参200克，白术150克，山药300克，山茱萸150克，生地黄100克，当归100克，桃仁150克，红花100克，赤芍150克，茜草150克，川芎60克，紫菀150克，款冬150克，白前100克，前胡100克，白果100克，山药150克，刺五加150克，沉香60克，陈皮90克，化橘红100克，谷芽100克，甘草60克，阿胶300克，蜂蜜300克，黄酒适量。

【制用法】将上述药材除阿胶、人参、蜂蜜、黄酒外，其余药材加适量水煎煮3次，滤汁去渣，将这3次滤液合并，加热浓缩为清膏，人参另煎兑入，再将阿胶研成粗末，加适量黄酒浸泡后隔水炖烊，冲入清膏中和匀，最后加蜂蜜收膏即成。每次15～20克，每日2次，温开水调服。

【功效主治】补气益肾，活血化瘀。主治气虚血瘀型慢性支气管炎。症见咳嗽乏力，胸闷气短，自汗恶风，反复感冒，气短难续，动则益甚，口唇发绀，舌质淡有瘀斑，脉细涩。

【加减】如喘咳气短者，加核桃仁150克、淫羊藿200克。

党参陈皮膏

【原材料】党参、炒白术、炒白芍、生黄芪各250克，茯苓200克，陈皮、防风、黄精、制半夏各90克，山药、炒薏苡仁、莲子肉各150克，炒当归100克，扁豆、炒谷芽、炒麦芽各120克，细辛、炙甘草各45克，干姜30克，鹿角胶90克，冰糖400克。

【制用法】将上述药材除鹿角胶、冰糖外加适量水共煎3次，去渣取汁，将这3次煎液浓缩成清膏，最后加入鹿角胶、冰糖收膏即成。每晨服10～15克，温开水冲服。

【功效主治】补脾益肺。本方主治肺脾两虚型支气管炎。症见自汗气短，纳差便溏，每遇风寒咳痰或喘嗽发作加重，痰呈白色，苔薄白，脉细弦。

【加减】若情绪抑郁者，加用柴胡、香附各100克；因外伤所致者，可加用桃仁、红花各100克；如痰白而多者，加炒苍术、薤白各100克；如痰色转黄者，加鱼腥草300克、黄芩200克。

党参黄芪膏

【原材料】党参150克，黄芪150克，茯苓200克，白术150克，旋覆花150克，半夏150克，防风100克，山药150克，黄精100克，陈皮100克，厚朴100克，枳实100克，化橘红100克，荸荠150克，枇杷叶100克，紫苏子150克，莱菔子150克，神曲100克，灵芝150克，生姜30克，甘草90克，阿胶250克，白糖300克，黄酒适量。

【制用法】将上述后3味除外，其余药材加适量水煎煮3次，滤汁去渣，将这3次滤液合并，加热浓缩为清膏，再将阿胶研成粗末，加适量黄酒浸泡后隔水炖烊，冲入清膏中和匀，最后加白糖收膏即成。每次15～20克，每日2次，温开水调服。

【功效主治】健脾益肺。主治肺脾两虚、痰浊内阻型慢性支气管炎。症见咳喘痰多清稀，易于咳出，少气懒言，困倦乏力，胃胀纳差，大便软溏，反复感冒，舌苔白腻，脉濡细。

【加减】如喘咳气短、动则甚者，加沉香100克；如痰色转黄者，加鱼腥草300克、黄芩200克。

黄芪陈皮膏（二）

【原材料】黄芪200克，陈皮120克，太子参200克，清半夏150克，人参100

克，白术150克，党参200克，莱菔子150克，当归150克，五味子100克，茯苓120克，紫菀120克，桑白皮120克，紫苏子120克，鱼腥草300克，生姜100克，大枣100克，阿胶150克，蜂蜜200克，黄酒适量。

【制用法】将上述药材除人参、阿胶、蜂蜜外，其余药材加适量水煎煮3次，将这3次煎液过滤去渣取汁合并，加热浓缩成清膏，人参另煎兑入。阿胶研成粗末，加适量黄酒浸泡后隔水炖烊，冲入清膏中，最后加蜂蜜收膏即成。每次1匙，早晚各1次，用温开水冲服。

【功效主治】理气止咳。主治肺脾两虚型慢性支气管炎。

健脾肃肺膏

【原材料】大熟地黄150克，山茱萸150克，淮山药200克，淫羊藿150克，肉苁蓉150克，桑椹200克，制何首乌200克，核桃仁200克（打碎），柏子仁200克，潞党参200克，炙黄芪200克，当归身200克，五味子100克，炙紫菀200克，炙款冬200克，炙紫苏子100克，桑白皮200克，石韦150克，生麻黄80克，鹅管石200克，炙地龙150克，蚕茧80克，鹿角胶60克，陈阿胶120克，陈黄酒250毫升，蜂蜜250克。

【制用法】将上述药材（最后4味除外）加适量清水浸泡，煎煮3次，将这3次煎液过滤去渣取汁合并，加热浓缩成清膏。将鹿角胶、陈阿胶，用陈黄酒炖烊，加蜂蜜，趁热收膏即成。每日1匙，每日早晚各1次，隔水蒸化服。

【功效主治】补肾纳气，健脾肃肺。主治支气管炎缓解期。

支气管哮喘

支气管哮喘，俗称哮喘，是一种严重威胁公众健康的慢性疾病。本病可发于任何年龄，但以12岁以前开始发病者居多，发病季节以秋冬两季最多，春季次之，夏季最少。

临床典型的支气管哮喘，发作前有先兆，出现打喷嚏、流涕、咳嗽、胸闷等症状，如不及时处理，可出现哮喘，甚者端坐呼吸，干咳或咳白色泡沫样痰，甚至出现发绀。双肺可闻及散在或弥漫性的以呼气期为主的哮鸣音。哮喘急性严重发作后，如经一般药物治疗而仍不能缓解并持续发作在24小时以上者，则称为哮喘持续状态。

引发支气管哮喘的原因很复杂，一般认为，本病大多是在遗传的基础上受到体内外某些因素，如过敏、感染、劳累过度以及精神因素所致。

中医学认为，哮和喘，虽同是呼吸急促的疾病，但所不同者，哮以呼吸急促、喉间有哮鸣音为特征；而喘则以呼吸急促困难，甚至张口抬肩为特征。临床所见，哮必兼喘，而喘则未必兼哮。

哮证分为发作期和缓解期，而发作期又有冷哮和热哮之分，缓解期则有肺虚、脾虚、肾虚之别。喘证有实喘与虚喘之分，实喘有风寒、肺热、痰浊之异，而虚喘则有肺虚、肾虚之不同。但临床上喘证多为实中有虚，虚中有实，虚实相杂。故中医的治疗原则是：哮证发作时以祛邪为主，未发作时则以扶正为主；喘证则祛邪与扶正两相兼顾，并各有侧重。

柚皮百合膏

【原材料】百合、白糖各120克，红心柚子1只（500～1000克）。

【制用法】将柚子洗净，剖开取皮，切碎，与百合、白糖共置锅内，加适量水煎2～3小时，去渣，分3天服完。连服3剂。

【功效主治】下气化痰，润肺止咳。主治痰浊咳喘。症见咳嗽痰多而黏腻，胸中满闷，恶心等。

桔梗止喘膏

【原材料】鱼腥草300克，生黄芪200克，核桃仁300克，生白术、炒白术各120克，防风90克，炙麻黄90克，金荞麦300克，炒黄芩200克，乌梅150克，老鹳草150克，苍耳子120克，白芷120克，桔梗120克，桑白皮120克，浙贝母200克，生薏苡仁、炒薏苡仁各150克，怀山药300克，牡丹皮120克，泽泻100克，连翘150克，茯苓120克，生地黄、熟地黄各120克，菟丝子120克，桑椹300克，淫羊藿200克，桃仁120克，浮萍120克，紫草150克，天竺黄120克，海浮石120克，海蛤壳120克，炙紫菀150克，皂角刺90克，紫石英150克，女贞子100克，潼蒺藜、白蒺藜各120克，化橘红120克，龟甲胶400克，鹿角胶100克，黄酒250克，冰糖500克。

【制用法】将上述药材（后4味除外）加适量水煎煮3次，将这3次煎液合并，过滤去渣取汁合并，加热浓缩成清膏。龟甲胶、鹿角胶加黄酒炖烊，兑入清膏中，再加冰糖收膏即成。每次1匙，每日2次，温开水冲服。

【功效主治】止咳定喘。主治支气管哮喘缓解期。

秋梨膏

【原材料】秋梨20个，大枣1000克，鲜藕1500克，鲜姜300克，冰糖400克，蜂蜜适量。

【制用法】先将梨、大枣、藕、姜砸烂取汁，加热熬膏，下冰糖溶化后，再以蜂蜜收膏即成。可早晚随意服用。

【功效主治】清肺降火，止咳化痰，润燥生津，除烦解渴，消散酒毒，祛病养身。用治虚劳咳嗽、口干津亏、虚烦口渴及酒精中毒等。

射干止哮膏

【原材料】射干45克，麻黄60克，干姜45克，细辛45克，制半夏90克，紫菀90克，陈皮90克，瓜蒌90克，附子30克，茯苓100克，杏仁90克，大贝母90克，厚朴60克，款冬花90克，甘草45克，紫苏子60克，白芥子60克，葶苈子90克，白文冰500克。

【制用法】将上述药材（白文冰除外）加适量水共煎3次，将这3次煎液过滤去渣取汁，加热浓缩成清膏，最后加入白文冰收膏。每晨1匙，温开水冲服。

【功效主治】健脾理气，止哮。主治发作期属寒哮型。症见呼吸急促，喉中哮鸣，胸膈满闷如窒，咳吐稀痰，面色苍白或青灰，口不渴，或渴喜热饮，形寒怕冷，舌苔白滑，脉弦紧或浮紧。

生姜酒膏

【原材料】生姜、冰糖各500克，陈酒1500毫升。

【制用法】生姜洗净切成末，放入陈酒中煮，煮沸20分钟后投入冰糖，并用筷子不停地搅拌，呈膏状即可。少年哮喘者每日早上1匙，中老年哮喘者每餐前1匙，温开水冲服。

【功效主治】温中散寒，润肺化痰，止咳平喘。适用于慢性支气管哮喘。

蚯蚓白糖膏

【原材料】活蚯蚓100条，白糖300克。

【制用法】活蚯蚓剖开，刮洗干净，加适量水，小火煎熬，去渣过滤，留汁于锅中，加白糖收膏。日服2次，每次1～2匙，用温开水冲服。

【功效主治】润肺，平喘，止咳。适用于支气管哮喘、百日咳。

猪板油麦糖蜜膏

【原材料】猪板油、麦芽糖、蜂蜜各120克。

【制用法】将上述3味共熬成膏，每日服数次，每次1汤匙，口中含化，数日后喘嗽即止。常服，病可除根。

【功效主治】润肺平喘。用治咳嗽痰喘。

【注意】忌食生冷及辛辣刺激性食物。

固卫止喘膏

【原材料】炙黄芪300克，防风120克，炒白术150克，党参150克，麦冬150克，五味子90克，北沙参150克，白茯苓150克，黄芩150克，辛夷120克，苍耳子60克，桂枝100克，炒白芍120克，细辛30克，生薏苡仁、熟薏苡仁各300克，陈皮90克，制半夏100克，桔梗90克，生姜50克，大枣120克，甘草100克，生晒参150克，蛤蚧2对，紫河车200克，核桃仁150克，阿胶250克，麦芽糖500克，黄酒适量。

【制用法】将上述药材（最后7味除外）加适量水煎煮3次，滤汁去渣，将这3次滤液合并，加热浓缩为清膏。将生晒参、蛤蚧、紫河车、核桃仁研末，将阿胶加适量黄酒浸泡后隔水炖烊，均兑入清膏中和匀，加麦芽糖收膏即成。每次15～20克，每日2次，温开水调服。

【功效主治】补肺固卫。主治肺气亏虚型支气管哮喘。症见自汗怕风，常易感冒，每因气候变化而诱发，发前打喷嚏，鼻塞流清涕，气短声低，或喉中常有轻度哮鸣音，咳痰清稀色白，面色㿠白，舌质淡苔薄白，脉细弱或虚大。

化痰止咳膏

【原材料】熟附块120克，川桂枝80克，淫羊藿200克，补骨脂150克，核桃仁150克（打碎），五味子80克，紫河车80克，生晒人参50克，炙黄芪150克，白茯苓200克，炒白术150克，炙甘草100克，白果肉150克，大熟地黄150克，大麦冬150克，山茱萸150克，生麻黄100克，炙地龙100克，苍耳子100克，炙紫苏子150克，光杏仁120克，炙款冬150克，桑白皮120克，炒防风80克，粉丹皮100克，黄芩120克，陈皮100克，佛手干100克，阿胶160克，陈绍酒250克，冰糖500克。

【制用法】将上述药材除生晒人参、紫河车、阿胶、冰糖、陈绍酒外，余药均用清水隔宿浸透，水煎3次，将这3次煎液去渣取汁合并，文火浓缩。将阿胶打碎，用陈绍酒炖烊，加入药汁中，再加冰糖收膏，收膏时将生晒人参另煎浓汁冲入，紫河车研细粉调入膏中。每早晚各服1匙，隔水蒸化。

【功效主治】益肾温阳，补气健脾，宣肃肺气，化痰止咳。主治哮喘。

南瓜姜麦芽膏

【原材料】南瓜5个，鲜姜汁60克，麦芽1500克。

【制用法】将南瓜去籽，切块，入锅内加适量水煮至极烂，用纱布绞取汁，再将汁煮至剩一半，放入姜汁、麦芽，以文火熬成膏。每晚服15克，严重患者早晚服用。

【功效主治】平喘。用于多年哮喘，入冬哮喘加重者。

冬病夏治消喘膏

【原材料】炙白芥子、延胡索各21克，细辛、甘遂各12克，生姜汁适量。

【制用法】将前4味药材共研细末，用生姜汁调制成膏。在夏季三伏天贴于背部双侧肺俞、心俞、膈俞4～6小时，每10天贴敷1次，每年贴3次。

【功效主治】补肺健脾益肾，化痰定喘。用于缓解期喘息型支气管炎和支气管哮喘。

【验证】用此方治疗哮喘，经21年临床观察1074例，其中喘息型支气管炎785例，支气管哮喘289例，治愈率22.8％，总有效率85％。疗效随贴治年限的延长而逐渐提高，以连续贴治3个夏季组疗效最好。

健脾止喘膏

【原材料】党参150克，生黄芪250克，苍术90克，白术120克，白芍120克，茯苓120克，陈皮90克，佛手90克，制半夏90克，山药120克，扁豆100克，葛根90克，炒枳壳90克，荷叶45克，莲子肉100克，升麻90克，薏苡仁120克，谷芽、麦芽各90克，炙甘草45克，桂枝9克，干姜6克，鹿角胶90克，阿胶90克，白文冰250克。

【制用法】将上述药材（后3味除外）加适量水共煎，将这3次煎液过滤去渣取汁，加热浓缩成清膏，最后加鹿角胶、阿胶、白文冰收膏。每晨1匙，温开水冲服。

【功效主治】健脾理气。主治缓解期属脾虚型哮喘。症见食少脘痞，大便不实，常因饮食不当而诱发，短气，语言低微，舌苔薄腻或白滑、质淡，脉细软。

黄芪人参膏

【原材料】黄芪300克，人参30克，党参150克，太子参150克，茯苓200克，白术150克，防风150克，紫菀150克，款冬花150克，大枣120克，阿胶100克，煅牡蛎300克，细辛30克，干姜80克，蜂蜜300克。

【制用法】将上述药材除人参、太子参、大枣、阿胶、蜂蜜外，其余药材加适量水煎煮3次，将这3次煎液过滤去渣取汁合并，人参、太子参另煎汁加入，将煎液合并浓缩成清膏。大枣去皮、核，研成泥状，阿胶烊化，和大枣泥兑入清膏中，最后加蜂蜜收膏即成。每日早晚各1次，每次15～20克，温开水冲服。

【功效主治】止咳定喘。主治肺气亏虚型哮喘。症见自汗，怕风，咳嗽气短，痰液清稀，面色㿠白，常易感冒，神疲乏力，每因气候变化而诱发，舌淡，苔薄白，脉细弱。

黄芪止喘膏

【原材料】黄芪300克，人参50克，核桃仁150克，蛤蚧1对，生地黄、熟地黄各300克，茯苓150克，山药300克，山茱萸150克，党参300克，五味子50克，紫河车1具，肉桂50克，阿胶100克，鹿角胶150克，补骨脂150克，制附子100克，煅龙骨、煅牡蛎各300克，蜂蜜300克，黄酒适量。

【制用法】将上述药材除人参、核桃仁、紫河车、阿胶、鹿角胶、蜂蜜、黄酒外，其余药材加适量水煎煮3次，将这3次煎液过滤去渣取汁合并，加热浓缩成清膏。人参另煎，核桃仁、紫河车研细粉，兑入清膏中。阿胶、鹿角胶研成粗末，加适量黄酒浸泡，隔水炖烊，冲入清膏中，最后加蜂蜜收膏即成。每日2次，每次15～20克，温开水冲服。

【功效主治】补气益肾。主治肾气亏虚型哮喘。症见气短息促，动则益甚，吸气不利，腰酸腿软，耳鸣眩晕，畏寒，劳累后易发作，面色苍白，下肢欠温，小便清长，舌苔淡白、质胖，脉沉细；或颧红，烦热，盗汗遗精，舌红少苔，脉细数。

川贝杏仁雪梨膏

【原材料】川贝母、杏仁、橘红、生石膏各20克，甘草10克，雪梨200克，冰糖适量，明矾少许。

【制用法】将杏仁、生石膏、甘草、橘红放入锅中，煎煮取汁；雪梨洗净，去皮，去核，捣烂；川贝母捣碎；明矾用清水化开。将雪梨、川贝母、冰糖、药汁、明矾水装入大碗中，放入蒸锅，隔水蒸1小时即可。每日2次，每次10克。

【功效主治】川贝母既能化痰止咳，又能清热润肺，为治肺热咳喘的要药。《本草汇编》中记载："（川贝母）治虚劳咳嗽，吐血咯血。"故此膏适用于热性哮喘。

养肺化痰膏

【原材料】淫羊藿200克，补骨脂150克，巴戟天150克，核桃仁150克（打），五味子80克，紫河车80克，大熟地黄150克，山茱萸150克，淮山药150克，制黄精150克，炙黄芪150克，潞党参150克，白茯苓200克，炒白术150克，炙甘草100克，生麻黄60克，炙地龙100克，苍耳子80克，炙款冬150克，牡丹皮100克，陈皮100克，六神曲150克，阿胶160克，陈绍酒250克，冰糖500克。

【制用法】将上述药材除、核桃仁、紫河车、阿胶、陈绍酒、冰糖外，其余药材用适量清水浸泡一夜，煎煮3次，将这3次煎液过滤去渣取汁合并，加热浓缩成清膏。将阿胶打碎，用陈绍酒炖烊，加入清膏中，加冰糖，于收膏时将打碎的核桃仁、紫河车研细粉调入膏中即可。每日1匙，每日早晚各1次，隔水蒸化。

【功效主治】养肺化痰，益脾养肾。主治支气管哮喘缓解期。

化痰定喘膏

【原材料】白果90克，麻黄90克，紫苏子60克，甘草30克，款冬100克，杏仁90克，桑白皮90克，黄芩90克，制半夏100克，葶苈子90克，冬瓜子100克，车前子（包煎）120克，枇杷叶（包煎）90克，黛蛤散（包煎）45克，生薏苡仁100克，牛蒡子45克，炒枳壳100克，海浮石100克，广地龙90克，芒硝（包煎）30克，白文冰500克。

【制用法】将上述药材（白文冰除外）加适量水煎煮3次，将这3次煎液过滤去渣取汁合并，加热浓缩成清膏，最后加入白文冰收膏即成。每晨1匙，开水冲服。

【功效主治】清热宣肺，化痰定喘。主治支气管哮喘缓解期属热哮者。症见气粗息涌，喉中痰鸣如吼，胸高胁胀，呛咳不利，痰黄黏稠，烦闷不安，汗出，面赤，口渴喜饮，大便秘结，不恶寒，舌红，苔黄腻，脉滑数。

肺结核

肺结核是由结核分枝杆菌引起的慢性肺部感染性疾病，其中痰中排菌者称为传染性肺结核病。排菌患者是传染源，主要由患者咳嗽排出结核菌经呼吸道传播，在人体抵抗力低下时，容易感染发病。

肺结核一般起病缓慢，病程较长，临床以咳嗽、咳痰、咯血、胸痛、发热盗汗、体重减轻为主要表现，兼有全身不适、乏力、倦怠、心悸、烦躁、食欲不振、月经不正常、不能坚持日常工作等。早期轻咳痰少，1/2～3/4患者有咯血，量不等。发热可为不规则低热、弛张热或稽留热。盗汗多发生在入睡或睡醒时，可湿透衣服。中重度肺结核时，患侧呼吸音减弱，触诊震颤增强，叩诊呈浊音或高清音。听诊呈支气管肺泡呼吸音或湿性啰音（空洞）。胸痛时可听到胸膜摩擦音（结核性胸膜炎）。

本病属中医学"肺痨""痨瘵""肺疳"等范畴。先天禀赋不强，后天嗜欲无节、酒色过度、忧思劳倦、久病体衰时，正气亏耗，为内因，外受"痨虫"所染，邪乘虚而入，而致发病。病位在肺，肺主呼吸，受气于天，吸清呼浊，肺气虚，则卫外不固，水道通调不利，清肃失常，声嘶音哑。子盗母气则脾气受损，而倦怠乏力，纳呆便溏。肺虚肾失滋生之源，肾虚相灼金，上耗母气，而致骨蒸潮热、经血不调、腰酸滑精诸症；若肺金不能制肝木，肾虚不能养肝，肝火偏旺，上逆侮肺，则见胸胁掣痛、性急易怒，肾虚，水不济火，还可见虚烦不寐、盗汗等症。一般来说，初起肺体受损，肺阴受耗，肺失滋润，继则肺肾同病，兼及心肝，阴虚火旺，或肺脾同病，致气阴两伤，后期阴损及阳，终致阴阳俱伤的危重结局。

白果秋梨膏

【原材料】秋梨汁、鲜藕汁、甘蔗汁、山药汁各120毫升，白果、霜柿饼、生核桃仁各120克，蜂蜜120克。

【制用法】先将白果去膜、心，再把柿饼、核桃仁捣烂如泥。把蜂蜜加适量清水稀释后，加入上述药材汁和泥膏，搅拌均匀，微微加热，融合后，离火稍凉，用力搅匀，瓷罐收藏。每次服2汤匙，每日3～4次，可常服。

【功效主治】清虚热，止咳止血。适用于肺结核长期低热、咳喘、咯血、声音嘶哑、口渴咽干等症。

【注意】咳嗽咳痰量多者忌服。

五汁蜜膏

【原材料】鸭梨1000克，白萝卜1500克，生姜、炼乳、蜂蜜各250克。

【制用法】将鸭梨、白萝卜、生姜洗净，切碎，分别以洁净纱布绞汁；取梨汁、萝卜汁放入锅中，先以大火烧开，再以小火煎熬浓缩如膏状时加入姜汁、炼乳、蜂蜜搅匀，继续加热至沸，停火，待冷装瓶备用。每次1汤匙，以沸水冲化，或加黄酒少许，顿饮，每日2次。

【功效主治】滋阴清热，润肺止咳。适用于虚劳、低热、久咳不止等症。

肺气肿

肺气肿是指终末细支气管远端（呼吸细支气管、肺泡管、肺泡囊和肺泡）的气道弹性减退，过度膨胀、充气和肺容积增大或同时伴有气道壁破坏的病理状态。

中医认为肺气肿的致病原因为久病肺虚，易感外邪，痰浊潴留致使病情逐渐加重演变而成，故其发生与发展有内因与外因两方面因素。内因为久病肺虚，如内伤久咳、哮证、支饮、肺痨等慢性肺系疾病迁延失治，经久不愈，痰浊壅肺，气还肺间，致使肺脏虚损，成为发病的基础。外因为感受外邪，肺气虚，卫外不固，外邪六因易反复乘虚入侵，诱发本病发作。

麻黄膏

【原材料】麻黄30克，乌梅60克，款冬40克，地龙20克，冰糖适量。

【制用法】将前4味水煎成浓汁后，加适量冰糖浓缩成膏状。每次服6～9克，每日3次。

【功效主治】宣肺平喘。主治肺气肿。

党参黄芪膏

【原材料】党参300克，黄芪200克，白术100克，防风100克，淮山药150克，紫草300克，紫花地丁300克，款冬150克，法半夏150克，制天南星150克，蜈蚣30克，全蝎30克，南沙参、北沙参各300克，麦冬300克，何首乌150克，黄精300克，苍耳子150克，辛夷150克，白芷150克，桂枝150克，炒白芍300克，制附片150克，广郁金150克，石菖蒲150克，牛膝150克，杜仲150克，枸杞子150克，苍术150克，黄柏150克，白参100克，阿胶350克，龟甲胶100克，饴糖250克，冰糖250克，蛤蚧2对，紫河车粉60克。

【制用法】将上述药材（最后7味除外）加适量水煎煮3次，将这3次煎液过滤去渣取汁合并，加热浓缩成清膏。白参另煎兑入，阿胶、龟甲胶隔水炖烊，冲入清膏中，用饴糖、冰糖收膏，收膏时将蛤蚧研成细粉和紫河车粉兑入即可。每晨1匙，温开水冲服。

【功效主治】化痰止咳。主治肺气肿缓解期。

温阳膏

【原材料】山药150克，山茱萸90克，熟地黄120克，制附子90克，肉桂45克，泽泻90克，茯苓120克，核桃仁100克，白术150克，白芍90克，炙甘草45克，瓜蒌皮90克，郁金90克，黄芪250克，细辛30克，党参180克，桑螵蛸120克，五味子90克，补骨脂120克，赤芍60克，红花60克，龟甲胶90克，鹿角胶90克，白文冰250克。

【制用法】将上述药材（最后3味除外）加适量水煎煮3次，将这3次煎液过滤去渣取汁合并，加热浓缩成清膏，最后加入龟甲胶、鹿角胶烊化，再加白文冰收膏即成。每晨1匙，温开水冲服。

【功效主治】补脾益肾，温阳纳气。主治脾肾阳虚型肺气肿。症见胸闷气憋，呼多吸少，动则气喘，四肢不温，畏寒神怯，小便清长，舌淡胖，脉微细。

附子利水膏

【原材料】附子100克，桂枝120克，炙黄芪200克，茯苓150克，炒白术150克，猪苓150克，泽泻150克，生姜60克，赤芍150克，沉香30克，黑牵牛子、白牵牛子各120克，泽兰150克，红花100克，万年青根250克，茶树根250克，五加皮150克，生晒参150克，冬虫夏草100克，紫河车250克，核桃仁250克，阿胶150克，鹿角胶150克，麦芽糖500克，黄酒适量。

【制用法】将上述药材（最后8味除外）浸泡后加适量水煎煮3次，滤汁去渣，将这3次滤液合并，加热浓缩为清膏，将生晒参、冬虫夏草、紫河车、核桃仁研末兑入清膏中。阿胶、鹿角胶加适量黄酒浸泡后隔水炖烊，兑入清膏中和匀，加麦芽糖收膏即成。每次15～20克，每日2次，温开水调服。

【功效主治】温肾健脾，化饮利水。主治阳虚水泛型肺气肿。症见面浮，下肢肿，甚则一身悉肿，腹部胀满有水，心悸，喘咳，咳痰清稀，脘痞，纳呆，尿少，怕冷，面唇青紫，苔白滑，舌胖质暗，脉沉细。

养阴清肺膏

【原材料】生地黄、熟地黄各150克，麦冬、百合、天花粉、太子参、茯苓、白芍、当归各120克，白术100克，山茱萸、赤芍、当归各90克，贝母、玄参、五味子、地骨皮、陈皮、牡丹皮各60克，炙甘草、桔梗各30克，鳖甲胶、龟甲胶、鹿角胶各90克，冰糖250克。

【制用法】将上述药材（最后4味除外）加适量水煎煮3次，将这3次煎液过滤去渣取汁合并，加热浓缩成清膏，最后加入鳖甲胶、龟甲胶、鹿角胶烊化，再加冰糖收膏。每晨1匙，每次15～20克，温开水冲服。

【功效主治】养阴清肺。主治肺气肿。

【来源】本方来源于上海中潭医院中医专家刘春天经验方。

补肺止咳膏

【原材料】生晒参120克，蛤蚧3克，黄芪250克，太子参150克，淡附片60克，白术、白芍各150克，猪苓、茯苓各120克，丹参100克，菟丝子120克，补骨脂120克，炒黄精120克，紫苏子（包煎）90克，茯苓120克，甘草60克，杏仁90克，贝母90克，知母60克，桑白皮90克，鹅管石（先煎）300克，阿胶60克，鹿角胶90克，白文冰250克。

【制用法】将上述药材除生晒参、蛤蚧、阿胶、鹿角胶、白文冰外，先煎鹅管石取汁备用，其余药材加适量水煎煮3次，将这3次煎液过滤去渣取汁合并，加热浓缩成清膏，生晒参另煎汁液和鹅管石汁同兑入清膏中，蛤蚧研成细粉也兑入清膏中，最后加入阿胶、鹿角胶烊化，再加白文冰收膏。每晨1匙，温开水冲服。

【功效主治】补肺益肾，止咳平喘。主治肺肾两虚型肺气肿。症见胸满气短，语声低怯，动则气喘，或见面色晦暗，或见面目浮肿，舌淡苔白，脉沉而弱。

南瓜麦芽膏

【原材料】南瓜3个，麦芽1000克，鲜生姜汁50克。

【制用法】南瓜去籽，切块，加适量水煮烂取汁，添入麦芽及生姜汁，文火熬成膏。日服70克，早晚分服。

【功效主治】润肺益气。主治肺气肿。

茄子根膏

【原材料】茄子根30克，红糖15克。

【制用法】茄根洗净，切碎，煎成浓汁，加入红糖熬成膏。每日1剂，早晚分服。

【功效主治】祛风止咳。主治肺气肿。

双地百合膏

【原材料】生地黄150克，熟地黄150克，麦冬120克，百合120克，赤芍90克，白芍120克，当归90克，贝母60克，玄参60克，桔梗30克，五味子60克，茯苓120克，地骨皮90克，当归120克，炙甘草30克，白术100克，太子参120克，山茱萸90克，天花粉120克，陈皮60克，牡丹皮60克，鳖甲胶、龟甲胶、鹿角胶各90克，白文冰250克。

【制用法】将上述药材（最后4味除外）加适量水共煎3次，将这3次煎液过滤去渣取汁合并，加热浓缩成清膏，最后加入鳖甲胶、龟甲胶、鹿角胶烊化，再加白文冰收膏。每晨1匙，温开水冲服。

【功效主治】养阴清肺。主治肺肾阴虚型肺气肿。症见咳嗽痰少，胸满烦躁，手足心热，动则气促，口干喜饮，舌红苔少，脉沉细。

补中益气膏

【原材料】生地黄、熟地黄各150克，白术、白芍各150克，生晒参120克，珠儿参120克，黄芪250克，党参150克，炙甘草45克，五味子45克，麦冬120克，当归90克，陈皮90克，防风90克，茯苓150克，怀山药250克，莲子肉100克，半夏90克，佛手90克，炒当归120克，石斛90克，天花粉90克，煅龙骨、煅牡蛎各30克，阿胶90克，鹿角胶90克，白文冰250克。

【制用法】将上述药材除生晒参、珠儿参、阿胶、鹿角胶、白文冰外，其余药材加适量水煎煮3次，将这3次煎液过滤去渣合并，加热浓缩成清膏。生晒参、珠儿参另煎冲入清膏，最后加入阿胶、鹿角胶烊化，再加白文冰收膏。每晨1匙，温开水冲服。

【功效主治】健脾益气，培土生金。主治肺脾两虚型肺气肿。症见喘促短气，乏力，咳痰稀薄，自汗畏风，面色苍白，舌淡，脉细弱，或见面红，口干，盗汗，舌红苔少，脉细数，或兼食少便溏，食后腹胀不舒，肌肉瘦削，舌淡脉细。

慢性咽炎

咽炎是指咽部黏膜发炎，主要由链球菌、肺炎球菌、葡萄球菌、柯萨奇病毒、埃柯病毒等，通过飞沫或直接接触传染；受凉、疲劳、烟酒过度、长期受化学气体及粉尘等刺激，或因鼻窦炎等影响，使机体抵抗力减弱，细菌或病毒乘虚而入所致。

慢性咽炎是咽部黏膜的一种慢性炎症，多因屡发急性咽炎治疗不彻底而转为慢性，其次是烟酒过度、嗜食刺激性食物、常接触污浊空气、鼻塞而需张口呼吸等，均可诱发本病。慢性咽炎的症状一般表现为咽部不适感或异物感、干燥、瘙痒感、灼热感、微痛感、咽部有痰等，但不妨碍进食。异物梗塞感于吞咽唾液时明显，但进干性食物时则不明显。以上感觉常可致短促而频繁的咳嗽，晨起较剧烈，并且容易引起恶心。在用嗓过度、气候突变或吸入干冷的空气时及吸烟饮酒后，上述症状均可加重。检查可见咽部黏膜慢性充血，咽后壁干燥或淋巴滤泡增生。

中医称本病为"慢喉痹"或"虚炎喉痹"，基本病机为肺肾阴虚，虚火上炎，灼伤咽喉。

枸杞雪梨膏

【原材料】枸杞子100克，川贝母、百合、款冬各60克，麦冬100克，雪梨1000克，冰糖适量。

【制用法】将雪梨榨汁备用；梨渣同诸药（冰糖除外）加适量水煎2次，将2液过滤去渣取汁合并，兑入梨汁，文火浓缩后纳入冰糖适量，煮沸即成。分10日服完，每日2次。

【功效主治】清肺润喉，生津利咽。适用于阴虚内热型慢性咽炎、秋燥咳嗽、肺燥干咳等症。

青果膏

【原材料】鲜青果1000克，胖大海、天花粉、麦冬、诃子肉各200克，锦灯笼100克，山豆根50克，蜂蜜适量。

【制用法】将上述药材（蜂蜜除外）切碎，水煎3次，分次过滤后去渣取汁，将这3次滤液合并，用文火熬煎，浓缩至膏状。每50克膏汁兑蜂蜜50克。每次15～20克，温开水调化送下。

【功效主治】清肺利咽，生津止渴。用于治疗老年津亏、咽喉肿痛、失音声哑、口燥舌干等症。

【来源】本方来源于《北京市中药成方选集》。

滋阴利咽膏

【原材料】南沙参、北沙参各90克，麦冬120克，肿节风150克，连翘100克，鱼腥草100克，冬凌草150克，玄参90克，生地黄120克，百合120克，石斛120克，桔梗90克，芦根90克，杏仁90克，丹参90克，川芎75克，砂仁75克，蜂蜜300克。

【制用法】将上述药材（蜂蜜除外）加适量水煎煮3次，将这3次煎液过滤去渣取汁合并，加热浓缩成清膏，最后再加入蜂蜜收膏即成。每日2次，每次15～20克。在两餐之间，用温开水冲服。1个月为1个疗程，或者是服至症状消失。

【功效主治】滋阴化瘀，养肺利咽。主治慢性咽炎。症见咽喉疼痛，干咳痒不欲饮，胸前区时不适，大便干燥，舌质淡暗，或有瘀斑瘀点，苔薄或苔干少津，脉细涩。

薄荷清咽膏

【原材料】生地黄300克，浙贝母120克，牡丹皮120克，白芍120克，玄参240克，麦冬180克，甘草60克，阿胶150克，薄荷5克，黄酒、炼蜜适量。

【制用法】将上述药材除阿胶、黄酒、炼蜜外，其余药材切碎，置于锅内加清水煎煮，水量蒸发减少时适当续水，煎约3小时，将药汁滤出静置，续入清水再煎，如此3次，最后一次压榨残渣，榨出药汁后与前药汁合并，过滤，静置；再将阿胶研成粗末，加适量黄酒浸泡后隔水炖烊，冲入清膏中和匀，取清汁用文火熬，不停搅动，防止烧焦，炼为稠膏，以不渗纸为度。每清膏30克加炼蜜30克，和匀，收膏。每次15克，每日2次，白开水冲服。

【功效主治】清利咽喉。主治慢性咽炎。

麦冬薄荷膏

【原材料】麦冬120克，薄荷（后下）120克，炒白芍300克，知母200克，枇杷叶500克，天花粉150克，蝉蜕150克，生地黄100克，桔梗100克，玄参100克，黄芩50克，生甘草50克，川贝母粉30克，蜂蜜300克。

【制用法】将上述药材除川贝母粉、蜂蜜外，其余药材加适量水煎煮3次，将这3次煎液过滤去渣取汁合并，加热浓缩成清膏，最后加入川贝母粉，再用蜂蜜收膏即成。每日2次，每次10～15克，温开水冲服。

【功效主治】清咽利喉。主治肺肾阴虚、虚火上炎型慢性咽炎。症见咽喉疼痛不适、干燥、午后较重，或咽哽不利，咽痒干咳，痰少黏稠，或痰中带血，咽部黏膜暗红，喉底可见细小颗粒状突起，甚则融合成团状、片状，或咽部黏膜干燥少津，可伴手足心热，舌红少津，脉细数。

茯苓香附膏

【原材料】茯苓180克，香附200克，赤芍200克，瓜蒌200克，橘红150克，桔梗150克，薤白100克，郁金100克，紫菀100克，款冬100克，枳壳120克，清半夏

50克，杏仁60克，桃仁100克，牡丹皮100克，浙贝母100克，蜂蜜300克。

【制用法】将上述药材除蜂蜜外，其余药材加适量水煎煮3次，将这3次煎液过滤去渣取汁合并，加热浓缩成清膏，最后加蜂蜜收膏即成。每日2次，每次10～15克，温开水调服。

【功效主治】清热化瘀。主治痰凝血瘀、结聚咽部型咽炎。症见咽微痛，痰黏难咳，或咽部异物感，痰黏不适，咽部黏膜暗红，喉底颗粒增多或融合成片，咽侧索肥厚，咽干不欲饮，易恶心呕吐，胸闷不适，颈酸胀，舌暗红，或有瘀斑瘀点，苔白或微黄，脉弦滑。

慢性鼻炎

慢性鼻炎是一种常见的鼻腔和黏膜下层的慢性炎症。通常包括慢性单纯性鼻炎和慢性肥厚性鼻炎，后者多由前者发展而来。本病的发病原因很多，但主要是由急性鼻炎反复发作或治疗不彻底转化而来。长期吸入污染的空气，如水泥、烟草、煤炭、面粉等也是致病原因。另外，许多全身慢性疾病（如贫血、糖尿病、风湿病等）以及慢性便秘均可引起鼻腔血管长期淤血或充血而致病。

黄芪茯苓膏

【原材料】生黄芪300克，茯苓120克，生晒参150克，怀山药150克，薏苡仁150克，党参150克，苍术100克，白术100克，防风90克，升麻90克，川芎90克，炒扁豆90克，莲子肉90克，石菖蒲90克，苍耳子90克，藿香90克，陈皮60克，砂仁45克，桔梗45克，炙甘草45克，鳖甲胶90克，陈阿胶90克，鹿角胶90克，白文冰250克。

【制用法】将上述药材除生晒参和最后4味外，其余药材加适量水煎煮3次，将这3次煎液过滤去渣取汁合并，浓缩成清膏，将生晒参另煎兑入，最后加入鳖甲胶、陈阿胶、鹿角胶烊化，再加白文冰收膏即成。每晨1匙，温开水冲服。

【功效主治】补气益脾，开肺通窍。主治脾气虚型慢性鼻炎。症见交替性鼻塞，流稀涕，食欲不佳，体倦乏力，舌质淡、苔白或稍厚，脉缓弱。

健脾益气膏

【原材料】党参120克，生晒参100克，黄芪150克，黑芝麻150克，白术100克，甘草100克，当归100克，陈皮100克，升麻100克，柴胡100克，防风100克，白芷100克，羌活100克，苍耳子100克，制半夏100克，山药100克，茯苓100克，炒谷芽100克，大枣500克，砂仁30克，阿胶300克，蜂蜜200克，冰糖200克。

【制用法】将上述药材除生晒参、黑芝麻、阿胶、蜂蜜、冰糖外，其余药材加适量水煎煮3次，将这3次煎液过滤去渣取汁合并，加热浓缩成清膏。生晒参另煎取汁，黑芝麻研成细粉，阿胶用适量水浸泡后隔水炖烊，一起兑入清膏中，最后加蜂蜜、冰糖收膏即成。每日2次，每次15～20克，温开水冲服。

【功效主治】健脾益气。主治脾气虚型慢性鼻炎。

补肺益气膏

【原材料】生晒参120克，生黄芪300克，党参120克，五味子90克，荆芥90克，细辛30克，苍耳子90克，辛夷90克，白芷90克，千里光90克，藁本90克，陈皮60克，半夏90克，蝉蜕45克，甘草30克，桔梗45克，五味子90克，白术90克，防风90克，鳖甲胶、鹿角胶各90克，白文冰250克。

【制用法】将上述药材除生晒参、鳖甲胶、鹿角胶、白文冰外，其余药材加适量水煎煮3次，将这3次煎液过滤去渣取汁合并，加热浓缩成清膏，生晒参另煎汁兑入，最后加入鳖甲胶、鹿角胶烊化，再加白文冰收膏。每晨1匙，温开水冲服。

【功效主治】补肺益气，祛风散寒。主治肺气虚寒型慢性鼻炎。症见鼻塞，鼻涕色清白，量多，不闻香臭，遇风寒则鼻塞加重，气短，自汗，面色苍白，舌淡，舌薄白，脉虚无力。

化瘀通窍膏

【原材料】金银花90克，蒲公英90克，当归120克，白术90克，赤芍、白芍各90克，红花60克，白芷90克，黄芪90克，桔梗60克，茯苓120克，泽泻90克，黄芩90克，辛夷90克，白菊花90克，川芎90克，地龙90克，生牡蛎（先煎）300克，苍耳子90克，甘草30克，鹿角胶90克，白文冰250克。

【制用法】将上述药材（最后2味除外）加适量水煎煮3次，将这3次煎液过滤去渣取汁合并，加热浓缩成清膏，最后加入鹿角胶烊化，再加白文冰收膏。每晨1匙，温开水冲服。

【功效主治】化瘀通窍，调活气血。主治气滞血瘀型慢性鼻炎。症见持续性鼻塞，涕多黄稠或白黏，嗅觉迟钝，语音不畅，耳鸣不聪，舌质红或有瘀点，脉弦细。

补肾填精膏

【原材料】党参120克，人参100克，核桃仁200克，黑芝麻150克，黄芪150克，熟地黄150克，山茱萸100克，枸杞子150克，杜仲300克，肉苁蓉100克，菟丝子100克，五味子100克，辛夷60克，苍耳子100克，麦冬100克，制黄精100克，鸡内金100克，茯苓100克，白术100克，甘草100克，大枣500克，陈阿胶300克，蜂蜜300克，冰糖200克。

【制用法】将上述药材除人参、核桃仁、黑芝麻、陈阿胶、蜂蜜、冰糖外，其余药材加适量水煎煮3次，将这3次煎液过滤去渣取汁合并，加热浓缩成清膏。人参另煎取汁，核桃仁、黑芝麻研成细粉，陈阿胶加水适量隔水炖烊，一起兑入清膏中，最后加蜂蜜、冰糖文火收膏即成。每日2次，每次15～20克，温开水冲服。

【功效主治】补肾填精。主治髓海不充型慢性鼻炎。症见鼻塞，鼻涕脓黏，涓涓不止，眩晕，耳鸣，健忘，腰膝酸软，舌淡胖，脉沉细。

冠心病

　　冠心病是冠状动脉粥样硬化性心脏病的简称。冠心病是一种40岁以后较为多见的心脏病。中老年人由于生理功能的逐渐衰退，如果对钙质摄取不足，会导致钙质从骨组织中大量释出，这一方面会造成骨质疏松，另一方面会使骨组织中的胆固醇等物质大量释出并沉淀或附着在血管壁上，加重血管硬化，从而影响人体血液循环。冠状动脉是供应心脏血液的血管，如果在此血管的内膜下有脂肪浸润堆积就会使管腔狭窄，堆积越多狭窄就越严重，如此限制了血管内血液的流量。血液是携带氧气的，如心脏需氧增多或血液减少到一定程度，就会使心肌缺乏氧气，不能正常工作。

　　本病相当于中医学"胸痹""胸痛""真心痛""厥心痛"等范畴。由于冠状动脉病变部位、范围和程度的不同，冠心病可分为5种类型：无症状性心肌缺血、心绞痛、心肌梗死、缺血性心力衰竭、猝死。

复方龙丹膏

【原材料】龙眼肉、山楂各50克，百合40克，桑椹30克，茯神20克，酸枣仁15克，丹参、红花各10克，炼蜜适量。

【制用法】将上述药材（炼蜜除外）一起放入砂锅中加适量的清水浸泡10～30分钟，然后煎煮1小时，去渣取汁，调入炼蜜收膏即成，可放于瓷瓶中保存。每次服20克，每天服3次，连续用药7～10天为1个疗程。一般来说，老年冠心病患者使用此方治疗1～2个疗程即可取得较好的效果。

【功效主治】活血化瘀、疏肝理气。适合有心胸刺痛、两胁胀痛、短气、心烦不安、舌质有紫斑、脉弦或涩等症状的老年冠心病患者使用。

附子肉桂膏

【原材料】制附子60克，肉桂30克，桂枝100克，人参100克，黄芪300克，枳实150克，薤白100克，细辛50克，当归100克，川芎100克，赤芍150克，白芍300克，鸡血藤150克，淫羊藿150克，丹参200克，泽兰100克，姜黄60克，生地黄100克，神曲100克，炙甘草100克，阿胶250克，蜂蜜300克，黄酒适量。

【制用法】将上述药材中除阿胶、蜂蜜、黄酒外，其余药材加适量水煎煮3次，滤汁去渣，将这3次滤液合并，加热浓缩为清膏。再将阿胶研成粗末，加适量黄酒浸泡后隔水炖烊，冲入清膏中和匀，最后加蜂蜜收膏即成。每次15～20克，每日2次，温开水调服。

【功效主治】通络止痛。主治胸阳痹阻型冠心病。症见心痛彻背，遇寒加剧，得温痛减，形寒肢冷，面色发白，甚则喘而不得卧，舌青紫，脉涩。

通阳化浊膏

【原材料】生黄芪250克，淡附片45克，党参150克，瓜蒌180克，薤白100克，半夏100克，桂枝90克，细辛45克，红花90克，茯苓150克，枳壳90克，橘皮60克，泽泻90克，桃仁、酸枣仁各100克，丹参100克，郁金90克，生蒲黄（包煎）90克，延胡索90克，鳖甲胶90克，鹿角胶90克，白文冰250克。

【制用法】将上述药材（最后3味除外）加适量水煎煮3次，将这3次煎液过滤去渣取汁合并，加热浓缩成清膏，最后加入鳖甲胶、鹿角胶、白文冰收膏。每晨1匙，温开水冲服。

【功效主治】通阳化浊，开胸宣痹。主治胸阳痹阻型冠心病。

通络止痛膏

【原材料】肉桂30克，枳实150克，薤白200克，桂枝150克，细辛50克，干姜50克，川芎150克，赤芍150克，黄芪300克，当归150克，丹参200克，党参200克，附子60克，鹿角胶150克，阿胶100克，蜂蜜300克，黄酒适量。

【制用法】将上述药材除鹿角胶、阿胶、蜂蜜、黄酒外，其余药材加适量水煎煮3次，将这3次煎液过滤去渣取汁合并，加热浓缩成清膏，再将鹿角胶、阿胶研成粗末，加适量黄酒浸泡后隔水炖烊，冲入清膏中和匀，最后加蜂蜜收膏即成。每日2次，每次15～30克，温开水冲服。

【功效主治】通络止痛。主治胸阳痹阻型冠心病。

养心益脾膏

【原材料】党参、生地黄、麦冬、白术、茯神、龙眼肉、酸枣仁、柏子仁、北五味子、丹参各30克，陈皮15克，远志、黄连、炙甘草各9克，石菖蒲6克，炼蜜适量。

【制用法】将上述药材（炼蜜除外）一起研成粗末，入砂锅加适量的清水煎熬3次，分别去渣取汁，将所得的药汁合在一起，调入炼蜜收膏即成。可放于瓷瓶中保存。每次服20克，每日服2次。

【功效主治】养心益脾，活血化瘀，宁心安神。适合有心悸、失眠等症状的老年冠心病患者使用。

生脉散加味

【原材料】黄芪250克，党参150克，天冬、麦冬各100克，五味子90克，丹参120克，赤芍、白芍各90克，柏子仁100克，郁金90克，桃仁、酸枣仁各100克，炙甘草30克，桂枝30克，生地黄、熟地黄各180克，远志90克，茯苓120克，当归100克，青龙齿（先煎）90克，白术90克，沙苑子90克，生蒲黄（包煎）90克，鳖甲胶90克，龟甲胶90克，鹿角胶90克，白文冰250克。

【制用法】将上述药材（最后4味除外）入砂锅加适量水共煎，过滤去渣取汁浓缩，加入鳖甲胶、龟甲胶、鹿角胶烊化，再加白文冰收膏。每晨1匙，温开水冲服。

【功效主治】温阳补气，养血益阴，化瘀通络。主治气阴两虚型冠心病。症见心悸胸闷，短气倦怠，心前区隐痛或刺痛，失眠多梦，眩晕口干，舌红或紫，脉细数或细弱。

党参益气膏

【原材料】党参200克，生黄芪300克，熟附块60克，桂枝90克，红花90克，桃仁、酸枣仁各90克，淮小麦120克，丹参150克，失笑散（包煎）100克，炙甘草60克，细辛45克，白术、白芍各90克，猪苓、茯苓各90克，郁金90克，炒枳壳90克，麦冬90克，五味子90克，干姜30克，陈皮60克，鳖甲胶、阿胶、鹿角胶各90克，白文冰250克。

【制用法】将上述药材（最后4味除外）加适量水共煎，过滤去渣取汁浓缩，最后加入鳖甲胶、阿胶、鹿角胶烊化，再加白文冰收膏。每晨1匙，温开水冲服。

【功效主治】益气温阳，化瘀定痛。主治气虚阳衰型冠心病。症见心慌气短或气喘，胸闷心痛，肢冷，面色苍白或面足浮肿，指甲青色，舌质紫暗，苔白，脉细软微弱或虚大无力。

洋参赤芍膏

【原材料】西洋参100克，赤芍150克，麦冬150克，炒酸枣仁120克，炼蜜适量。

【制用法】将上述诸药（炼蜜除外）加适量水煎3次，将这3次煎液过滤去渣取汁合并，文火浓缩后，加炼蜜收膏。分10日服，每日2次，每次15～20克。

【功效主治】益气养阴。适用于气阴两虚型冠心病。症见气虚乏力，舌质偏红，手足发热，入夜尤甚等。

温阳振心膏

【原材料】肉桂30克，桂枝200克，薤白200克，细辛40克，干姜100克，炙黄芪300克，党参300克，熟附片60克，淫羊藿100克，丹参300克，葛根300克，川芎200克，赤芍200克，当归200克，鹿角胶150克，阿胶150克，刺五加300克，生山楂300克，炙甘草60克。

【制用法】将上述药材除鹿角胶、阿胶外，其余药材加适量水煎煮3次，将这3次煎液过滤去渣取汁合并，加热浓缩成清膏，最后加阿胶、鹿角胶烊化收膏即成。每日2次，每次15～20克，温开水冲服。

【功效主治】补心气，温心阳。主治心阳不振型冠心病。症见心慌，气短或气促，胸闷或心痛时作，腰酸，畏寒肢冷，面色苍白，唇甲淡白，舌青紫或紫暗或舌苔淡白，脉沉细或结代等。

滋阴益肾膏

【原材料】熟地黄250克，山茱萸120克，枸杞子120克，山药150克，茯苓150克，麦冬250克，五味子100克，柏子仁120克，酸枣仁120克，当归150克，丹参250克，川芎120克，郁金120克，制何首乌150克，女贞子10克，钩藤120克，生石决明250克，生牡蛎250克，甘草100克，西洋参150克，龟甲胶（代）、鳖甲胶各200克，麦芽糖500克，黄酒适量。

【制用法】将上述药材（最后5味除外）浸泡后加适量水煎煮3次，滤汁去渣，将这3次滤液合并，加热浓缩为清膏。西洋参另煎取汁，龟甲胶（代）、鳖甲胶加适量黄酒浸泡后隔水炖烊，兑入清膏和匀，加麦芽糖收膏即成。每次15～20克，每日2次，温开水调服。

【功效主治】滋阴益肾，养心安神。主治心肾阴虚型冠心病。症见胸闷且痛，心悸盗汗，心烦不寐，腰酸膝软，耳鸣，头晕，舌红或有紫斑，脉细数或见细涩。

益气养阴膏

【原材料】黄芪250克，生地黄、熟地黄各180克，党参150克，丹参120克，天冬100克，麦冬100克，柏子仁100克，五味子90克，赤芍、白芍各90克，郁金90克，桃仁、酸枣仁各100克，炙甘草30克，桂枝30克，远志90克，茯苓120克，当归100克，青龙齿（先煎）90克，白术90克，沙苑子90克，生蒲黄（包煎）90克，鳖甲胶、龟甲胶、鹿角胶各90克，白文冰250克。

【制用法】将上述药材（最后4味除外）加适量水煎煮3次，将这3次煎液过滤去渣取汁合并，加热浓缩成清膏，最后加入鳖甲胶、龟甲胶、鹿角胶烊化，再加白文冰收膏。每晨1匙，温开水冲服。

【功效主治】益气养阴，化瘀通络。主治气阴两虚型冠心病。症见心悸胸闷，短气倦怠，心前区隐痛或刺痛，失眠多梦，眩晕口干，舌红或紫，脉细数或细弱。

双参消瘀膏

【原材料】人参100克，党参150克，黄芪300克，茯苓150克，五味子100克，桂枝60克，炙甘草150克，当归100克，川芎100克，赤芍200克，桃仁150克，三七150克，葛根200克，丹参300克，淫羊藿100克，谷芽100克，麦芽100克，阿胶300克，蜂蜜300克，黄酒适量。

【制用法】将上述药材（最后3味除外）加适量水煎煮3次，滤汁去渣，将这3次滤液合并，加热浓缩为清膏。再将阿胶研成粗末，加适量黄酒浸泡后隔水炖烊，冲入清膏中和匀，最后加蜂蜜收膏即成。每次15～20克，每日2次，温开水调服。

【功效主治】补气益气血，通络止痛。主治气虚血瘀型冠心病。症见心痛时轻时重，劳累后易发，乏力气短，心悸，自汗，舌淡或有瘀斑，脉细。

活血通络膏

【原材料】生黄芪250克，赤芍、白芍各90克，炒当归90克，广地龙90克，桃仁、酸枣仁各120克，红花60克，炒柴胡90克，炒枳壳90克，桔梗60克，丹参150克，檀香30克，砂仁（后下）30克，郁金90克，川楝子90克，青皮、陈皮各60克，川芎90克，桂枝60克，生蒲黄（包煎）90克，延胡索90克，鳖甲胶、阿胶、鹿角胶各90克，白文冰250克。

【制用法】将上述药材（最后4味除外）加适量水煎煮3次，将这3次煎液过滤去渣取汁合并，加热浓缩成清膏，最后加入鳖甲胶、阿胶、鹿角胶烊化，再加白文冰收膏。每晨1匙，温开水冲服。

【功效主治】活血通络，理气化瘀。主治气滞血瘀型冠心病。

心绞痛

心绞痛是指由于冠状动脉粥样硬化狭窄导致冠状动脉供血不足，心肌暂时缺血、缺氧所引起的以心前区疼痛为主要临床表现的一组综合征。其特点为阵发性的前胸压榨性疼痛感觉，可伴有其他症状，疼痛主要位于胸骨后部，可放射至心前区与左上肢。常发生于劳动或情绪激动时，持续数分钟，休息或用硝酸酯制剂后消失。本病多见于男性，多数患者在40岁以上，劳累、情绪激动、饱食、受寒、阴雨天气、急性循环衰竭等为常见的诱因。

临床根据心绞痛的特点，分为劳力性心绞痛和自发性心绞痛两类。劳力性心绞痛根据病情和病程长短，又分为3种类型：①稳定型劳力性心绞痛，符合上述心绞痛的特点，病程持续1个月或1个月以上；②初发型劳力性心绞痛，发作特征如上，但病程在1个月以内；③恶化型劳力性心绞痛，原有稳定性心绞痛发作次数、严重程度及持续时间突然加重，含用硝酸甘油的疗效减退。自发性心绞痛可在休息或夜间发作，持续时间较长、程度较重，且不易为硝酸甘油所缓解。

黄芪维冠膏

【原材料】黄芪300克，葛根300克，益母草150克，太子参200克，黄精150克，熟地黄150克，灵芝200克，赤芍、白芍各100克，牡丹皮100克，丹参450克，山茱萸100克，麦冬100克，五味子50克，白术100克，云茯苓100克，法半夏100克，青皮、陈皮各100克，柴胡50克，郁金100克，甘松100克，枸杞子100克，菟丝子100克，桑寄生150克，桂枝50克，淫羊藿150克，当归100克，枳壳100克，石菖蒲50克，远志50克，煅龙骨150克，煅牡蛎150克，玉竹100克，生山楂150克，谷芽、麦芽各150克，大枣200克，三七粉100克，莲子250克，炙甘草50克，白参（或西洋参）100克，藏红花20克，参三七100克，冰糖500克（或甜菊糖5克），阿胶、鹿角胶、龟甲胶各100克。

【制用法】将上述药材（最后7味除外）加适量水煎煮3次，每次煎1小时左右，过滤去渣取汁，将这3次煎液合并，加热浓缩成清膏。另煎白参（或西洋参）、藏红花、参三七，每次煎30分钟左右，浓煎3次，过滤去渣取汁，待上述药材浓缩时加入。浓缩至滴纸不晕后，加入冰糖（或甜菊糖5克）及蒸烊开的阿胶、鹿角胶、龟甲胶，慢慢煎煮收膏。每日早晚以温开水冲1汤匙（约20克）。

【功效主治】养心活络。主治稳定型劳力性心绞痛。

益气养阴膏

【原材料】炙黄芪280克，麦冬210克，太子参210克，炙五味子140克，姜半夏140克，茯苓210克，木香84克，炙远志140克，当归210克，炒白芍140克，川芎210克，熟地黄210克，仙茅210克，淫羊藿280克，党参140克，炒吴茱萸140克，香白芷280克，蔓荆子280克，延胡索210克，杜仲210克，桑寄生210克，生蒲黄252克，丹参140克，益母草210克，葛根280克，威灵仙28克，知母140克，黄柏140克，黄精420克，玉竹420克，苍术420克，山楂140克，炙甘草140克，人参150克，藏红花200克，阿胶250克，鳖甲胶150克，木糖醇200克。

【制用法】将上述药材（最后5味除外）加适量水煎煮3次，将这3次煎液过滤去渣取汁合并，加热浓缩成清膏，人参、藏红花另煎汁兑入，最后加阿胶、鳖甲胶、木糖醇，收膏即成。每日2次，每次15～20克，温开水冲服。

【功效主治】益气养阴。主治心绞痛。

党参黄芪膏

【原材料】党参120克，黄芪120克，菟丝子90克，补骨脂60克，桑寄生120克，枸杞子90克，生地黄120克，当归90克，川芎60克，红花30克，桃仁30克，玉竹60克，茯苓90克，酸枣仁30克，白糖适量。

【制用法】将上述药材（白糖除外）加适量水煎煮3次，将这3次煎液过滤去渣取汁合并，加热浓缩成清膏，最后加适量白糖收膏即成。每日2次，每次15～20克，温开水冲服。

【功效主治】益气补肾，养心活血。主治心绞痛。

通络止痛膏

【原材料】当归120克，生地黄150克，桃仁120克，红花100克，枳壳100克，赤芍120克，柴胡100克，桔梗100克，川芎120克，牛膝150克，丹参250克，砂仁60克，檀香30克，广郁金120克，延胡索120克，甘草100克，参三七100克，黄明胶250克，麦芽糖500克，黄酒适量。

【制用法】将上述药材（最后4味除外）浸泡后加适量水煎煮3次，滤汁去渣，将这3次滤液合并，加热浓缩为清膏，参三七研粉，黄明胶加适量黄酒浸泡后隔水炖烊，兑入清膏和匀，加麦芽糖收膏即成。每次15～20克，每日2次，温开水调服。

【功效主治】活血化瘀，通络止痛。主治心血瘀阻型心绞痛。症见胸部刺痛，固定不移，入夜更甚，时或心悸不宁，舌质紫暗，脉象沉涩。

活血通络膏

【原材料】野山参30克，淡附片150克，川桂枝150克，柴胡90克，赤芍、白芍各90克，当归90克，川芎90克，炒枳壳90克，玉桔梗60克，淮牛膝60克，红花90克，大生地黄300克，桃仁90克，生甘草90克，生蒲黄（包煎）150克，醋灵脂90克，炙乳香、炙没药各45克，延胡索90克，煨川楝子90克，苏木90克，降香24克，九香虫24克，黄芪300克，紫丹参150克，血竭30克，制香附90克，天台乌90克，法半夏90克，小青皮60克，云苓90克，广郁金90克，百合90克，炙远志90克，酸枣仁150克，活磁石300克，全瓜蒌120克，干薤白90克，木香45克，苍术、白术各90克，鹿角胶150克，麦芽糖500克，黄酒适量。

【制用法】将上述药材除野山参、血竭、鹿角胶、麦芽糖、黄酒外，其余药材加适量水煎煮3次，将这3次煎液过滤去渣取汁合并，加热浓缩成清膏，野山参另煎汁兑入，血竭研成细粉，鹿角胶加适量黄酒隔水炖烊，冲入清膏中和匀，最后加麦芽糖收膏，膏将成时冲入血竭粉。每日2次，每次15～20克，温开水冲服。

【功效主治】活血通络。主治心血瘀阻型心绞痛。

高血压

高血压又称原发性高血压，是一种以血压持续升高为主的全身性慢性疾病。长期高血压极易导致心、脑、肾等重要脏器产生严重的危及生命的或导致残疾的并发症。

高血压的病因至今尚未十分明确，但患者以长期精神紧张、缺少体力活动、遗传因素、肥胖、食盐过多者为多见。一般认为，高级神经中枢功能障碍在发病过程中占主导地位，此外，体液因素、内分泌、肾脏等也参与了发病过程。其临床症状，除患者血压上升超过18.7/12kPa（140/90mmHg）以外，还可伴有头痛、眼花心悸、失眠、脚步轻飘、注意力不集中、容易疲倦等症状。高血压晚期可并发心绞痛、肾功能减退、脑卒中等病症。本病多见于中老年人。

中医学认为，本病发生的原因，多为肝肾阴阳失调所致。肝脏主升主动，如忧郁恼怒，肝阴暗耗，郁结化热，热冲于上，而为风阳上扰；肝肾两脏，相互滋生，肾水亏乏，不能养肝，而致阴虚阳亢；阴虚过极，可以及阳，而致阴阳俱虚。

龙胆降压膏

【原材料】龙胆45克，栀子90克，黄芩90克，山羊角（先煎）90克，生地黄150克，菊花60克，钩藤90克，白术、白芍各90克，牡丹皮90克，赤芍90克，柴胡90克，夏枯草90克，沙苑子150克，刺蒺藜150克，山茱萸90克，炒知母、炒黄柏各90克，郁李仁60克，生石决明（先煎）200克，珍珠母（先煎）200克，鳖甲胶、龟甲胶各90克，白文冰250克。

【制用法】将上述药材（最后3味除外）加适量水共煎3次，将这3次煎液过滤去渣取汁合并，加热浓缩成清膏，加入鳖甲胶、龟甲胶烊化，再加白文冰收膏。每晨1匙，温开水冲服。

【功效主治】平肝潜阳，清肝泻火。主治肝火亢盛型高血压。症见眩晕头痛，面红目赤，口苦烦躁，便秘尿赤，舌红苔黄，脉弦。

平阳祛脂膏

【原材料】生地黄200克，赤芍200克，川芎80克，当归200克，枸杞子500克，橘络100克，地龙100克，天麻200克，珍珠母1000克，桑椹700克，山茱萸300克，淫羊藿900克，巴戟天100克，杜仲400克，功劳叶500克，桑寄生400克，墨旱莲

300克，蒲黄40克，参三七80克，鸡血藤250克，茯苓500克，竹茹120克，郁金300克，川贝母200克，瓜蒌皮300克，大黄300克，黄芩300克，玉米须600克，夏枯草100克，生山楂200克，半边莲100克，绞股蓝300克，阿胶100克，龟甲胶200克，鳖甲胶200克，元贞糖500克。

【制用法】将上述药材（最后4味除外）加适量清水浸泡10小时以上，再按规范要求煎煮去渣取汁，加热浓煎成清膏。再加入阿胶、龟甲胶、鳖甲胶烊化，最后加矫味剂元贞糖进行收膏。每日服2次，每次20克，共服55～60天（8～10月），饭前服用。

【功效主治】降压降脂。主治高血压、高脂血症。

【来源】本方为南京中医药大学附属江阴市中医院主任中医师顾国龙教授治疗高血压、高脂血症之膏方。

菊花降压膏

【原材料】枸杞子150克，菊花90克，生龙骨（先煎）250克，生牡蛎（先煎）250克，川牛膝150克，怀牛膝150克，生地黄150克，熟地黄150克，当归90克，山药200克，山茱萸90克，牡丹皮90克，赤芍150克，白芍150克，桑椹150克，玄参60克，天麻90克，钩藤90克，石决明（先煎）150克，川续断90克，杜仲90克，桑寄生120克，沙苑子90克，刺蒺藜90克，茯神90克，鳖甲胶、龟甲胶各90克，白文冰250克。

【制用法】将上述药材（最后3味除外）加适量水共煎3次，将这3次煎液去渣取汁合并，加热浓缩成清膏，加入鳖甲胶、龟甲胶烊化，最后加白文冰收膏。每晨1匙，温开水冲服。

【功效主治】补虚助阳。主治阴虚阳亢型高血压。症见血压升高，既有头晕目眩、腰膝酸软等肝肾阴虚症状，又有头痛头胀、头重脚轻、烦躁易怒等肝阳上亢的症状，舌红苔黄，脉细弦。

清心安神膏

【原材料】大生地黄150克，山茱萸100克，淮山药150克，辰茯神150克，粉丹皮150克，福泽泻150克，枸杞子150克，杭菊花120克，明天麻100克，嫩钩藤150克，桑寄生150克，厚杜仲120克，川牛膝120克，生石决200克，益母草120克，淡黄芩100克，川黄连60克，夜交藤150克，炒酸枣仁100克，大川芎100克，粉葛根150克，生槐花80克，生山楂100克，生何首乌150克，全瓜蒌150克，柏子仁120克，阿胶100克，冰糖300克，黄酒适量。

【制用法】将上述药材（最后3味除外）加适量水共煎3次，将这3次煎液过滤去渣取汁浓缩成清膏，阿胶加适量黄酒炖烊，冲入清膏中，最后加冰糖收膏即成。

每次15～20克，每日1次，温开水冲服。

【功效主治】清心安神降压。主治肝阳上亢型高血压。症见眩晕，脑鸣，头痛，视物模糊，脉弦，乃肝阳上扰之征；夜间兴奋不寐，急躁易怒，舌红，为心火亢盛之象；腰膝酸软，口干，神疲，大便干燥，属肾阴亏耗之候。

【注意】服用此药时忌萝卜、浓茶、咖啡及辛辣刺激性食品。吃低盐、低糖、低脂饮食，戒烟酒。

天麻降压膏

【原材料】天麻100克，钩藤200克，草决明150克，石决明300克，栀子150克，黄芩150克，生地黄200克，玄参150克，夏枯草150克，杭白菊150克，生龙骨300克，酸枣仁200克，珍珠母300克，罗布麻100克，蜂蜜300克，龟甲胶200克。

【制用法】将上述药材除蜂蜜、龟甲胶外，其余药材加适量水煎煮3次，将这3次煎液过滤去渣取汁合并，加热浓缩成清膏，最后加龟甲胶、蜂蜜收膏即成。每日晨起1匙，温开水冲服。

【功效主治】安神降压。主治肝阳上亢型高血压。

黄芩生地膏

【原材料】黄芩150克，生地黄150克，钩藤（后下）200克，炒酸枣仁200克，玄参150克，夏枯草150克，杭白菊150克，草决明150克，罗布麻100克，天麻100克，葛根300克，生龙骨300克，石决明300克，蜂蜜300克。

【制用法】将上述药材除蜂蜜外，其余药材加适量水煎煮3次，将这3次煎液过滤去渣取汁合并，加热浓缩成清膏，最后加入蜂蜜收膏即成。每日2次，每次15～30克，温开水冲服。

【功效主治】疏肝降压。主治肝阳上亢型高血压。

地黄清肝膏

【原材料】生地黄150克，山茱萸120克，怀山药150克，牡丹皮120克，茯苓150克，泽泻150克，黑料豆200克，女贞子200克，菟丝子150克，补骨脂150克，巴戟天150克，枸杞子120克，制黄精150克，潼蒺藜200克，冬桑叶100克，杭菊花100克，石决明300克，珍珠母150克，制豨莶草200克，罗布麻叶200克，紫河车100克，阿胶150克，龟甲胶150克，西洋参200克，蜂蜜500克，冰糖1000克，银耳300克，大枣500克，核桃仁300克，白果150克。

【制用法】将上述药材除紫河车、阿胶、龟甲胶、西洋参、蜂蜜、冰糖、核桃仁外，其余药材加适量水煎煮3次，将这3次煎液过滤去渣取汁合并，加热浓缩成清膏，西洋参另煎汁兑入，紫河车、核桃仁研成细粉调入，阿胶、龟甲胶研成粗末，加适量水隔水炖烊，冲入清膏中，最后加蜂蜜、冰糖收膏即成。每日2次，每次10～20克，温开水冲服。

【功效主治】清心降压。主治高血压。

【来源】本方为江苏省中医院主任中医师张继泽教授治疗高血压病之膏方。

养阴化瘀膏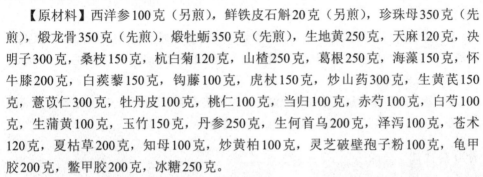

【原材料】西洋参100克（另煎），鲜铁皮石斛20克（另煎），珍珠母350克（先煎），煅龙骨350克（先煎），煅牡蛎350克（先煎），生地黄250克，天麻120克，决明子300克，桑枝150克，杭白菊120克，山楂250克，葛根250克，海藻150克，怀牛膝200克，白蒺藜150克，钩藤100克，虎杖150克，炒山药300克，生黄芪150克，薏苡仁300克，牡丹皮100克，桃仁100克，当归100克，赤芍100克，白芍100克，生蒲黄100克，玉竹150克，丹参250克，生何首乌200克，泽泻100克，苍术120克，夏枯草200克，知母100克，炒黄柏100克，灵芝破壁孢子粉100克，龟甲胶200克，鳖甲胶200克，冰糖250克。

【制用法】将上述药材除西洋参、鲜铁皮石斛、龟甲胶、鳖甲胶、冰糖、灵芝破壁孢子粉外，其余药材加水煎煮3次，滤汁去渣，将这3次滤液合并，加热浓缩为清膏。西洋参另煎，鲜铁皮石斛另煎，冲入清膏中，再将龟甲胶、鳖甲胶研成粗末，加适量水隔水炖烊，冰糖熔化后，均冲入清膏中和匀，最后加灵芝破壁孢子粉收膏即成。瓷罐或玻璃瓶等容器收贮备用，夏季注意放冰箱内存放。每次10～20克，每日2次，在两餐之间，用温开水冲服。1个月为1个疗程，或服用至症状消失。

【功效主治】养阴滋水，平肝息风，化瘀泄热。主治高血压。症见头痛，头晕，耳鸣，失眠，心悸，烦躁，无力，肢麻。

【注意】脾虚泄泻者慎用；服药期间忌食萝卜。

二仙当归膏

【原材料】仙茅90克，淫羊藿150克，当归90克，黄柏90克，知母90克，巴戟天100克，生地黄、熟地黄各150克，山茱萸90克，菟丝子20克，川牛膝、怀牛膝各90克，牡丹皮60克，赤芍90克，菊花60克，地骨皮90克，石斛100克，枸杞子120克，女贞子100克，杜仲120克，明天麻60克，煅龙骨、煅牡蛎各180克，鳖甲胶、龟甲胶、鹿角胶各90克，白文冰250克。

【制用法】将上述药材（最后4味除外）加适量水煎煮3次，将这3次煎液过滤去渣取汁合并，加热浓缩成清膏，加入鳖甲胶、龟甲胶、鹿角胶烊化，再加白文冰收膏即可。每晨1匙，温开水冲服。

【功效主治】育阴助阳，平肝息风。主治阴阳两虚型高血压。症见眩晕头痛，耳鸣心悸，动辄气急，腰酸腿软，失眠多梦，筋惕肉瞤，舌淡或红，苔白，脉弦细。

健脾化湿膏

【原材料】苍术、白术各120克，半夏120克，陈皮90克，太子参120克，茯苓150克，天麻60克，钩藤100克，石菖蒲90克，甘草30克，贝母90克，黄芩90克，竹茹60克，砂仁、蔻仁各45克，郁金90克，炒枳壳90克，瓜蒌皮100克，丹参120克，檀香45克，羌活90克，山楂、神曲各45克，鳖甲胶、鹿角胶各90克，白文冰250克。

【制用法】将上述药材（最后3味除外）加适量水煎煮3次，将这3次煎液过滤去渣取汁合并，加热浓缩成清膏。最后加入鳖甲胶、鹿角胶、白文冰收膏。每晨1匙，温开水冲服。

【功效主治】健脾息风，祛痰化湿。主治痰湿壅盛型高血压。症见眩晕，头痛头重，胸闷心悸，食少，呕恶痰涎，苔白腻，脉滑。

补肝益肾膏

【原材料】生龙骨、生牡蛎各300克，怀牛膝200克，玄参150克，枸杞子100克，白菊花60克，桑椹150克，白芍150克，生地黄200克，女贞子200克，桑寄生200克，龟甲胶200克，蜂蜜300克。

【制用法】将上述药材除龟甲胶、蜂蜜外，其余药材加适量水煎煮3次，将这3次煎液过滤去渣取汁合并，加热浓缩成清膏，最后加龟甲胶、蜂蜜收膏即成。每日晨起1匙，温开水冲服。

【功效主治】补肝益肾。主治肝肾阴虚型高血压。症见血压升高，兼见眩晕，伴有头痛耳鸣、腰膝酸软、舌红少苔、脉细数。

生地降压膏

【原材料】大生地黄150克，山茱萸100克，淮山药150克，粉丹皮120克，福泽泻150克，枸杞子150克，杭菊花120克，楮实子150克，明天麻100克，嫩钩藤150克，桑寄生150克，厚杜仲120克，川牛膝120克，潼蒺藜、白蒺藜各150克，生槐花120克，生山楂100克，生首乌150克，瓜蒌皮150克，虎杖150克，川黄连60克，粉葛根150克，决明子120克，益母草150克，生石决明200克，阿胶100克，冰糖100克，黄酒适量。

【制用法】将上述药材（最后3味除外）加适量水煎煮3次，将这3次煎液过滤去渣取汁合并，加热浓缩成清膏。阿胶加适量黄酒浸泡后隔水炖烊，冲入清膏中，最后加冰糖收膏即成。每日晨起1匙，温开水冲服。

【功效主治】益肾养肝。主治高血压、高脂血症。

高脂血症

高脂血症是指血浆脂质浓度明显超过正常范围的一种慢性病症。血脂增高是脂质代谢紊乱的结果，可由遗传、环境以及饮食失调等引发。其临床表现主要为头痛、四肢麻木、头晕目眩、胸部闷痛、气促心悸等。高脂血症可分为原发性和继发性两种，前者较罕见，属遗传性脂质代谢紊乱疾病；后者多为未控制的糖尿病、动脉粥样硬化、肾脏综合征、黏液性水肿、甲状腺功能减退症、胆汁性肝硬化等疾病所伴发的并发症。

中医学认为，高脂血症是由于肝肾脾三脏虚损、痰瘀内积所致，针对不同证型，辨证采用调理三脏功能、行瘀化痰等方法以达到降低血脂的目的。

冬青蜂蜜膏

【原材料】冬青子1500克，蜂蜜适量。

【制用法】将冬青子加适量水煎熬2次，每次1小时，去渣，合并两次药液浓缩成膏状，烤干碾碎，加入适量蜂蜜混匀，贮瓶备用。用时，每日服用量相当于生药冬青子50克，分3次空腹服。服药1个月后抽血复查。

【功效主治】补益肝肾。主治高脂血症。

陈皮茯苓膏

【原材料】制半夏100克，陈皮100克，茯苓200克，炒白术150克，苍术100克，郁金100克，猪苓150克，泽泻100克，生蒲英100克，炒扁豆300克，薏苡仁300克，砂仁30克，大腹皮150克，生何首乌200克，菟丝子150克，阿胶200克，蜂蜜200克，黄酒适量。

【制用法】将上述药材除阿胶、蜂蜜、黄酒外，加适量水煎煮3次，将这3次煎液过滤去渣取汁合并，加热浓缩成清膏。阿胶研成粗末，加适量黄酒炖烊后兑入清膏中，再加蜂蜜收膏即成。每日2次，每次1匙，温开水冲服。

【功效主治】健脾化湿。主治脾虚湿盛型高脂血症。

党参降脂膏

【原材料】党参100克，制半夏100克，陈皮100克，茯苓200克，郁金100克，白矾25克，猪苓150克，炒白术150克，苍术100克，薏苡仁300克，芡实150克，槟榔150克，大腹皮150克，桂枝30克，泽泻150克，生蒲黄100克，山楂150克，麦芽200克，甘草60克，银杏叶150克，黄明胶200克，黄酒适量，蜂蜜300克。

【制用法】将上述药材除黄明胶、黄酒、蜂蜜外，其余药材加适量水煎煮3次，滤汁去渣，将这3次滤液合并，加热浓缩为清膏。将黄明胶研成粗末，加适量黄酒浸泡后隔水炖烊，冲入清膏中和匀，最后加蜂蜜收膏即成。每次15～20克，每日2次，温开水调服。

【功效主治】补脾益肾，化痰消浊。主治脾虚痰浊型高脂血症。症见高血脂，伴有腹胀纳呆、肢体困倦乏力、大便溏薄、浮肿尿少，苔腻，脉滑。

柴胡去脂膏

【原材料】柴胡60克，当归100克，焦栀子100克，生大黄60克，茵陈150克，郁金100克，炒黄芩100克，车前子（包煎）300克，泽泻150克，生甘草30克，生地黄150克，赤芍100克，丹参150克，益母草120克，阿胶200克，蜂蜜200克。

【制用法】将上述药材除阿胶、蜂蜜外，其余药材加适量水煎煮3次，将这3次煎液过滤去渣取汁合并，加热浓缩成清膏。阿胶研成粗末，加适量水隔水炖烊化冲入清膏中，最后加入蜂蜜收膏即成。每日2次，每次15～20克，温开水冲服。

【功效主治】疏肝化瘀。主治肝郁化火型高脂血症。症见高血脂，伴有烦躁易怒、头晕头痛、口苦咽燥、小便黄赤、大便干结，舌红，苔黄，脉弦数。

养肝解郁膏

【原材料】车前子（包煎）300克，生山楂150克，泽泻150克，绞股蓝100克，川牛膝100克，炒黄芩100克，菊花100克，柴胡100克，枸杞子150克，女贞子150克，白芍150克，赤芍150克，黄精150克，郁金150克，桑叶150克，茵陈150克，虎杖150克，决明子150克，蜂蜜300克，阿胶200克，黄酒300毫升。

【制用法】将上述药材除蜂蜜、阿胶、黄酒外，其余药材加适量水煎煮3次，将这3次煎液过滤去渣取汁合并，加热浓缩成清膏。将阿胶研成粗末，加适量黄酒浸泡后隔水炖烊，冲入清膏中和匀，最后加蜂蜜收膏即成。每日2次，每次15～20克，温开水冲服。

【功效主治】疏肝解郁。主治肝郁化火型高脂血症。

三黄枳实膏

【原材料】生大黄90克，川黄连60克，枳实150克，川厚朴100克，生地黄200克，牡丹皮100克，石膏300克，炒升麻60克，知母100克，泽泻150克，茵陈150克，茺蔚子150克，决明子200克，北沙参150克，麦冬100克，石斛100克，绞股蓝100克，麦芽200克，玉竹150克，甘草60克，蜂蜜300克。

【制用法】将上述药材（蜂蜜除外）加适量水煎煮3次，滤汁去渣，将这3次滤液合并，加热浓缩为清膏，再加蜂蜜收膏即成。每次15～20克，每日2次，温开水调服。

【功效主治】清热降火。主治胃热炽盛型高脂血症。症见形体丰腴，口干喜饮，口苦，喜食浓味，食欲旺盛，大便干燥，苔黄，脉数。

滋阴益肝膏

【原材料】决明子300克，生山楂300克，炙黄芪300克，大熟地黄300克，淮山药150克，紫丹参150克，淫羊藿150克，肥玉竹150克，鸡血藤150克，制何首乌120克，党参120克，苍术100克，白术100克，白芍90克，红花90克，菟丝子90克，法半夏90克，灵芝90克，防风90克，制黄精90克，淮牛膝90克，甜苁蓉90克，枸杞子90克，红枣90克，粉丹皮90克，川芎90克，川杜仲90克，鹿角90克，川断肉90克，净吴茱萸90克，龙眼肉90克，制狗脊90克，核桃仁90克，人参90克，郁金90克，仙茅90克，当归90克，西洋参45克，青皮、陈皮各45克，龟甲胶90克，鹿角胶90克，阿胶60克，白文冰350克，紫河车30克。

【制用法】将上述药材除白文冰、龟甲胶、鹿角胶、阿胶、人参、紫河车外，其余药材加适量水煎煮3次，将这3次煎液过滤去渣取汁合并，加热浓缩成清膏，人参另煎汁兑入，紫河车研成细粉加入，最后加阿胶、龟甲胶、鹿角胶、白文冰收膏即成。每日晨起1匙，温开水冲服。

【功效主治】补肝益肾。主治肝肾阴虚型高脂血症。症见腰酸乏力，血脂偏高，脉细缓，舌淡苔薄。

动脉硬化

动脉硬化是动脉的一种非炎症性、退行性和增生性的病变，以动脉管壁增厚、变硬、弹性减退、管腔缩小为特征。常见的动脉硬化有小动脉硬化、动脉中层硬化、动脉粥样硬化三种。小动脉硬化是小型动脉发生弥漫性和增生性病变，多见于高血压患者；动脉中层硬化主要影响中型动脉，常见于四肢动脉，尤其是下肢动脉，引起管壁中层变质和钙化，多不产生明显症状，其临床意义不大；动脉粥样硬化是纤维组织增生和钙质沉着，并有动脉中膜的逐渐退化和钙化，是动脉硬化中最常见且最重要的类型，所以人们往往把动脉粥样硬化称为动脉硬化。据统计，在中老年人群中，动脉粥样硬化的发病率很高，危害甚大，因此必须引起重视。

动脉硬化方

【原材料】柏子仁300克，核桃仁1000克，桃仁500克，松子仁300克，红糖

（或用蜂蜜）1500克。

【制用法】将前4味各捣如泥，混合在一起，用红糖或蜂蜜调匀即成。每次10克，日服2～3次，温开水送下。

【功效主治】补气益气，滋肝养肾。主治动脉硬化。

【来源】本方来源于《中药方剂大全》。

桃仁逐瘀膏

【原材料】桃仁90克，红花60克，当归90克，川芎90克，赤芍、白芍各90克，香附60克，延胡索90克，枳壳60克，乌药60克，白术100克，茯苓120克，陈皮60克，生蒲黄（包煎）90克，五灵脂90克，全瓜蒌（切）120克，丹参100克，小茴香45克，海藻、昆布各90克，生麦芽100克，鳖甲胶、鹿角胶各90克，白文冰250克。

【制用法】将上述药材（最后3味除外）加适量水共煎3次，将这3次煎液过滤去渣取汁合并，加热浓缩成清膏，最后加入鳖甲胶、鹿角胶、白文冰收膏。每晨1匙，温开水冲服。

【功效主治】活血化瘀，化痰行气。主治动脉硬化。症见腹痛腹胀，胃纳不佳，便秘，或大便发黑，舌紫暗，脉沉涩。

活血化瘀膏

【原材料】生黄芪300克，半夏90克，陈皮60克，枳壳90克，茯苓120克，苍术、白术各90克，瓜蒌150克，竹茹60克，桃仁、酸枣仁各90克，川芎90克。赤芍、白芍各120克，当归120克，牛膝90克，甘草30克，生蒲黄（包煎）90克，葛根90克，郁金90克，延胡索90克，决明子150克，鳖甲胶、鹿角胶各90克，白文冰250克。

【制用法】将上述药材（最后3味除外）加适量水共煎3次，将这3次煎液过滤去渣取汁合并，加热浓缩成清膏，最后加入鳖甲胶、鹿角胶、白文冰收膏。每晨1匙，温开水冲服。

【功效主治】活血化瘀。主治动脉硬化。症见胸闷胸痛，心悸懊恼，急躁善怒，形体肥胖，乏力，舌暗或有瘀斑，苔厚腻或垢浊，脉滑实或弦。

中风后遗症

中风后遗症是指中风经治疗后遗留下来的口眼㖞斜、语言不利、半身不遂等症状的总称，是一组以脑部缺血及出血性损伤症状为主要临床表现的疾病，又称脑卒中或脑血管意外，多发生于50岁以后，具有极高的病死率和致残率，主要分为出血性脑卒中和缺血性脑卒中两大类。出血性脑卒中早期死亡率很高，半数患者于发病数日内死亡，幸存者中多数留有不同程度的运动障碍、认知障碍、言语吞咽障碍等后遗症。

中医认为，中风后遗症常因本体先虚，阴阳失去平衡，气血逆乱，痰瘀阻滞，肢体失养所致。痰瘀为本病的主要病理因素，痰瘀阻滞脉络而致肢体不能随意运动，久则患肢枯瘦，麻木不仁。

双地陈皮膏

【原材料】生地黄150克，熟地黄150克，白芍300克，玄参100克，天冬100克，麦冬100克，生龙骨300克，生牡蛎300克，赭石200克，磁石300克，天麻150克，钩藤150克，白菊花150克，当归100克，鸡血藤150克，石菖蒲150克，地龙150克，神曲100克，陈皮30克，谷芽100克，龟甲胶100克，鳖甲胶100克，阿胶100克，蜂蜜300克，黄酒适量。

【制用法】将上述药材除龟甲胶、鳖甲胶、阿胶、蜂蜜、黄酒外，其余药材加适量水煎煮3次，滤汁去渣，将这3次滤液合并，加热浓缩为清膏。再将龟甲胶、鳖甲胶、阿胶研成粗末，加黄酒浸泡后隔水炖烊，冲入清膏中和匀，最后加蜂蜜收膏即成。每次15～20克，每日2次，温开水调服。

【功效主治】补气益血，安神养心。主治阴虚风动型中风后遗症。症见半身不遂，口舌歪斜，言语謇涩或不语，偏身麻木，眩晕耳鸣，烦躁失眠，手足心热等。

还伍膏

【原材料】炙黄芪900克，广地龙90克，桃仁90克，赤芍90克，当归90克，红花90克，潞党参150克，生蒲黄150克，海藻90克，豨莶草150克，生紫菀90克，川芎90克，菖蒲90克，黄郁金90克，水蛭30克，通天草90克，紫丹参150克，法半夏90克，橘红、橘络各45克，云苓90克，千年健120克，僵蚕90克，明天麻90克，白芷90克，鸡血藤150克，威灵仙150克，蚕沙90克，益母草300克，炙地鳖60克，煅牡蛎300克，海风藤90克，伸筋草90克，鳖甲胶150克，桑枝膏150克，白蜜500克。

【制用法】将上述药材（最后3味除外）加适量水共煎3次，将这3次煎液过滤去渣取汁合并，加热浓缩成清膏，最后再入鳖甲胶、桑枝膏，烊化后再加入白蜜收膏。每日清晨以温开水冲服1食匙。

【功效主治】调和气血，化痰祛瘀，通经活络。主治中风后肢体不用，步履维艰，言语謇涩，舌紫苔薄，脉弦滑。

【来源】本方来源于《颜乾麟、颜德馨膏方医案实用膏方》。

【注意】如伤风停滞等症，请暂停服用。服膏方期间，忌莱菔子、茶、咖啡。戒烟酒和甘肥辛辣食物。

补气益血膏

【原材料】炙黄芪500克，红花100克，川芎150克，桃仁150克，当归150克，赤芍150克，地龙150克，丹参200克，郁金150克，川断150克，牛膝150克，阿胶200克，蜂蜜300克，黄酒适量。

【制用法】将上述药材除阿胶、蜂蜜、黄酒外，其余药材加适量水煎煮3次，滤汁去渣，将这3次滤液合并，加热浓缩为清膏。再将阿胶研成粗末，加适量黄酒浸泡后隔水炖烊，冲入清膏中和匀，最后加蜂蜜收膏即成。每次15～30克，每日2次，温开水调服。

【功效主治】补气益血。主治气虚血瘀型中风后遗症。症见半身不遂，口舌歪斜，言语謇涩或不语，自汗出，口角流涎，气短乏力，偏身麻木，手足肿胀，面色白等。

玄参滋阴膏

【原材料】生白芍200克，玄参150克，天冬150克，生龙骨300克，生牡蛎300克，赭石200克，天麻150克，钩藤150克，杭白菊150克，龟甲胶150克，鳖甲胶150克，蜂蜜300克，黄酒适量。

【制用法】将上述药材除龟甲胶、鳖甲胶、蜂蜜、黄酒外，其余药材加适量水煎煮3次，滤汁去渣，将这3次滤液合并，加热浓缩为清膏，再将龟甲胶、鳖甲胶研成粗末，加适量黄酒浸泡后隔水炖烊，冲入清膏中和匀，最后加蜂蜜收膏即成。每次15～30克，每日2次，温开水调服。

【功效主治】滋阴益气。主治阴虚风动型中风后遗症。症见半身不遂，手足心热，言语謇涩或不语，焦躁失眠，偏身麻木，眩晕耳鸣，口舌㖞斜等。

通络止痛膏

【原材料】丹参200克，鸡血藤300克，桑枝150克，天冬150克，红花100克，天麻150克，胆南星150克，豨莶草150克，天竺黄115克，白附子90克，半夏100克，陈皮150克，地龙150克，僵蚕150克，石菖蒲150克，生晒参150克，全蝎100克，远志120克，川贝母100克，三七100克，木香120克，鹿角胶150克，龟甲胶150克，红糖250克，黄酒适量。

【制用法】将上述药材除川贝母、生晒参、三七、鹿角胶、龟甲胶、红糖、黄酒外，其余药材加适量水煎煮3次，将这3次煎液过滤去渣取汁合并，加热浓缩成清膏。川贝母、生晒参、三七另研粉，鹿角胶、龟甲胶研成粗末，加适量黄酒浸泡后隔水炖烊，冲入清膏中和匀，最后加红糖收膏即成。每日2次，每次15～20克，温开水冲服。

【功效主治】行瘀通络。主治风痰瘀阻型中风后遗症。症见口眼㖞斜，舌强语謇或失语，半身不遂，肢体麻木，苔滑腻，舌暗紫，脉弦滑。

老年痴呆

老年痴呆是以进行性痴呆为主要症状的大脑变性疾病。本病的发生与神经递质的生物合成酶活性降低有关；主要病理改变为大脑皮质广泛萎缩和神经细胞的变性。

通常于老年或老年前期隐匿起病。首发症状常为记忆障碍，如常失落物品、言语重复啰唆等。随后，理解判断、分析综合、计算识别等智能活动进一步减退，工作能力和社会适应能力明显下降，如不知饥饱，出门不知归途，叫不出家人的名字，甚至说不出自己的姓名、年龄、住址等。有些患者因心理代偿反应的早期出现妄想症状，随着痴呆的加重而逐渐消退。患者可有性格改变，对周围事物反应淡漠，情绪抑郁或易激动，无故吵闹，甚至缺乏羞耻及道德感。及至后期，终日卧床不起，大小便失禁，言语杂乱无章。躯体方面，患者外貌苍老，皮肤干燥，色素沉着，发白齿落，肌肉萎缩，痛觉反应消失。

地黄补髓膏

【原材料】熟地黄300克，何首乌300克，枸杞子300克，黄精150克，杜仲150克，怀牛膝150克，天冬150克，远志150克，核桃仁150克，石菖蒲150克，当归100克，神曲100克，龟甲胶100克，阿胶100克，人参100克，川芎60克，黄柏60克，木香30克，紫河车1具，蜂蜜300克，黄酒适量。

【制用法】将上述药材除龟甲胶、阿胶、紫河车、核桃仁、蜂蜜、黄酒外，其余药材加适量水煎煮3次，滤汁去渣，将这3次滤液合并，加热浓缩为清膏。再将龟甲胶、阿胶研成粗末，加适量黄酒浸泡后隔水炖烊，冲入清膏中和匀，紫河车须烘干研细末，核桃仁研碎，再加入清膏中调和，最后加蜂蜜收膏即成。每日2次，每次15～20克，温开水冲服。

【功效主治】补肾，益精，填髓。主治髓海不足型老年痴呆症。症见老年痴呆，常伴有头晕耳鸣、怠惰思卧、骨软痿弱等，舌淡，脉沉细。

【来源】本方来源于中医专家刘春天经验方。

【加减】如遗精遗尿，加莲子、益智各150克；如大便秘结，加肉苁蓉、何首乌各300克。

补肝益肾膏

【原材料】生地黄300克，龙骨300克，熟地黄300克，石菖蒲250克，何首乌

300克，山药200克，山茱萸150克，菟丝子150克，潼蒺藜（沙苑子）150克，阿胶150克，女贞子150克，枸杞子150克，石斛150克，僵蚕150克，天麻150克，远志100克，核桃仁150克，泽泻100克，枳壳100克，龟甲胶100克，紫河车1具，蜂蜜300克，黄酒适量。

【制用法】将上述药材除龟甲胶、阿胶、紫河车、核桃仁、蜂蜜、黄酒外，其余药材加适量水煎煮3次，滤汁去渣，将这3次滤液合并，加热浓缩为清膏。再将龟甲胶、阿胶研成粗末，加适量黄酒浸泡后隔水炖烊，冲入清膏中和匀；紫河车须烘干研细末，核桃仁研碎，再加入清膏中调和，最后加蜂蜜收膏即成。每日2次，每次15～20克，温开水冲服。

【功效主治】补肝益肾。主治肝肾亏虚型老年痴呆。症见老年痴呆，多伴有颧红盗汗、筋惕肉润、轻微震颤、眼目昏糊，舌红少苔，脉弦细。

填精补髓膏

【原材料】制何首乌300克，熟地黄300克，核桃仁150克，黑芝麻150克，枸杞子300克，菟丝子300克，川芎150克，天麻150克，桑椹300克，丹参300克，紫河车150克，益智200克，酸枣仁150克，柏子仁150克，龟甲胶200克，阿胶100克，石菖蒲150克，沙苑子150克，五味子150克，陈皮50克，蜂蜜300克，黄酒适量。

【制用法】将上述药材除黑芝麻、紫河车、龟甲胶、阿胶、蜂蜜、黄酒外，其余药材加适量水煎煮3次，将这3次煎液过滤去渣取汁合并，加热浓缩成清膏。黑芝麻、紫河车研成细粉，龟甲胶、阿胶研成粗末，加适量黄酒浸泡后隔水炖烊，冲入清膏中调匀，最后加蜂蜜收膏即成。每日2次，每次15～20克，温开水冲服。

【功效主治】填精补髓，滋肝补肾。主治肝肾不足、髓海空虚型老年痴呆。症见年老体弱，头昏眼花，神情淡漠，精神恍惚，反应迟钝，步履蹒跚，极度健忘，苔白质淡，脉沉细弱。

益脾健肾膏

【原材料】熟地黄300克，薏苡仁300克，茯苓300克，山茱萸150克，巴戟天150克，肉苁蓉150克，杜仲150克，石菖蒲150克，大枣150克，灵芝150克，白术150克，山药150克，阿胶100克，刺五加100克，谷芽100克，龟甲胶100克，远志100克，五味子100克，甘草60克，砂仁30克，木香30克，蜂蜜300克，黄酒适量。

【制用法】将上述药材除阿胶、龟甲胶、蜂蜜、黄酒外，其余药材加适量水煎煮3次，将这3次煎液过滤去渣取汁合并，加热浓缩成清膏。阿胶、龟甲胶研成粗末，加适量黄酒浸泡隔水炖烊，冲入清膏中和匀，最后加蜂蜜收膏即成。每日2次，每次15～20克，温开水冲服。

【功效主治】补脾益肾。主治脾肾两虚型老年痴呆。症见老年痴呆，多伴有倦怠流涎、纳呆乏力、腹胀便溏，舌淡体胖，脉沉缓。

三黄郁金膏

【原材料】黄连60克，黄芩100克，黄柏100克，栀子60克，车前子（包煎）150克，夏枯草150克，生地黄200克，柴胡90克，郁金100克，玄参100克，麦冬150克，酸枣仁300克，合欢皮150克，石菖蒲150克，陈皮60克，甘草60克，蜂蜜300克。

【制用法】将上述药材除蜂蜜外加适量水煎煮3次，滤汁去渣，将这3次滤液合并，加热浓缩为清膏，再加蜂蜜收膏即成。每次15～20克，每日2次，温开水调服。

【功效主治】清心养肝。主治心肝火盛型老年痴呆。症见老年痴呆，多伴有眩晕头痛、心烦不寐、咽干舌燥、尿赤便干，舌红苔黄，脉弦数。

益脾养心膏

【原材料】炙黄芪300克，白参50克，阿胶300克，制何首乌300克，黄精200克，当归200克，熟地黄300克，丹参300克，炙远志150克，川芎150克，天麻150克，龙眼肉150克，大枣（去核）300克，灵芝200克，酸枣仁150克，茯苓200克，木香150克，核桃仁100克，绞股蓝200克，石菖蒲100克，炙甘草50克，蜂蜜300克，黄酒适量。

【制用法】将上述药材除白参、阿胶、核桃仁、蜂蜜、黄酒外，其余药材加适量水煎煮3次，将这3次煎液过滤去渣取汁合并，加热浓缩成清膏。白参另煎汁兑入，核桃仁研成细粉，阿胶研成粗末并加适量黄酒浸泡后隔水炖烊，冲入清膏中和匀，最后用蜂蜜收膏即成。每日2次，每次15～20克，温开水冲服。

【功效主治】益气补血，健脾养心。主治气血两虚、心脾不足型老年痴呆。症见面黄无华，神情痴呆，心悸怔忡，健忘失眠，寡言少语，神疲乏力，舌质淡，苔薄白，脉细弱。

桃仁化瘀膏

【原材料】桃仁150克，红花100克，川芎100克，三七100克，延胡索150克，当归150克，葛根200克，生地黄200克，刺五加150克，红景天100克，石菖蒲300克，远志150克，枳壳150克，黄芪200克，人参50克，蜂蜜300克。

【制用法】将上述药材除人参、蜂蜜外，其余药材加适量水煎煮3次，将这3次煎液过滤去渣取汁合并，加热浓缩成清膏，人参另煎汁兑入，最后加蜂蜜收膏即成。每日2次，每次15～20克，温开水冲服。

【功效主治】化瘀醒脑。主治血瘀脑窍型老年痴呆。症见老年痴呆，多伴有头痛如刺、肢体麻木不遂、面暗，舌有瘀斑，脉涩。

糖尿病

糖尿病是以体内糖代谢紊乱为主的代谢障碍性疾病，是绝对和相对胰岛素分泌不足所引起的糖、脂肪、蛋白质代谢紊乱。本病可发生于任何年龄，遗传和环境因素是主要原因，不良饮食习惯等亦可导致本病发生。

糖尿病属于中医"消渴"范畴。消渴是以多饮、多食、多尿、身体消瘦为特征的一种疾病。消渴之名，首见于《黄帝内经》。东汉著名医家张仲景在《金匮要略》中将消渴分为三种类型：渴而多饮者为上消；消谷善饥者为中消；口渴、小便如膏者为下消。

中医认为，饮食不节、情志失调、劳欲过度、素体虚弱等因素均可导致消渴。该病的病机特征是阴虚燥热，以阴虚为本，以燥热为标，且两者互为因果：燥热甚者则阴虚越甚，阴虚甚者则燥热越甚。消渴的病变部位在肺、胃和肾，而以肾脏的病变为重。如果患者肺燥阴虚，津液失于滋润，则会出现口干舌燥、烦渴多饮的上消症状；若患者胃热炽盛，腐熟水谷的能力过盛，则会出现多食易饥的中消症状；若患者肾虚精亏，不能约束小便，则会出现尿频量多、尿浊如脂膏的下消症状；若患者兼有肺燥、胃热与肾虚的因素，则会同时出现多饮、多食、多尿等症状。

消渴生津方

【原材料】天花粉末15克，黄连末2克，藕汁50毫升，生地黄汁30毫升，生姜汁3滴，人乳（或牛乳）80毫升，蜂蜜10克。

【制用法】将上述药材搅拌成膏。每日2次，每次15～20克，温开水送服。

【功效主治】清热生津，滋阴润燥。适用于消渴。症见口渴引饮，口干舌燥，多食易饥，舌红苔燥，脉细数。

降糖固肾膏

【原材料】黄芪300克，党参150克，白术100克，云茯苓150克，熟地黄100克，山茱萸90克，怀山药150克，炮附子90克，桂枝90克，丹参150克，当归90克，白芍100克，制何首乌150克，枸杞子150克，五味子100克，补骨脂100克，杜仲150克，桑寄生150克，桑椹150克，益智150克，金樱子150克，芡实150克，苍术60克，薏苡仁150克，佛手100克，陈皮60克，生晒参粉、红参粉、紫河车粉各100克，三七粉30克，阿胶150克，鹿角胶100克。

【制用法】将上述药材（最后6味除外）加适量水浓煎3次，滤汁，去渣，将这3次煎液合并，再加入生晒参粉、红参粉、紫河车粉、三七粉、阿胶、鹿角胶，文火收膏。每日晨起或睡前沸水冲饮1匙。

【功效主治】补脾益肾。主治糖尿病肾病蛋白尿。

【来源】此方为上海中医药大学附属龙华医院主任医师徐蓉娟教授治疗糖尿病肾病蛋白尿（脾肾阳虚型、气血两亏型、瘀血内阻型）之经验膏方。

黄芪降糖膏

【原材料】黄芪300克，山药300克，知母150克，天花粉150克，玉竹150克，石斛100克，麦冬150克，葛根200克，五味子100克，黄连100克，玄参100克，生地黄150克，川牛膝100克，黄柏60克，陈皮60克，甘草60克，龟甲胶200克，元贞糖50克，黄酒适量。

【制用法】将上述药材除龟甲胶、元贞糖、黄酒外，其余药材加适量水煎煮3次，滤汁去渣，将这3次滤液合并，加热浓缩为清膏。再将龟甲胶研成粗末，加适量黄酒浸泡后隔水炖烊，冲入清膏中和匀，再加元贞糖收膏即成。每次15～20克，每日2次，温开水调服。可连服数料，直至症状有所改善。

【功效主治】清热化湿，滋阴益肾。主治阴亏燥热型糖尿病。症见食欲旺盛，烦躁易怒，耐力减退，头晕目眩，口干思饮，大便干结，舌红，苔少，脉细数。

消渴膏

【原材料】枸杞子150克，山茱萸100克，女贞子150克，天花粉60克，蜂蜜适量。

【制用法】将上述药材（蜂蜜除外）加适量水，文火多次煎熬，去渣取汁，加蜂蜜适量调味成膏。分10天服完，每日2次，温开水冲服。

【功效主治】补益肝、肾、脾三脏。适用于2型糖尿病肝肾阴虚型。症见舌质偏红，口干咽燥，时感内热。

降糖明目膏

【原材料】黄精300克，山药300克，沙参300克，生地黄150克，麦冬120克，菊花150克，黄芪300克，炒白术120克，丹参500克，绞股蓝300克，马齿苋500克，玉米须500克，枸杞子500克，川黄连100克，乌梅100克，地骨皮300克，玉竹150克，巴戟天150克，淫羊藿120克，生蒲黄150克，墨旱莲300克，阿胶100克，木糖醇适量。

【制用法】将上述药材除阿胶、木糖醇外，其余药材加适量水煎煮3次，将这3

次煎液过滤去渣取汁合并，加热浓缩成清膏。阿胶研成粗末，加适量水浸泡隔水炖烊，冲入清膏中，最后加入木糖醇适量共煎收汁成膏，用瓷罐或玻璃瓶等容器收贮备用。夏季注意放冰箱存放。每次5～10克，每日3次，温开水冲服。

【功效主治】滋阴生津，滋补肝肾。主治消渴病，症见视物不清，头晕目眩，咽干口燥，舌质红，苔少，脉细数。

【注意】本膏方应在医生指导下服用。

养阴清热膏

【原材料】黄芪300克，玄参200克，沙参150克，黄精150克，麦冬150克，山药300克，知母150克，天花粉150克，葛根200克，五味子100克，黄芩150克，黄连100克，生石决明150克，鳖甲胶200克，木糖醇200克。

【制用法】将上述药材除鳖甲胶、木糖醇外，其余药材加适量水煎煮3次，将这3次煎液过滤去渣取汁合并，加热浓缩成清膏。鳖甲胶研成粗末，加适量水浸泡隔水炖烊，冲入清膏中，最后加木糖醇收膏即成。每日2次，每次15～20克，温开水冲服。

【功效主治】养阴清热。主治阴虚内热型糖尿病。症见两颧红赤，形体消瘦，潮热盗汗，五心烦热，夜热早凉，口燥咽干，舌红少苔，脉细数。

一效膏

【原材料】煅炉甘石、滑石粉、朱砂、冰片各适量，香油适量。

【制用法】先将冰片、朱砂研极细末，过100目筛，然后将炉甘石粉徐徐兑入研末均匀。用套色混合法，将滑石粉兑入，使其色泽一致，含量均一即得一效散，再用香油调成膏状即成一效膏。先对疮面进行常规消毒，取药膏摊均匀，约硬币厚敷于疮面，每日更换1次。如渗出较多，宜用粉剂（一效散）撒于疮面，待脓水减少改用一效膏。

【功效主治】祛腐生肌。主治糖尿病足。

滋阴温阳膏

【原材料】生地黄200克，熟地黄100克，白茯苓200克，山药200克，山茱萸150克，牡丹皮150克，泽泻150克，淫羊藿150克，仙茅100克，制附子100克，桂枝120克，牛膝200克，当归120克，川芎120克，白芍200克，车前子（包煎）150克，陈皮120克，生晒参150克，高丽参100克，核桃仁100克，黑芝麻100克，龟甲胶250克，鹿角胶（代）150克，元贞糖（或木糖醇）150克，黄酒适量。

【制用法】将上述药材（最后8味除外）浸泡后加适量水煎煮3次，滤汁去渣，将这3次滤液合并，加热浓缩为清膏。将生晒参、高丽参、核桃仁、黑芝麻研末，龟甲胶、鹿角胶（代）加适量黄酒浸泡后隔水炖烊，均兑入清膏和匀，加元贞糖（或木糖醇）收膏即成。每次15～20克，每日2次，温开水调服。

【功效主治】滋阴温阳补肾。主治阴阳两虚型糖尿病。症见尿频，混浊如膏脂，甚至饮一溲一，手足心热，咽干口燥，面色黧黑，耳轮干枯，腰膝酸软，四肢欠温，畏寒怕冷，阳痿或月经不调，舌淡苔白而干，脉沉细。

温阳补肾膏

【原材料】生地黄、熟地黄各300克，山茱萸150克，怀山药300克，茯苓150克，泽泻150克，牡丹皮150克，制附子100克，肉桂50克，黄精150克，续断150克，杜仲150克，鹿茸5克，芡实200克，金樱子200克，龟甲胶150克，阿胶200克，紫河车1具，木糖醇200克，黄酒适量。

【制用法】将上述药材除龟甲胶、阿胶、紫河车、木糖醇、黄酒外，其余药材加适量水煎煮3次，将这3次煎液过滤去渣取汁合并，加热浓缩成清膏。紫河车研细粉，龟甲胶、阿胶研成粗末，加适量黄酒浸泡后隔水炖烊，均冲入清膏中调匀，最后加木糖醇收膏即成。每日2次，每次15～20克，温开水冲服。

【功效主治】温阳补肾。主治阴阳两虚型糖尿病。

滋阴补气膏

【原材料】黄芪300克，太子参300克，麦冬150克，黄精150克，山药300克，玉竹150克，五味子100克，当归150克，地骨皮200克，川芎200克，草决明150克，三七粉50克，丹参300克，木糖醇200克，龟甲胶200克，黄酒适量。

【制用法】将上述药材除三七粉、木糖醇、龟甲胶、黄酒外，其余药材加适量水煎煮3次，将这3次煎液过滤去渣取汁合并，加热浓缩成清膏，三七粉兑入，龟甲胶研成粗末，加适量黄酒浸泡隔水炖烊，冲入清膏中，最后加木糖醇收膏即成。每日2次，每次15～20克，温开水冲服。

【功效主治】滋阴补气。主治气阴两虚型糖尿病。一般见于糖尿病中期，症见乏力、气短自汗，动辄加重，口干舌燥，多饮多尿，五心烦热，大便秘结，腰膝酸软，舌淡或舌红暗，舌边有齿痕，苔薄白少津，或少苔，脉细弱。

茯苓降糖膏

【原材料】茯苓300克，太子参300克，地骨皮300克，丹参200克，当归150克，赤芍150克，玉竹150克，麦冬150克，生地黄150克，灵芝150克，山药150克，黄芪150克，党参150克，黄精100克，玄参100克，五味子100克，牡丹皮100克，桃仁100克，红花100克，神曲100克，龟甲胶100克，陈皮60克，黄酒300毫升。

【制用法】将上述药材除龟甲胶、黄酒外，其余药材加适量水煎煮3次，将这3

次煎液过滤去渣取汁合并，加热浓缩成清膏。再将龟甲胶加黄酒浸泡后隔水炖烊，冲入清膏中和匀，收膏即成。每日2次，每次10～15克，温开水冲服。

【功效主治】滋阴益气。主治气阴两虚型糖尿病。

活血化瘀膏

【原材料】生晒参50克，炙黄芪200克，生地黄、熟地黄各150克，山茱萸150克，淮山药150克，天花粉200克，制黄精150克，菟丝子150克，锁阳150克，制何首乌200克，肥玉竹200克，淫羊藿（仙灵脾）150克，枸杞子150克，墨旱莲150克，楮实子150克，潼蒺藜150克，全当归120克，紫丹参120克，杜红花100克，赤芍、白芍各150克，益母草150克，粉丹皮150克，金银花150克，生山楂150克，陈广皮120克，春砂仁80克，陈阿胶120克，鹿角胶60克，陈绍酒100克。

【制用法】将上述药材除生晒参、陈阿胶、鹿角胶、陈绍酒外，余药均用清水隔宿浸泡，水煎3次，将3次煎液过滤去渣取汁，文火缓缓浓缩为清膏。陈阿胶、鹿角胶用陈绍酒兑少量清水、炖烊冲入清膏中。于收膏时将生晒参另煎浓汁冲入。每日早晚各服1汤匙，隔水蒸化。

【功效主治】培益肝肾，平补阴阳，活血化瘀。主治糖尿病。

【注意】如外感发热，伤食停滞，请暂停服用。服膏方期间，忌莱菔、饮茶、咖啡。戒酒、烟、甘肥辛辣食物。节制房事，避免恼怒。

降糖通络膏

【原材料】赤芍150克，当归200克，黄芪300克，地龙200克，川芎200克，桃仁120克，红花120克，鬼箭羽150克，丹参500克，绞股蓝300克，马齿苋500克，玉米须500克，枸杞子300克，川黄连100克，乌梅100克，地骨皮300克，鸡血藤300克，桂枝100克，延胡索150克，地骨皮150克，地锦草150克，凤尾草150克，玉竹150克，木糖醇适量。

【制用法】将上述药材（除木糖醇）浸泡后加适量水煎煮3次，滤汁去渣，将这3次滤液合并，最后加入木糖醇加热浓缩为膏状，装瓶备用。每次5～10克，每日3次。

【功效主治】活血通络，滋阴清热。适用于糖尿病。症见口干，口渴，肢体麻木，舌质暗红，苔少，脉弦。

【注意】本方应在医生指导下服用。

参麦膏

【原材料】党参150克，天冬、麦冬各450克，生地黄600克，山茱萸、枸杞子各300克。

【制用法】将上述药材加适量水共煎3次，过滤去渣取汁，将这3次煎液合并，加热浓缩成膏，瓶贮。每次15克，一日3次，温开水冲服。

【功效主治】滋阴双补。多用于肾阳不足或元气亏虚所致老年糖尿病。

【来源】本方来源于《中医常用效方》。

化湿和中膏

【原材料】生石膏300克，熟地黄200克，麦冬200克，玉竹200克，知母200克，牛膝200克，黄芩150克，黄连100克，天花粉200克，焦白术200克，白芍150克，生薏苡仁200克，白茯苓200克，陈皮150克，姜半夏120克，姜竹茹120克，苍术150克，厚朴120克，石菖蒲200克，砂仁90克，西洋参150克，铁皮石斛200克，龟甲胶250克，元贞糖（或木糖醇）150克，黄酒适量。

【制用法】将上述药材（最后5味除外）浸泡后加适量水煎煮3次，滤汁去渣，将这3次滤液合并，加热浓缩为清膏。将西洋参、铁皮石斛研末，龟甲胶加适量黄酒浸泡后隔水炖烊，均兑入清膏和匀，最后加元贞糖（或木糖醇）收膏即成。每次15～20克，每日2次，温开水调服。

【功效主治】清热化湿和中。主治湿热中阻型糖尿病。症见口渴多饮，尿频量多，体型肥胖，心胸烦闷，头身困重，脘腹胀满，晨起作呕，舌质暗、边有齿印，苔黄腻，脉弦滑。

骨质疏松症

骨质疏松症是一种以低骨量和骨组织微结构破坏为特征，导致骨质脆性增加和易于骨折的全身性骨代谢性疾病。本病常见于老年人，但各年龄时期均可发病。骨质疏松症可分为原发性和继发性两类。原发性骨质疏松症系指不伴引起本病的其他疾病；继发性骨质疏松症则是由于各种全身性或内分泌代谢性疾病引起的骨组织量减少。此外，按发生部位亦可分为局限性骨质疏松症和泛发性骨质疏松症。

骨质疏松症属于中医学"骨痿"的范畴，多因肝肾亏虚、骨髓失养，气血不足、骨失荣养所致。

补肝益肾膏

【原材料】熟地黄200克，山茱萸150克，怀山药300克，菟丝子200克，枸杞子200克，牛膝150克，杜仲150克，桑寄生150克，何首乌300克，骨碎补150克，炒黄柏60克，炒知母60克，当归100克，黑芝麻150克，核桃仁150克，龟甲胶150克，鹿角胶150克，蜂蜜300克，黄酒适量。

【制用法】将上述药材除黑芝麻、核桃仁、龟甲胶、鹿角胶、蜂蜜、黄酒外，其余药材加适量水煎煮3次，将这3次煎液过滤去渣取汁合并，加热浓缩成清膏。黑芝麻、核桃仁研成末，龟甲胶、鹿角胶研成粗末，加适量黄酒浸泡隔水炖烊，均冲入清膏中和匀，最后加蜂蜜收膏即成。每日2次，每次15～20克，温开水冲服。

【功效主治】补肝益肾。主治肝肾精血亏损型骨质疏松症。

补肾强骨膏

【原材料】熟地黄300克，山药300克，山茱萸150克，菟丝子200克，枸杞子200克，怀牛膝150克，杜仲150克，桑寄生150克，肉苁蓉150克，海马60克，制何首乌300克，千年健150克，狗脊100克，骨碎补150克，川芎50克，当归100克，蛤蚧1对，核桃仁150克，延胡索100克，神曲100克，龟甲胶150克，鹿角胶150克，黄酒适量，蜂蜜300克。

【制用法】将上述药材除龟甲胶、鹿角胶、核桃仁、黄酒、蜂蜜外，其余药材加水煎煮3次，滤汁去渣，将这3次滤液合并，加热浓缩为清膏。将龟甲胶、鹿角胶研成粗末，加适量黄酒浸泡后隔水炖烊，冲入清膏中和匀，再加蜂蜜收膏，最后加入炒黄研碎的核桃仁，调匀即可。每次15～20克，每日2次，温开水调服。

【功效主治】补肝益肾，强身健骨。主治肝肾精血亏损型骨质疏松症。

益气膏

【原材料】鸡血藤300克，制何首乌300克，女贞子300克，枸杞子200克，白芍200克，党参200克，茯苓150克，桑寄生150克，黄芪150克，续断150克，生地黄150克，熟地黄150克，当归100克，白术100克，骨碎补100克，威灵仙150克，神曲100克，五加皮100克，川芎60克，炙甘草50克，龟甲胶100克，阿胶250克，蜂蜜300克，黄酒适量。

【制用法】将上述药材除龟甲胶、阿胶、蜂蜜、黄酒外，其余药材加适量水煎煮3次，将这3次煎液过滤去渣取汁合并，加热浓缩成清膏。龟甲胶、阿胶加适量黄酒浸泡隔水炖烊，冲入清膏中调匀，最后加蜂蜜收膏即成。每日2次，每次15～20克，温开水冲服。

【功效主治】补脾益胃，强壮筋骨。主治脾胃气血两亏型骨质疏松症。症见全身骨节酸痛，除容易骨折外，常伴有疲乏气短、心悸健忘、面色㿠白、食欲不振、大便溏薄，舌淡，脉濡细。

补气益血膏

【原材料】熟地黄200克，山茱萸150克，怀山药300克，菟丝子200克，枸杞子200克，牛膝150克，杜仲150克，桑寄生150克，制何首乌300克，骨碎补150克，炒黄柏60克，炒知母60克，当归100克，黑芝麻150克，核桃仁150克，龟甲胶150克，鹿角胶150克，蜂蜜300克，黄酒适量。

【制用法】将上述药材除黑芝麻、核桃仁、龟甲胶、鹿角胶、蜂蜜、黄酒外，其余药材加适量水煎煮3次，将这3次煎液过滤去渣取汁合并，加热浓缩成清膏，黑芝麻、核桃仁研成细粉，龟甲胶、鹿角胶研成粗末，加适量黄酒浸泡后隔水炖烊，均冲入清膏中和匀，最后加蜂蜜收膏即成。每日2次，每次15～20克，温开水冲服。

【功效主治】补气益血。主治气血两亏型骨质疏松症。症见腰脊酸痛，肢体麻木软弱，患部肿胀，神倦乏力，面白无华，食少便溏，舌淡苔白，脉细弱无力。

当归补骨膏

【原材料】当归150克，党参200克，茯苓200克，枸杞子200克，炙黄芪200克，炒白术150克，桑寄生150克，熟地黄300克，炒白芍300克，鸡血藤300克，黄精300克，女贞子300克，木香100克，陈皮100克，续断50克，炙甘草50克，鹿角胶100克，龟甲胶150克，阿胶150克，蜂蜜300克，黄酒150毫升。

【制用法】将上述药材除阿胶、龟甲胶、鹿角胶、蜂蜜、黄酒外，其余药材加适量水煎煮3次，将这3次煎液过滤去渣取汁合并，加热浓缩成清膏。阿胶、龟甲胶、鹿角胶加黄酒浸泡，隔水炖烊，冲入清膏中和匀，最后用蜂蜜收膏即成。每日2次，每次15～20克，温开水冲服。

【功效主治】补气益血。主治气血两亏型骨质疏松症。

补脾益胃膏

【原材料】党参150克，生晒参150克，鸡血藤300克，当归150克，熟地黄300克，焦白术150克，白芍100克，赤芍100克，川芎100克，枸杞子200克，茯苓200克，制何首乌300克，女贞子300克，桑寄生150克，骨碎补100克，紫河车100克，核桃仁150克，黑芝麻150克，川续断150克，大枣500克，薏苡仁150克，焦神曲100克，鸡内金100克，补骨脂150克，牛膝150克，炙甘草100克，生甘草60克，砂仁（后下）30克，陈阿胶150克，龟甲胶150克，蜂蜜300克，冰糖200克，黄酒适量。

【制用法】将上述药材除生晒参、紫河车、核桃仁、黑芝麻、陈阿胶、龟甲胶、蜂蜜、冰糖、黄酒外，其余药材加适量水煎煮3次，将这3次煎液过滤去渣取汁合并，加热浓缩成清膏。生晒参另煎取汁，紫河车、核桃仁、黑芝麻研成细粉。陈阿胶、龟甲胶研成粗末，加适量黄酒浸泡后隔水炖烊，均冲入清膏中调匀，最后加蜂蜜、冰糖收膏即成。每日2次，每次15～20克，温开水冲服。

【功效主治】补脾益胃。主治脾胃气血两亏型骨质疏松症。症见腰酸背痛，神疲乏力，气短，心悸健忘，面色苍白，食欲缺乏，大便溏薄，苔薄，舌淡胖或齿边有齿痕，脉细。

补肾健脾膏

【原材料】骨碎补150克，补骨脂120克，茯苓150克，白术120克，川芎150克，党参300克，黄芪300克，杜仲150克，细辛30克，怀牛膝120克，龟甲120克，丹参300克，阿胶120克，蜂蜜200克，黄酒适量。

【制用法】将上述药材除阿胶、蜂蜜、黄酒外，其余药材加适量水煎煮3次，将这3次煎液过滤去渣取汁合并，加热浓缩成清膏。阿胶研成粗末，加适量黄酒浸泡隔水炖烊，冲入清膏中和匀，最后加蜂蜜收膏即成。每日2次，每次15～20克，温开水冲服。

【功效主治】补肾健脾。主治骨质疏松症。

肥胖

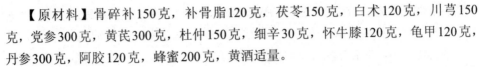

肥胖是一种常见的慢性代谢性疾病。当人体摄取热量多于消耗热量时，多余热量就以脂肪的形式储存于体内，逐渐超过正常生理需要量而演变成肥胖，常伴发高血压、糖尿病、高脂血症等，严重损害人体健康。肥胖有单纯性和继发性之分，其中单纯性肥胖者占肥胖人群的绝大多数，其发病主要受到遗传、饮食、运动、精神、环境等因素的影响。

中医学对肥胖的认识源远流长，根据其临床表现，可归属于中医学"肥人""肥满""膏人""脂人"等范畴，多从"痰湿""气虚"来辨证论治。

肥胖的病因病机错综复杂，中医学认为肥胖病多为"本虚标实"之证。本虚以脾肾气虚为主，标实主要以气滞、痰浊、水湿或湿热、瘀血为多。本虚与标实互为因果，相互转化。肥胖多为素禀之盛，过食肥甘膏粱厚味，以及久卧、久坐、少劳所致，此外，还与遗传、年龄、情志等因素密切相关。病位主要在脾与肌肉，与肝肾关系密切，亦与心肺功能失调有关。肥胖日久，痰瘀交阻，易于变生他病，如消渴、头痛、眩晕、胸痹、中风等。

当归消脂膏

【原材料】当归100克，枸杞子100克，女贞子100克，郁金100克，茯苓150克，白术100克，生地黄150克，川芎60克，苍术100克，夏枯草300克，决明子200克，焦栀子60克，柴胡100克，香附100克，赤芍、白芍各150克，玫瑰花60克，代代花60克，紫苏子100克，青皮60克，陈皮60克，荷叶150克，灵芝100克，甘草50克，蜂蜜300克。

【制用法】将上述药材除蜂蜜外加适量水煎煮3次，滤汁去渣，将这3次滤液合并，加热浓缩为清膏，再加蜂蜜收膏即成。每日2次，每次15～20克，温开水调服。

【功效主治】清热去火，补肝消脂。主治肝虚失疏型肥胖。症见肥胖，急躁易怒，胸肋胀满，妇女月经不调或经少经闭，口干口苦，苔薄黄，脉弦。

清热健脾膏

【原材料】焦栀子90克，小川连100克，黄芩150克，杏仁150克，薏苡仁300克，川朴100克，白术150克，苍术100克，泽泻150克，大黄100克，生何首乌150克，决明子200克，绞股蓝100克，茵陈蒿100克，佩兰150克，山楂150克，玉竹150克，荷叶150克，夏枯草300克，虎杖150克，草决明150克，荷叶150克，蜂蜜300克。

【制用法】将上述药材除蜂蜜外加适量煎煮3次，滤汁去渣，将这3次滤液合并，加热浓缩为清膏，最后再加蜂蜜收膏即成。每日2次，每次15～20克，温开水调服。

【功效主治】清热健脾，消食化积。主治脾胃实热型肥胖。症见肥胖，面色红润，多食易饥，胸腹胀满，大便秘结，小便短赤，口中甜腻，尿黄浊，大便干，苔黄腻，舌红，脉滑数。

健脾益胃膏

【原材料】生石膏300克，薏苡仁200克，白术150克，知母100克，栀子100克，黄芩100克，杏仁100克，泽泻100克，夏枯草300克，荷叶150克，茵陈200克，瞿麦150克，滑石200克，藿香100克，佩兰120克，川连50克，大黄60克，升麻60克，生甘草50克，阿胶200克，蜂蜜300克，黄酒适量。

【制用法】将上述药材除阿胶、蜂蜜、黄酒外，其余药材加适量水煎煮3次，将这3次煎液过滤去渣取汁合并，加热浓缩成清膏。阿胶加适量黄酒浸泡隔水炖烊，冲入清膏中调匀，最后加蜂蜜收膏即成。每日2次，每次15～20克，温开水冲服。

【功效主治】健脾益胃，清热化湿。主治脾胃蕴热型肥胖。

补脾益肾膏

【原材料】党参100克，炒白术150克，猪苓150克，茯苓150克，黄芪100克，生何首乌200克，制何首乌200克，枸杞子150克，女贞子200克，山茱萸100克，菟丝子100克，制半夏100克，泽泻150克，车前子（包煎）200克，大腹皮200克，槟榔150克，决明子200克，绞股蓝100克，薏苡仁300克，山楂150克，荷叶300克，陈皮90克，甘草60克，龟甲胶200克，蜂蜜300克。

【制用法】将上述药材除龟甲胶、蜂蜜外，其余药材加适量水煎煮3次，滤汁去渣，将这3次滤液合并，加热浓缩为清膏。将龟甲胶研成粗末，加适量水隔水炖烊后冲入清膏中和匀，最后再加蜂蜜收膏即成。每日2次，每次15～20克，温开水调服。

【功效主治】补脾益肾。主治脾肾两亏型肥胖。症见肥胖，颜面虚浮，神疲乏力，胃口如常，大便溏薄，尿少肢肿，腰酸腿软，苔薄腻，舌淡，脉沉细。

健脾消积膏

【原材料】黄芪150克，党参150克，仙茅150克，淫羊藿150克，制何首乌200克，枸杞子150克，女贞子200克，山茱萸150克，炒白术150克，茯苓150克，制半夏100克，陈皮120克，菟丝子150克，泽泻100克，薏苡仁300克，车前子（包煎）300克，川牛膝150克，益母草150克，山楂150克，蜂蜜200克。

【制用法】将上述药材（蜂蜜除外）加适量水煎煮3次，将这3次煎液过滤去渣取汁合并，加热浓缩成清膏，最后加蜂蜜收膏即成。每日2次，每次15～20克，温开水冲服。

【功效主治】健脾益肾。主治脾肾两亏型肥胖。

补肝益气膏

【原材料】生地黄150克，女贞子150克，茯苓150克，赤芍150克，夏枯草200克，当归100克，炒苍术100克，枸杞子100克，郁金100克，炒白术100克，灵芝100克，柴胡60克，川芎60克，香附60克，焦栀子60克，青皮60克，陈皮60克，甘草50克，蜂蜜300克。

【制用法】将上述药材除蜂蜜外，其余药材加适量水煎煮3次，将这3次煎液过滤去渣取汁合并，加热浓缩成清膏，最后再加入蜂蜜收膏即成。每日2次，每次15～20克，温开水冲服。

【功效主治】补肝益气。主治肝气郁滞型肥胖。症见肥胖，急躁易怒，胸胁胀满，妇女月经不调或经少闭经，舌淡红，苔黄，脉弦。

清痰化湿膏

【原材料】黄芪300克，茯苓300克，白术300克，白豆蔻300克，川朴300克，苍术300克，莲子300克，芡实300克，薏苡仁300克，陈皮120克，杏仁120克，桑白皮120克，地骨皮120克，槟榔90克，桂枝60克，甘草60克，蜂蜜200克，冰糖200克。

【制用法】将上述药材（蜂蜜、冰糖除外）加适量水煎煮3次，将这3次煎液过滤去渣取汁合并，加热浓缩成清膏，最后加蜂蜜、冰糖收膏即成。每晨1匙，温开水冲服。

【功效主治】清热化痰，健脾化湿。主治痰湿体质之肥胖。

尿路感染

尿路感染是指病原体侵犯尿路黏膜或组织引起的尿路慢性炎症。根据感染部位，尿路感染可分为上尿路感染和下尿路感染，前者为肾盂肾炎，后者主要为膀胱炎。尿路感染好发于育龄女性，男女发病比例约为1∶8。95%以上的尿路感染是由单一细菌引起的。

尿路感染多属于中医"淋证"范畴，主要以"劳淋"为主，或属"腰痛""虚劳"范畴。大多数患者既往有急性尿路感染发作病史，多有反复发作的尿频、尿急、尿痛等尿路刺激症状，也有部分患者可无明显症状，仅表现为尿检异常，持续多年。

中医认为本病病因主要包括以下四方面。

（1）湿热下注，水道不利　外邪侵袭，由外入里，化为湿热，下注膀胱，发为淋证。

（2）久淋不愈，耗伤正气　淋证迁延日久，耗伤人体正气，脾虚而中气不足，气虚下陷，或肾气亏虚，膀胱气化不利，导致病情反复难愈。

（3）情志失调，气机不畅　情志不宁，忧郁易怒，肝胆火郁，湿热内生，侵袭下焦，致使淋证发作。

（4）劳倦内伤，房事不节　劳倦内伤，正气不足，房事不节则肾气亏损，下焦肾元不固而使淋证发作。

党参白术膏

【原材料】党参150克，白术100克，白芍150克，熟地黄150克，山药300克，白术150克，茯苓300克，山茱萸100克，泽泻100克，菟丝子150克，杜仲100克，仙鹤草200克，女贞子100克，墨旱莲150克，川牛膝150克，怀牛膝150克，丹参150克，川芎30克，生地黄150克，石韦150克，瞿麦150克，神曲100克，生甘草50克，阿胶250克，蜂蜜300克，黄酒适量。

【制用法】将上述药材除阿胶、蜂蜜、黄酒外，其余药材加适量水煎煮3次，滤汁去渣，将这3次滤液合并，加热浓缩为清膏。再将阿胶研成粗末，加适量黄酒浸泡后隔水炖烊，冲入清膏中和匀，最后加蜂蜜收膏即成。每次15～20克，每日2次，温开水调服。

【功效主治】补气益血。主治虚证尿路感染。症见尿路刺激症状并不明显，但有明显腰酸乏力，平时劳累后很容易复发，疲惫乏力，舌苔少，脉细。多见于慢性尿路感染。

劳淋膏

【原材料】潞党参300克，炒白术100克，朱茯神180克，川黄柏100克，肥知母100克，蒲公英300克，车前子（包煎）100克，紫花地丁300克，淡竹叶100克，轻滑石60克，生甘草30克，萹蓄120克，瞿麦120克，小石韦100克，鸭趾草180克，野菊花100克，重楼120克，草河车150克，四季青100克，白花蛇舌草300克，蜀羊泉300克，延胡索100克，炒枳壳60克，大红藤150克，淮山药100克，山茱萸50克，炒杜仲100克，菟丝子100克，灵芝150克，枸杞子150克，仙茅60克，淫羊藿90克，女贞子150克，细生地黄120克，生黄芪180克，青防风60克，川续断150克，福泽泻100克，寸麦冬60克，五味子50克，升麻30克，软柴胡30克，阿胶150克，龟甲胶100克，鹿角胶70克，冰糖750克，生晒参100克，西洋参50克，蛤蚧1对，珍珠粉15克。

【制用法】将上述药材（最后8味除外）加适量水浸1天，武火煎3次，去渣取汁，将这3次煎液合并文火取浓汁3000毫升，加入阿胶、龟甲胶、鹿角胶、冰糖收膏。生晒参、西洋参另煎取汁150克，蛤蚧研成细粉，与珍珠粉一同入膏调匀即可。早晚各1匙，温开水冲服。

【功效主治】温肾健脾，利水通淋。主治慢性尿路感染。症见腰膝酸软，乏力，少腹拘急，小便不利，舌质淡红，苔白，脉沉细。

【注意】凡遇感冒、咽痛、咳嗽、伤食、泄泻即停服。

【来源】本方来源于卢巧珍《冬令调补择膏方》。

温补肾气膏

【原材料】黄芪450克，山茱萸150克，黄精150克，川断150克，狗脊150克，猪苓150克，茯苓150克，鹿衔草300克，地栗梗300克，凤尾草300克，槐米150克，当归120克，白术120克，制香附120克，白芍120克，枸杞子200克，女贞子120克，灵芝300克，酸枣仁300克，珍珠母300克，鸡冠花300克，生地黄120克，桑寄生120克，桑螵蛸150克，覆盆子300克，淫羊藿150克，巴戟天120克，仙鹤草300克，怀牛膝300克，高丽红参150克，紫河车粉150克，龟甲胶150克，阿胶150克，鹿角胶100克，冰糖500克，黄酒适量。

【制用法】将上述药材除紫河车粉、龟甲胶、阿胶、鹿角胶、冰糖、黄酒外，其余药材加适量水煎煮3次，将这3次煎液过滤去渣取汁合并，加热浓缩成清膏。紫河车粉调入清膏中，阿胶、龟甲胶、鹿角胶加适量黄酒浸泡隔水炖烊，冲入清膏中和匀，最后加冰糖收膏即成。每日2次，每次15～20克，温开水冲服。

【功效主治】温补肾气。主治肾虚不足型尿路感染。症见腰膝酸软，背脊怕冷，头晕心悸时作，纳食可，易口干，夜寐多梦，大便偏干，夜尿2～3次，排尿时尿道有不适感，舌苔薄、质红，脉细。

补中益气膏

【原材料】生黄芪150克，党参150克，升麻60克，柴胡60克，生地黄90克，茯苓90克，当归90克，菟丝子90克，覆盆子90克，枸杞子90克，五味子60克，车前子（包煎）90克，灵芝100克，酸枣仁60克，粉萆薢90克，败酱草150克，红藤150克，地栗梗90克，鹿衔草150克，益母草150克，淫羊藿90克，藕节90克，蒲黄90克，大黄炭30克，炮姜炭30克，海螵蛸90克，茜草90克，紫河车粉60克，三七粉30克，阿胶250克，鹿角胶250克，冰糖300克，黄酒适量。

【制用法】将上述药材（最后6味除外）加适量水煎煮3次，将这3次煎液过滤去渣取汁合并，加热浓缩成清膏。紫河车粉、三七粉调入清膏中，阿胶、鹿角胶加适量黄酒浸泡隔水炖烊，亦冲入清膏中，和匀，最后加冰糖收膏即成。每日2次，每次15～20克，温开水冲服。

【功效主治】益气补肾，清热利湿。主治肾气不足、湿热下注型尿路感染。

慢性肾炎

慢性肾小球肾炎简称慢性肾炎，系指以蛋白尿、血尿、高血压、水肿为基本临床表现，起病方式各有不同，病情迁延，病变缓慢进展，可有不同程度的肾功能减退，具有肾功能恶化倾向和最终将发展为慢性肾衰竭的一组肾小球病。由于本组疾病的病理类型及病期不同，主要临床表现可各不相同，疾病表现呈多样化。

中医学一般认为慢性肾炎为本虚标实之候。慢性肾炎水肿的病机主要与肺、脾、肾三脏及三焦对水液代谢功能的失调有关。因为慢性肾炎在急性发作时，由于风邪外袭，肺的治节、肃降功能失司，可出现面部水肿，或加重原来脾、肾两虚所引起的水肿；脾虚不能运化则水湿潴留，也可以引起水肿；肾虚不能化气，亦可水湿潴留而水肿。三焦为水液运行的道路，三焦气化功能的正常与否，直接与肺、脾、肾三脏的功能有关。另外肝主疏泄，肝气失于条达，亦可使三焦气机不畅，决渎无权，而致水湿内停，因此也与肝的功能失常有关。

双地补脾膏

【原材料】生地黄150克，熟地黄150克，茯苓300克，泽泻100克，山药300克，山茱萸300克，菟丝子150克，沙苑子150克，杜仲100克，狗脊100克，党参

150克，黄芪150克，川牛膝150克，怀牛膝150克，车前子（包煎）100克，炒白术150克，益母草300克，丹参150克，神曲100克，鸡内金90克，麦芽100克，炙甘草30克，阿胶150克，龟甲胶100克，蜂蜜300克，黄酒适量。

【制用法】将上述药材除阿胶、龟甲胶、蜂蜜、黄酒外，其余药材加适量水煎煮3次，滤汁去渣，将这3次滤液合并，加热浓缩为清膏。再将阿胶、龟甲胶研成粗末，加适量黄酒浸泡后隔水炖烊，冲入清膏中和匀，最后加蜂蜜收膏即成。每次15～20克，每日2次，温开水调服。

【功效主治】补脾益肾。主治脾肾虚损型慢性肾炎。症见水肿明显，四肢发冷，腰酸腿软，胃口不好，大便溏薄，苔薄腻，舌淡，脉沉细。

健脾化湿膏

【原材料】黄芪300克，党参150克，白术150克，苍术100克，茯苓150克，薏苡仁300克，猪苓150克，泽泻100克，防己150克，车前子（包煎）150克，桂枝30克，冬瓜皮200克，川牛膝100克，川芎30克，丹参150克，乌药90克，香附100克，青皮90克，陈皮90克，神曲100克，谷芽100克，甘草60克，阿胶150克，蜂蜜300克，黄酒适量。

【制用法】将上述药材除阿胶、蜂蜜、黄酒外，其余药材加水煎煮3次，滤汁去渣，将这3次滤液合并，加热浓缩为清膏。再将阿胶研成粗末，加适量黄酒浸泡后隔水炖烊，冲入清膏中和匀，最后加蜂蜜收膏即成。每次15～20克，每日2次，温开水调服。

【功效主治】健脾化湿。主治脾虚湿困型慢性肾炎。症见水肿明显，脘闷腹胀，神疲乏力，少气懒言，肢体沉重，食欲不振，苔腻，舌淡胖，脉濡细。

清热宁肾膏

【原材料】太子参300克，生黄芪300克，党参300克，川续断150克，桑寄生150克，制狗脊150克，厚杜仲200克，怀牛膝150克，淫羊藿150克，仙茅150克，肉苁蓉60克，巴戟天120克，菟丝子180克，生地黄、熟地黄各80克，桑椹200克，女贞子200克，墨旱莲200克，制黄精150克，炒白术120克，生薏苡仁200克，茯苓300克，怀山药300克，芡实300克，当归150克，丹参100克，赤芍、白芍各150克，车前子（包煎）200克，制僵蚕120克，全蝎30克，蝉蜕60克，石韦150克，白茅根300克，仙鹤草300克，大蓟、小蓟各900克，水牛角片（包煎）120克，生地榆150克，槐花200克，荠菜花200克，青风藤200克，蒲公英200克，白花蛇舌草200克，枳壳100克，佛手片120克，阿胶200克，鹿角胶150克，龟甲胶100克，冬虫夏草20克，大枣150克，白果120克，龙眼肉100克，冰糖500克，银耳150克，核桃仁150克，莲子200克。

【制用法】将上述药材（最后11味除外）加适量水煎煮3次，每次煎煮2～3小时，然后将这3次煎液过滤去渣取汁合并，加热浓缩成清膏，以阿胶、鹿角胶、龟甲胶、冰糖收膏，并加入切碎的冬虫夏草、大枣、白果、龙眼肉、银耳、核桃仁、莲子等药食两用药一同入膏。每日早晚各1次，每次15～20克，温开水冲服。

【功效主治】清热宁肾。主治肾虚湿热型慢性肾炎。

【来源】本方来源于南京博大肾科医院主任中医师邹燕勤教授治疗慢性肾炎经验方。

滋肾膏

【原材料】生黄芪300克，茯苓300克，炒党参150克，制何首乌150克，山茱萸100克，杜仲200克，川续断200克，川牛膝150克，菟丝子150克，潼蒺藜150克，淮山药200克，仙茅200克，淫羊藿100克，墨旱莲200克，女贞子200克，当归100克，泽泻150克，炒薏苡仁200克，炒白术100克，炒白芍100克，西洋参100克，陈皮100克，石韦200克，六月雪200克，绵马贯众200克，车前草200克，三七30克，百合100克，大枣200克，砂仁（后下）30克，炙甘草30克，紫河车100克，阿胶200克，鹿角胶100克，白蜜60克，冰糖500克，黄酒适量。

【制用法】将上述药材（最后6味除外）加适量水煎煮3次，将这3次煎液过滤去渣取汁合并，加热浓缩成清膏，紫河车研细粉兑入清膏中。阿胶、鹿角胶加适量黄酒浸泡隔水炖烊，冲入清膏中，最后加入白蜜、冰糖（合并糖尿病者可用木糖醇代替）收膏即成。每日2次，每次15～20克，温开水冲服。

【功效主治】滋肝益肾。主治慢性肾小球肾炎。

【来源】本方来源于南京中医药大学第三附属医院暨南京市中医院肾内科主任医师孔薇教授治疗慢性肾小球肾炎之经验膏方。

肾病综合征

肾病综合征是以高度水肿、大量蛋白尿（目前定义为多于3.5克/日）、高脂血症及低蛋白血症（血清白蛋白低于30克/升）为主要表现的一类临床综合征。肾病综合征可由多种肾小球疾病引起，可分为原发性和继发性两大类。

一般肾病综合征归属于中医的"水肿病"范畴。水肿是指体内水液运化失司，外溢肌肤。水液内停胸腹，引起眼睑、头面、四肢、腹背甚至全身浮肿。

肾病综合征所致的水肿，主要与外邪侵袭、饮食起居失常、劳倦内伤等方面有关，有单一原因发病者，也有兼杂致病者。

① 风邪侵袭：风邪外袭肌表，内及于肺，肺失宣降，水道通调不利，风遏水阻，形成本病。

② 饮食不节：饮食不当，损伤脾胃，运化失司，水湿壅盛，发为本病。

③ 劳倦内伤：劳累过度，纵欲不节，耗气伤精，累及脾肾。脾肾两虚，不能化气行水，水湿泛滥而成本病。

④ 瘀血阻滞：久病入络，血不利则为水，水液停滞而成本病。

黄芪党参膏

【原材料】黄芪200克，党参200克，茯苓150克，白术120克，山药150克，黄精150克，生地黄、熟地黄各150克，山茱萸100克，猪苓150克，制附子60克，肉桂30克，大腹皮150克，薏苡仁300克，莲子100克，芡实100克，扁豆150克，阿胶100克，龟甲胶200克，鹿角胶100克，鳖甲胶100克，蜂蜜200克，黄酒适量。

【制用法】将上述药材除阿胶、龟甲胶、鹿角胶、鳖甲胶、蜂蜜、黄酒外，其余药材加适量水煎煮3次，将这3次煎液过滤去渣取汁合并，加热浓缩成清膏。阿胶、龟甲胶、鹿角胶、鳖甲胶研成粗末，加适量黄酒炖烊，冲入清膏中，最后加入蜂蜜收膏即成。每日2次，每次15～20克，温开水冲服。

【功效主治】通便利水。主治肾病综合征。

知母黄柏膏

【原材料】知母100克，黄柏60克，生地黄、熟地黄各150克，茯苓200克，猪苓150克，泽泻100克，牡丹皮100克，滑石150克，山药200克，女贞子200克，墨旱莲300克，川牛膝150克，地骨皮150克，车前子（包煎）300克，龟甲胶150克，蜂蜜200克，黄酒适量。

【制用法】将上述药材除龟甲胶、蜂蜜、黄酒外，其余药材加适量水煎煮3次，将这3次煎液过滤去渣取汁合并，加热浓缩成清膏。龟甲胶研成粗末，加适量黄酒炖烊，冲入清膏中，最后加蜂蜜收膏即成。每日2次，每次15～20克，温开水冲服。

【功效主治】补阴利水。主治阴虚内热型肾病综合征。症见肢体浮肿，蛋白尿，烘热，汗出，面红，小便短赤，大便干，口干，疲惫肢软，苔薄黄腻，脉细数。

滋阴化湿膏

【原材料】生地黄150克，熟地黄150克，山药200克，菟丝子150克，山茱萸100克，女贞子200克，墨旱莲300克，天冬150克，麦冬150克，玉竹150克，知母

100克，黄柏60克，川牛膝100克，怀牛膝100克，茯苓200克，猪苓150克，泽泻100克，牡丹皮150克，丹参150克，滑石150克，大腹皮150克，陈皮60克，甘草60克，龟甲胶100克，阿胶150克，蜂蜜300克，黄酒适量。

【制用法】将上述药材除龟甲胶、阿胶、黄酒、蜂蜜外，其余药材加水煎煮3次，滤汁去渣，将这3次滤液合并，加热浓缩为清膏。再将龟甲胶、阿胶研成粗末，加适量黄酒浸泡后隔水炖烊，冲入清膏中和匀，最后加蜂蜜收膏即成。每次15～20克，每日2次，温开水调服。

【功效主治】滋阴化湿。主治阴虚内热型肾病综合征。

利水化瘀膏

【原材料】黄芪200克，丹参300克，党参300克，川芎100克，当归100克，泽兰60克，红花60克，桃仁150克，赤芍150克，益母草300克，防己150克，川牛膝150克，五加皮150克，白芍150克，白术150克，茯苓150克，猪苓150克，郁金60克，陈皮60克，佛手100克，砂仁60克，白豆蔻60克，谷芽100克，甘草60克，蜂蜜300克。

【制用法】将上述药材（蜂蜜除外）加适量水煎煮3次，滤汁去渣，将这3次滤液合并，加热浓缩为清膏，再加蜂蜜收膏即成。每次15～20克，每日2次，温开水调服。

【功效主治】利水化瘀。主治瘀水交阻型肾病综合征。症见面色黧黑，尿少浮肿，蛋白尿，形瘦疲惫，食欲不振，唇舌紫暗，脉涩。

温阳补肾膏

【原材料】独活100克，桑寄生150克，防风100克，炙黄芪300克，生白术100克，桂枝100克，炒白芍100克，熟地黄150克，炒牡丹皮150克，山茱萸100克，生山药300克，肉苁蓉300克，六月雪300克，白花蛇舌草300克，石打穿300克，绵萆薢300克，茯苓300克，泽泻100克，熟黄精300克，杭菊花100克，枸杞子100克，红景天300克，土茯苓300克，广郁金150克，炒当归100克，鸡血藤300克，淫羊藿150克，仙茅100克，炒酸枣仁300克，川芎100克，合欢皮100克，合欢花100克，炒山楂、神曲各100克，炙鸡内金100克，川断150克，杜仲150克，党参150克，砂仁100克，青风藤300克，生晒参150克，阿胶200克，鹿角胶150克，蜂蜜300克，黄酒适量。

【制用法】将上述药材除生晒参、炙鸡内金、阿胶、鹿角胶、蜂蜜、黄酒外，其余药材加适量水煎煮3次，将这3次煎液过滤去渣取汁合并，加热浓缩成清膏，炙鸡内金研成细粉，生晒参另煎汁，同兑入清膏中，阿胶、鹿角胶研成粗末，加适量黄酒浸泡隔水炖烊，冲入清膏中和匀，最后加蜂蜜收膏即成。每日2次，每次15～20

克，温开水冲服。

【功效主治】温阳补肾，理气和胃。主治肾气亏损型肾病综合征。

泌尿系结石

泌尿系结石是指一些结晶物体和有机基质在泌尿道异常积聚，包括肾结石、输尿管结石、膀胱结石及尿道结石等。主要症状有腰部或少腹部绞痛阵作、血尿、排出大小不等的结石、尿频、尿急、尿流中断、排尿困难等。本病好发于20～40岁，男女之比为4.5∶1。泌尿系结石如不及时治疗，会导致严重的并发症。泌尿系结石属于中医的"石淋""血淋""劳淋"等范畴。

本病病位在肾和膀胱，与肾、肝、脾等脏腑有关。多因湿热蕴结下焦，煎熬尿液，日久尿中杂质结成砂石；也可因气火郁于下焦、肾虚，导致膀胱气化不利，泌尿功能失常，形成结石；若疾病迁延不愈，则热伤阴津，湿遏阳气，出现脾肾两虚、气滞血瘀等正虚邪实的病证。

熟地温阳膏

【原材料】金钱草300克，海金沙300克，熟地黄200克，茯苓200克，山药200克，山茱萸150克，杜仲100克，续断150克，桑寄生150克，石韦150克，泽泻100克，鸡内金100克，王不留行100克，当归100克，神曲100克，车前子100克，核桃仁150克，制香附60克，乌药60克，甘草60克，阿胶200克，蜂蜜300克，黄酒适量。

【制用法】将上述药材除核桃仁、阿胶、蜂蜜、黄酒外，其余药材加适量水煎煮3次，将这3次煎液过滤去渣取汁合并，加热浓缩成清膏。核桃仁研碎加入，阿胶研成粗末，加适量黄酒浸泡后隔水炖烊，同冲入清膏中和匀，最后加蜂蜜收膏即成。每日2次，每次15～20克，温开水冲服。

【功效主治】温阳补肾。主治虚证泌尿系结石。症见病程较长，常伴有腰酸腿重、头昏耳鸣、健忘、失眠、苔薄、脉沉细。

清热化石膏

【原材料】金钱草300克，石韦300克，车前子300克，海金沙150克，冬葵子150克，白芍150克，鸡内金100克，滑石150克，马兰花150克，茅根150克，川牛膝150克，生地黄150克，延胡索150克，乌药100克，神曲100克，黄柏90克，木香30克，甘草90克，阿胶200克，蜂蜜300克，黄酒适量。

【制用法】将上述药材除阿胶、蜂蜜、黄酒外，其余药材加适量水煎煮3次，将这3次煎液过滤去渣取汁合并，加热浓缩成清膏，阿胶研成粗末，加适量黄酒浸泡隔水炖烊，冲入清膏中和匀，最后加蜂蜜收膏即成。每日2次，每次15～20克，温开水冲服。

【功效主治】清热利水，化石止痛。主治实证泌尿系结石。症见结石发作阶段，伴有明显腰痛、痛引小腹，小便浑赤，甚至血尿，口干，苔黄腻，舌红，脉濡数。

贫血

贫血是指循环血液中的红细胞数或血红蛋白量低于正常时的一种病症，临床上常常表现为唇甲苍白，面色萎黄或苍白，疲倦乏力，气短心悸，头晕耳鸣，食欲不振，记忆力衰退，思想不集中等。现代医学认为贫血的原因虽然很多，但是从发病机制来说，不外乎造血不良、红细胞过度破坏以及急慢性失血三种。因此，贫血包括再生障碍性贫血、骨髓病性贫血、巨幼红细胞贫血、缺铁性贫血、自身免疫性贫血、溶血性贫血、脾功能亢进型贫血等。

贫血属中医学"虚劳""萎黄""血枯"等范畴，辨证采用膏方调治有良好的疗效。临床上主要可分为气血两虚、脾肾阳虚、肝肾阴虚等基本证型，治疗以补益气血、健脾滋肾等法为主。

温阳益肾膏

【原材料】炙黄芪250克，淫羊藿150克，党参150克，白术120克，山药120克，茯苓120克，白芍120克，菟丝子100克，川续断90克，杜仲90克，沙苑子90克，丹参90克，补骨脂90克，五味子90克，杜仲90克，仙茅90克，山楂60克，神曲60克，桂枝60克，肉豆蔻60克，吴茱萸45克，陈皮45克，熟附块45克，龙眼肉90克，鹿角胶90克，阿胶90克，白文冰250克。

【制用法】将上述药材（最后4味除外）加适量水煎煮3次，将这3次煎液过滤去渣取汁合并，加热浓缩成清膏，最后加入龙眼肉、鹿角胶、阿胶、白文冰收膏。每晨1匙，温开水冲服。

【功效主治】温阳益肾。主治脾肾阳虚型贫血。症见神疲乏力，少气懒言，纳差便溏，腰酸膝软，头昏耳鸣，苔薄舌质淡，脉细迟。

补气养血膏

【原材料】党参150克，炙黄芪300克，白术120克，白芍120克，生地黄150克，谷芽150克，麦芽150克，熟地黄150克，茯苓120克，茯神120克，当归120克，川芎90克，制何首乌90克，女贞子90克，墨旱莲90克，枸杞子90克，炒酸枣仁90克，远志60克，陈皮60克，大枣60克，炙甘草30克，肉桂30克，龙眼肉90克，鹿角胶90克，阿胶90克，白文冰250克。

【制用法】将上述药材（最后4味除外）加适量水煎煮3次，将这3次煎液去渣浓缩合并，加热浓缩成清膏，最后加入龙眼肉、鹿角胶、阿胶、白文冰收膏即成。每晨1匙，温开水冲服。

【功效主治】补气养血。主治气血两虚型贫血。症见面色苍白或萎黄，口唇、指甲、眼睑黏膜无血色，倦怠无力，头晕心悸，少气懒言，舌质淡红，舌体胖大，苔薄，脉细无力。

益肝养肾膏

【原材料】生地黄150克，熟地黄150克，太子参150克，怀山药150克，百合120克，杜仲120克，川续断120克，枸杞子120克，制何首乌120克，黑豆100克，沙苑子100克，墨旱莲100克，女贞子100克，炒知母90克，炒黄柏90克，木瓜90克，酸枣仁90克，菟丝子90克，麦冬90克，郁金90克，山茱萸90克，白术90看，当归90克，白芍90克，龙眼肉90克，鹿角胶90克，阿胶90克，白文冰250克。

【制用法】将上述药材（最后4味除外）加适量水煎煮3次，将这3次煎液去渣浓缩合并，加热浓缩成清膏，最后加入龙眼肉、鹿角胶、阿胶、白文冰收膏即成。每晨1匙，温开水冲服。

【功效主治】益肝养肾。主治肝肾阴虚型贫血。症见消瘦面黄，精神疲惫，腰膝酸软，头晕耳鸣，咽干唇燥，手足心热，苔薄；舌质红、体瘦瘪，脉细弦数。

益气养血膏

【原材料】巴戟天120克，淫羊藿150克，肉苁蓉120克，五味子80克，肉桂60克，炙黄芪200克，红参50克，潞党参150克，云茯苓150克，炒白术150克，炙甘草120克，大熟地黄200克，白归身150克，白芍150克，川芎80克，枸杞子150克，楮实子150克，潼蒺藜、白蒺藜各150克，灵磁石200克，生铁落300克，茶树根200克，春砂仁60克，佛手干120克，鹿角胶60克，陈阿胶120克，陈绍酒250毫升，冰糖500克。

【制用法】将上述药材（除红参及最后4味外）用清水隔宿浸泡，煎煮3次，过滤去渣取汁，将这3次煎液合并，文火浓缩为清膏。红参另煎浓汁，鹿角胶、陈阿胶用陈绍酒炖烊，均冲入清膏中，再加冰糖收膏即成。每早晚各服1匙，隔水蒸化。

【功效主治】益气养血。主治贫血。

【注意】如遇伤食感冒，请暂停服用。忌莱菔，切勿饮茶。请纠正饮食偏嗜习惯。

大枣阿胶膏

【原材料】大枣500克，黑芝麻150克，核桃仁150克，龙眼肉150克，阿胶250克，冰糖250克，黄酒800毫升。

【制用法】将大枣、黑芝麻、核桃仁、龙眼肉共研碎。阿胶置黄酒中浸泡12天。将阿胶酒倒入陶瓷器内，隔水蒸化后，纳入诸药及冰糖，待冰糖完全溶解后取出，晾凉即成。每次2～3汤匙，开水冲饮，每日晨起冲服。

【功效主治】养血润肤，悦色美颜。适用于各种贫血。

加味八珍膏

【原材料】炙黄芪300克，党参150克，生地黄150克，熟地黄150克，谷芽150克，麦芽150克，白术120克，白芍120克，茯苓120克，茯神120克，当归120克，川芎90克，制何首乌90克，女贞子90克，墨旱莲90克，枸杞子90克，炒酸枣仁90克，龙眼肉90克，远志60克，陈皮60克，大枣60克，肉桂30克，炙甘草30克，鹿角胶90克，阿胶90克，冰糖250克。

【制用法】将上述药材除鹿角胶、阿胶、冰糖外，其余药材加适量水煎煮3次，将这3次煎液过滤去渣取汁合并，加热浓缩成清膏，最后加入鹿角胶、阿胶、冰糖，煮沸收膏即成。每次20克，每日3次，温开水送服。

【功效主治】养心悦脾，补益气血。主治缺铁性贫血。症见面色白，倦怠无力，头晕心悸，少气懒言，苔薄舌淡胖，脉细等。

滋肝养血膏

【原材料】当归150克，熟地黄250克，白芍200克，川芎60克，制何首乌200克，枸杞子200克，女贞子200克，酸枣仁150克，鸡血藤300克，丹参200克，香附100克，黄芪100克，茯苓150克，鹿角胶100克，龟甲胶150克，鳖甲胶150克，蜂蜜200克，黄酒适量。

【制用法】将上述药材除鹿角胶、龟甲胶、鳖甲胶、蜂蜜、黄酒外，其余药材加适量水煎煮3次，将这3次滤液合并，文火浓缩成清膏。将鹿角胶、龟甲胶、鳖甲胶研成粗末，加适量黄酒浸泡后隔水炖烊，冲入清膏中，最后加蜂蜜收膏即成。每次15～20克，每日2次，温开水冲服。

【功效主治】滋肝养肾。主治肝血不足型贫血。症见两眼干涩，视物昏暗，眩晕耳鸣，面白无华，爪甲不荣，四肢麻痹，肌肉震颤，关节拘急不利，夜寐多梦，妇女经少或经闭，舌淡，脉弦细。

党参补血膏

【原材料】党参150克，茯苓150克，白术100克，熟地黄200克，山茱萸150克，怀山药200克，菟丝子200克，枸杞子200克，牛膝150克，制何首乌200克，黄精150克，当归100克，白芍150克，杜仲100克，砂仁60克，石菖蒲150克，炙甘草50克，龟甲胶100克，鹿角胶100克，阿胶100克，蜂蜜200克，黄酒适量。

【制用法】将上述药材除龟甲胶、鹿角胶、阿胶、蜂蜜、黄酒外加适量水煎煮3次，过滤去渣取汁，将这3次煎液合并，文火浓缩为清膏。龟甲胶、鹿角胶、阿胶研成粗末，加适量黄酒浸泡后隔水炖烊，冲入清膏中，最后加蜂蜜收膏即成。每次15～20克，每日2次，温开水冲服。

【功效主治】益肝养肾，补气养血。主治肾精亏虚型贫血。

黄芪养血膏

【原材料】黄芪200克，人参50克，党参150克，茯苓150克，炙甘草60克，当归150克，白芍200克，生地黄、熟地黄各200克，陈皮50克，五味子100克，柏子仁150克，炙远志100克，龙眼肉100克，麦冬300克，阿胶200克，蜂蜜200克，黄酒适量。

【制用法】将上述药材除人参、阿胶、蜂蜜、黄酒外加适量水煎煮3次，将这3次滤液过滤去渣取汁合并，文火浓缩为清膏。人参另煎汁兑入清膏，阿胶加适量黄酒浸泡后隔水炖烊，和蜂蜜加入清膏中收膏即成。每次15～20克，每日2次，温开水冲服。

【功效主治】补气养血。主治心血不足型贫血。

补益膏

【原材料】党参60克，茯苓60克，山药60克，熟地黄60克，当归60克，地骨皮60克，鹿角胶200克，冰糖200克。

【制用法】将上述诸药除鹿角胶、冰糖外，择净，研细，水煎3次，将这3次煎液过滤去渣取汁合并，文火浓缩，加入鹿角胶、冰糖，煮沸收膏即成。每次10克，每日3次，温开水送服。

【功效主治】补气血，退虚热。适用于缺铁性贫血。症见周身无力，虚热时作等。

补髓膏

【原材料】生黄芪300克，太子参200克，茯苓150克，白术120克，白芍150克，生地黄、熟地黄各150克，山茱萸100克，山药200克，牡丹皮100克，泽泻100克，杜仲150克，川牛膝150克，菟丝子150克，女贞子150克，制何首乌150克，补骨脂120克，仙鹤草300克，墨旱莲300克，茜草根150克，三七100克，当归120克，生蒲黄100克，紫丹参120克，炒酸枣仁150克，夜交藤150克，干百合150克，制半夏100克，蔻仁（后下）50克，砂仁（后下）30克，生山楂150克，白扁豆150克，薏苡仁150克，陈皮60克，黄连20克，防风60克，炙甘草60克，生晒参100克，阿胶250克，龟甲胶150克，鹿角胶120克，紫河车80克，甜菊糖5克。

【制用法】将上述药材（最后6味除外）加适量水煎浓汁，文火熬糊，再入生晒参（另煎）、阿胶、龟甲胶、鹿角胶、紫河车（研末）、甜菊糖，熔化收膏。每晨以沸水冲饮1匙，冬天服用2～3个月。

【功效主治】补髓养血。主治再生障碍性贫血。

【来源】本方为上海中医药大学周永明教授经验膏方。

助髓膏

【原材料】女贞子300克，墨旱莲300克，桑椹300克，熟地黄300克，山茱萸150克，山药150克，制何首乌300克，补骨脂150克，骨碎补150克，茯苓100克，泽泻60克，党参300克，白术150克，黄芪300克，当归150克，白芍150克，黄精300克，菟丝子300克，枸杞子300克，杜仲200克，核桃仁150克，仙鹤草300克，炒茜草150克，羊蹄根150克，炙甘草100克，阿胶100克，鹿角胶100克，龟甲胶100克，冰糖200克。

【制用法】将上述药材（阿胶、鹿角胶、龟甲胶、冰糖除外）先用水冲洗一遍，再用水浸泡3～5小时。水面高于药面3～5厘米，用武火煎沸，沸后用文火煎煮1小时，共煎3次，将这3次所煎药液合并后用文火浓缩为清膏。冰糖加适量水溶化，连同阿胶、鹿角胶、龟甲胶一同冲入清膏中，收膏。每日早晚各服1汤匙，约20克，温开水送服。

【功效主治】补髓养髓。主治再生障碍性贫血。

【来源】本方为山东淄博延强医院黄衍强研究员经验膏方。

乾坤膏

【原材料】当归120克，熟地黄120克，黄芪120克，党参120克，龙眼肉60克，枸杞子60克，火麻仁60克，肉苁蓉60克，蜂蜜、冰糖各适量。

【制用法】将上述诸药（蜂蜜、冰糖除外）择净，同入锅中，加清水适量，浸泡片刻，水煎取汁，共煎3次，将这3次药液过滤去渣取汁合并，文火浓缩后，加冰糖、蜂蜜适量，制成膏剂即成。每日2次，每次20克，温开水冲饮，或调入稀粥中服食。

【功效主治】大补气血。适用于贫血、白细胞减少症等。

眩晕

眩是指眼花或眼前发黑，晕是指头晕，甚或感觉自身或外界景物旋转，二者常同时并见，故统称为"眩晕"。轻者闭目即止，重者如坐车船，旋转不定，不能站立，或伴恶心、呕吐、汗出，甚则昏倒等症状。

眩晕的病因主要有情志、饮食、体虚年高、跌仆外伤等方面。眩晕之病因虽有多种，但其基本病理变化，不外虚实两端。虚者为髓海不足，或气血亏虚，清窍失养；实者为风、火、痰、瘀扰乱清空。本病的病位在头窍，其病变与肝、脾、肾相关。肝乃风木之脏，其性主动主升，若肝肾阴亏，水不涵木，阴不维阳，阳亢于上，或气火暴升，上扰头目，则发为眩晕。脾为后天之本，气血生化之源，若脾胃虚弱，气血亏虚，清窍失养，或脾失健运，痰浊中阻，或风阳夹痰，上扰清窍，均可发为眩晕。肾主骨生髓，脑为髓海，肾精亏虚，髓海失充，亦可发为眩晕。

平肝潜阳膏

【原材料】石决明300克，赭石300克，焦栀子150克，黄芩150克，怀牛膝200克，制何首乌200克，枸杞子200克，生地黄200克，炒白芍200克，龟甲150克，白茯苓200克，天冬150克，天麻200克，钩藤200克，川楝子150克，夏枯草150克，生龙骨300克，生牡蛎300克，陈皮100克，焦白术200克，甘草90克，羚羊角粉（代）18克，核桃仁150克，鳖甲胶250克，冰糖500克，黄酒适量。

【制用法】将上述药材（最后5味除外）浸泡后加适量水煎煮3次，滤汁去渣，将这3次滤液合并，加热浓缩为清膏。将羚羊角粉（代）、核桃仁（研末）、鳖甲胶（加适量黄酒浸泡后隔水炖烊），并兑入清膏中和匀，加冰糖收膏即成。每次15～20克，每日2次，温开水调服。

【功效主治】平肝潜阳，清火息风。主治肝阳上亢型眩晕。症见眩晕，耳鸣，头目胀痛，口苦，失眠多梦，遇烦劳郁怒而加重，甚则扑倒，颜面潮红，急躁易怒，肢麻震颤，舌红苔黄，脉弦或数。

【加减】失眠多梦者，可加珍珠母、龙齿、夜交藤、茯神以镇静安神。

养肝益肾膏

【原材料】熟地黄200克，山茱萸150克，山药200克，龟甲150克，杜仲200克，枸杞子150克，桑椹150克，菟丝子150克，益智150克，牛膝200克，五味子100克，合欢皮150克，百合150克，补骨脂150克，陈皮、炒薏苡仁各200克，大枣150克，炙甘草120克，西洋参150克，紫河车150克，核桃仁150克，鹿角胶

（代）150克，阿胶250克，冰糖250克，黄酒适量。

【制用法】将上述药材（最后7味除外）浸泡后加适量水煎煮3次，滤汁去渣，将这3次滤液合并，加热浓缩为清膏。将西洋参、紫河车、核桃仁研末，鹿角胶（代）、阿胶加适量黄酒浸泡后隔水炖烊，均兑入清膏中和匀，加冰糖收膏即成。每次15～20克，每日2次，温开水调服。

【功效主治】滋养肝肾，益精填髓。主治肾精不足型眩晕。症见眩晕日久不愈，精神萎靡，腰酸膝软，少寐多梦，健忘，两目干涩，视力减退，或遗精滑泄，耳鸣齿摇，或颧红咽干，五心烦热，舌红少苔，脉细数，或面色㿠白，形寒肢冷，舌淡嫩，苔白，脉弱尺甚。

补肾强身膏

【原材料】党参200克，黄芪200克，当归150克，生地黄、熟地黄各200克，怀山药200克，山茱萸200克，白术100克，茯苓100克，川芎100克，黄精100克，赤芍、白芍各150克，杜仲120克，狗脊200克，桑寄生120克，菟丝子150克，巴戟天200克，淫羊藿150克，龟甲胶200克，阿胶200克，鹿角胶200克，红花100克，枸杞子200克，补骨脂200克，丹参200克，陈皮100克，制何首乌200克，炙甘草60克，蜂蜜300克。

【制用法】将上述药材除鹿角胶、阿胶、龟甲胶、蜂蜜外，其余药材加适量水浸一宿，浓煎3次去渣，滤取清汁合并，文火浓缩为清膏，加入鹿角胶、龟甲胶、阿胶（冲烊），混匀，最后加蜂蜜收膏即成。每日早晚空腹时冲服1食匙。

【功效主治】益气活血，滋养肝肾。适用于气血不足、肝肾亏虚之头晕目眩，神疲乏力，腰腿膝酸痛麻木。

【注意】如遇感冒积食则暂停。

补气益血膏

【原材料】党参150克，黄芪150克，天麻150克，白术100克，茯苓150克，白芍150克，当归100克，酸枣仁150克，生地黄、熟地黄各150克，龙眼肉100克，大枣100克，怀山药150克，黄精150克，升麻60克，柴胡60克，木香30克，阿胶200克，蜂蜜300克，黄酒适量。

【制用法】将上述药材除阿胶、蜂蜜、黄酒外，其余药材加适量水煎煮3次，滤汁去渣，将这3次滤液合并，加热浓缩为清膏。再将阿胶研成粗末，加适量黄酒浸泡后隔水炖烊，冲入清膏中和匀，最后加蜂蜜收膏即成。每次15～30克，每日2次，温开水调服。

【功效主治】补气益血。主治气血亏虚型眩晕。症见眩晕，遇劳即发，面色苍白，唇甲色白，心悸失眠，神疲懒言，舌淡，脉细。

益气养肝膏

【原材料】党参300克，白芍300克，制何首乌200克，茯苓200克，天麻150克，黄芪150克，白术100克，当归100克，酸枣仁150克，生地黄200克，熟地黄200克，枸杞子150克，桑椹150克，山药150克，黄精150克，龙眼肉100克，大枣100克，升麻60克，柴胡60克，木香30克，阿胶250克，蜂蜜300克，黄酒适量。

【制用法】将上述药材除阿胶、蜂蜜、黄酒外，其余药材加水煎煮3次，滤汁去渣，将这3次滤液合并，加热浓缩为清膏。再将阿胶研成粗末，加适量黄酒浸泡后隔水炖烊，冲入清膏中和匀，最后加蜂蜜收膏即成。每次15～20克，每日2次，温开水调服。

【功效主治】益气养肝。主治气血亏虚型眩晕。

补肾填精膏

【原材料】制何首乌300克，熟地黄200克，女贞子200克，枸杞子200克，山茱萸150克，菟丝子150克，牛膝150克，山药150克，黄精150克，天麻150克，茯苓150克，石菖蒲150克，泽泻100克，谷芽100克，白术100克，杜仲150克，桑寄生150克，牛膝100克，远志100克，陈皮60克，木香30克，甘草60克，龟甲胶100克，阿胶150克，蜂蜜300克，黄酒适量。

【制用法】将上述药材除龟甲胶、阿胶、蜂蜜、黄酒外，其余药材加适量水煎煮3次，滤汁去渣，将这3次滤液合并，加热浓缩为清膏。再将龟甲胶、阿胶研成粗末，加适量黄酒浸泡后隔水炖烊，冲入清膏中和匀，最后加蜂蜜收膏即成。每次15～20克，每日2次，温开水调服。

【功效主治】补肾填精。主治肾精不足型眩晕。症见眩晕，神疲委顿，耳鸣眼花，失眠健忘，腰酸腿软，舌淡，脉沉细。

益肾养肝膏

【原材料】大熟地黄150克，山茱萸100克，淮山药150克，云茯苓150克，粉丹皮100克，福泽泻200克，枸杞子150克，甘菊花100克，炙黄芪150克，潞党参150克，炒白术150克，炙甘草100克，生半夏120克，炒枳壳120克，姜竹茹120克，明天麻100克，嫩钩藤150克，珍珠母200克，灵磁石200克，炙龟甲150克，桑寄生150克，黑穞豆150克，大白芍150克，紫丹参150克，炒酸枣仁120克，五味子80克，荷叶2张，生姜30克，鹿角胶150克，阿胶100克，蜂蜜500克，黄酒适量。

【制用法】将上述药材（最后4味除外）加适量水煎煮3次，滤汁去渣，将这3次滤液合并，加热浓缩为清膏，鹿角胶、阿胶研成粗末，加适量黄酒浸泡后隔水炖烊，冲入清膏中和匀，最后加蜂蜜收膏即成。每日2次，每次15～20克，温开水冲服。

【功效主治】益肾养肝，补气健脾。主治内耳眩晕病。

养心安神膏

【原材料】炙黄芪150克，潞党参150克，云茯神150克，炒白术150克，炙甘草100克，淮小麦300克，大枣120克，白归身150克，杭白芍150克，大熟地黄150克，石菖蒲100克，炙远志80克，炒酸枣仁120克，紫丹参150克，五味子80克，带心莲子120克，龙眼肉100克，广木香100克，福泽泻150克，枸杞子150克，楮实子120克，女贞子120克，墨旱莲150克，鹿角胶150克，阿胶100克，蜂蜜500克，黄酒适量。

【制用法】将上述药材（最后4味除外）加适量水煎煮3次，滤汁去渣，将这3次滤液合并，加热浓缩为清膏。鹿角胶、阿胶研成粗末，加适量黄酒浸泡后隔水炖烊，冲入清膏中和匀，最后加蜂蜜收膏即成。每日2次，每次15～20克，温开水冲服。

【功效主治】益气补血，养心安神。主治内耳眩晕病。

神经衰弱

神经衰弱是由于大脑神经活动长期处于紧张状态，导致大脑兴奋与抑制功能失调而产生的一组以精神易兴奋、脑力易疲劳、情绪不稳定等症状为特点的神经功能性障碍。伴随紧张、冲突、挫折和猜疑，神经衰弱的特征常表现为易兴奋和易疲劳，并且多数患者会出现严重的睡眠障碍和记忆力减退症状。

本病属中医学"郁证""心悸""不寐"等病证范畴。其发病原因，多由七情内伤，尤其是与长期思虑过度、精神抑郁关系最为密切。由于情志内伤，往往导致脏腑气机失调，从而出现一系列临床症状。一般多分为肝肾阴虚、脾肾阳虚、心肾不交、心脾两虚、肝气郁结等型，部分患者司兼有痰湿、血瘀等特点，治疗时亦应有所兼顾。

养神膏

【原材料】熟地黄500克，制何首乌500克，山药500克，牛骨髓500克，炙甘草500克，桑椹300克，茯神300克，枸杞子300克，菟丝子300克，山茱萸200克，炙远志200克，黑芝麻粉、核桃仁粉各150克，紫河车粉250克，鹿角胶300克，白糖300克，黄酒适量。

【制用法】将上述药材除黑芝麻粉、核桃仁粉、鹿角胶、牛骨髓、紫河车粉、白糖、黄酒之外，余药用冷水浸泡2小时，入锅加适量水煎煮3次，每次1小时，榨渣取汁，合并滤汁，去沉淀物，加热浓缩成清膏。牛骨髓洗净后入锅煮成稀糊状，调入清膏中，和匀。鹿角胶研成粗末，用适量黄酒浸泡，隔水炖烊，冲入清膏中，和匀，再加入炒制过的白糖，和匀。最后调入黑芝麻粉、核桃仁粉、紫河车粉，搅匀，再煮片刻即成。每次20～30克，每日2次。

【功效主治】滋阴益肾。能有效缓解脑疲劳，对神经衰弱有不错的效果。

黄连安神膏

【原材料】黄连30克，生地黄150克，茯苓120克，茯神120克，远志60克，莲子60克，炒酸枣仁120克，太子参150克，肉桂（后入）30克，天冬120克，麦冬120克，石菖蒲90克，灵芝草90克，淮小麦300克，五味子90克，菟丝子90克，竹叶45克，牡丹皮90克，炒知母90克，炒黄柏90克，炙甘草45克，龟甲胶90克，鳖甲胶90克，鹿角胶90克，白文冰250克。

【制用法】将上述药材（最后4味除外）用清水隔宿浸泡，煎煮3次，去渣取汁，将这3次煎液合并，文火浓缩成清膏，加入龟甲胶、鳖甲胶、鹿角胶、白文冰收膏。每晨1匙，温开水冲服。

【功效主治】养心益肾。主治心肾不交型神经衰弱。症见少寐多梦，或有梦遗，心中烦热，头晕，目眩，精神不振，体倦乏力，心悸怔忡，善恐健忘，口干，小溲短赤，舌红，脉细数。

党参归脾膏

【原材料】炙黄芪300克，党参120克，茯苓、茯神各120克，炒酸枣仁120克，白术90克，当归90克，龙眼肉102克，木香60克，桑椹90克，石菖蒲90克，枸杞子90克，郁金90克，陈皮60克，合欢花90克，制何首乌90克，女贞子90克，炒黄精90克，远志60克，炙甘草30克，龟甲胶90克，陈阿胶90克，鹿角胶90克，白文冰250克。

【制用法】将上述药材（最后4味除外）加适量水共煎3次，将这3次煎液去渣浓缩合并，加入龟甲胶、陈阿胶、鹿角胶、白文冰收膏。每晨1匙，温开水冲服。

【功效主治】补养心脾，益气生血。主治心脾两虚型神经衰弱。症见多梦易醒，心悸怔忡，健忘，注意力不能集中，反应较迟钝，头晕目眩，肢倦神疲，饮食无味，面色少华，舌淡，苔薄，脉细弱。

疏肝解郁膏

【原材料】赤芍、白芍各120克，茯苓120克，柴胡90克，白术90克，当归90克，制香附90克，旋覆花90克，川楝子90克，栀子90克，牡丹皮90克，郁金90克，淮小麦300克，大枣90克，桃仁、酸枣仁各90克，红花90克，川芎90克，郁金90克，带皮槟榔90克，薄荷（后下）30克，炙甘草45克，白文冰500克。

【制用法】将上述药材（白文冰除外）加适量水共煎3次，将这3次煎液去渣合并，加热浓缩成清膏，最后加入白文冰收膏即成。每晨1匙，温开水冲服。

【功效主治】疏肝理气，降火解郁。主治肝气郁结型神经衰弱。症见精神抑郁，情绪不宁，善太息，胸胁胀痛，脘闷嗳气，不寐烦躁，目赤口苦，舌红苔黄，脉弦而数。

补肝益肾膏

【原材料】生地黄、熟地黄各150克，百合300克，生牡蛎（先煎）300克，炒酸枣仁150克，茯苓120克，怀山药120克，赤芍、白芍各120克，山茱萸90克，牡丹皮90克，泽泻90克，柴胡90克，栀子90克，珍珠母（先煎）300克，天冬、麦冬各150克，知母90克，沙苑子90克，刺蒺藜90克，制香附90克，莲子心60克，川续断90克，益母草90克，龟甲胶90克，鳖甲胶90克，鹿角胶90克，白文冰250克。

【制用法】将上述药材（最后4味除外）加适量水共煎，将这3次煎液过滤去渣取汁，加热浓缩成清膏，最后加入龟甲胶、鳖甲胶、鹿角胶、白文冰收膏。每晨1匙，温开水冲服。

【功效主治】补益肝肾，滋阴清火。主治肝肾阴虚型神经衰弱。症见眩晕，心悸，少寐多梦，心烦易怒，遗精腰酸，妇女月经不调，健忘，耳鸣，记忆力减退，口干津少，舌质红，苔少，脉弦细或兼数。

益气补阳膏

【原材料】黄芪300克，生薏苡仁、熟薏苡仁各300克，白术120克，怀山药150克，炒当归90克，菟丝子120克，炒党参120克，茯苓120克，川续断90克，杜仲90克，补骨脂120克，五味子90克，肉豆蔻90克，乌药60克，制附片60克，吴茱萸45克，干姜30克，甘草30克，鹿角胶90克，白文冰250克。

【制用法】将上述药材（最后2味除外）加适量水共煎3次，将这3次煎液过滤去渣取汁，加热浓缩成清膏，最后加入鹿角胶、白文冰收膏即成。每晨1匙，温开水冲服。

【功效主治】健脾温肾，益气补阳。主治脾肾阳虚型神经衰弱。症见懒言少动，食少形寒，大便溏泄，腰背酸痛，阳痿早泄，面苍四肢不温，每易受寒作腹痛肠鸣，舌质淡，苔白，脉细弱。

安神定志膏

【原材料】大熟地黄200克，山茱萸150克，淮山药150克，枸杞子150克，淫羊藿150克，肉苁蓉150克，制何首乌200克，厚杜仲150克，炙黄芪200克，潞党参200克，白术150克，炙甘草150克，淮小麦300克，大枣100克，全当归150克，紫丹参150克，墨旱莲150克，珍珠母300克，石菖蒲100克，炙远志80克，金樱子150克，白芡实150克，春砂仁80克，陈皮150克，佛手干100克，阿胶120克，鹿角胶80克，冰糖500克，黄酒适量。

【制用法】将上述药材（最后4味除外）加适量水共煎3次，将这3次煎液过滤去渣取汁合并，加热浓缩成清膏。阿胶、鹿角胶加适量黄酒浸泡隔水炖烊，冲入清膏中和匀，最后加冰糖收膏即成。每日2次，每次15～20克，温开水冲服。

【功效主治】补气益血，安神定志。主治心肾亏虚型神经衰弱。症见头晕，耳鸣，健忘，梦绕纷纭，腰髀酸痛，精神疲惫，畏寒，脉象细弱无力，舌苔薄腻。

失眠

失眠又称为睡眠障碍，临床表现以入睡困难、易醒、早醒、醒后不易入睡、醒后疲乏、白天困倦为主。

失眠，中医称不寐，病名出自《难经·四十六难》，中医古籍中亦有"不得卧""不得眠""目不瞑""不眠""少寐"等名称。

其病因病机主要有虚实两方面。实者为七情内伤、肝失条达、饮食失节、痰热上扰；虚者为心肾不安、水火不济、劳倦过度、心脾两虚。

（1）情志失调　七情内伤可致脏腑功能失调。情志不遂，肝气郁结化火，火热扰动心神以致不寐；五志过极亦可化火，热扰心神导致失眠；忧思过度，耗伤心脾，营血不足，心神失养可致失眠。

（2）饮食失节　饮食失节，宿食内滞，中焦运化失司，脾胃升降失权，"胃不和则卧不安"；过食肥甘，酿生痰热，痰热扰心以致失眠。

（3）素体亏虚　禀赋不足或素体虚弱，肾阴不足，则心火独亢以致失眠；肾阳衰惫，不能温煦心阳，心神失养亦致不寐；或肾精虚少，不能化生营血，心失濡养，心无所依亦致失眠。

事亲安眠膏

【原材料】珍珠母（先煎）400克，川黄连50克，阿胶360克，柏子仁、酸枣仁各360克，川芎180克，生地黄、熟地黄各180克，知母150克，炙远志120克，茯神180克，丹参240克，太子参200克，天冬、麦冬各150克，夜交藤240克，制何首乌180克，辰灯心草20克，甘草30克，炙五味子80克，山药200克，陈皮60克，阿胶200克，冰糖500克。

【制用法】将上述药材（最后2味除外）加适量水文火煎煮1小时后浓缩至4000毫升，最后加冰糖烊化后用阿胶收膏成形。每晚20克，温开水冲服。

【功效主治】养神催眠。主治老年性失眠。

【来源】本方来源于江苏省中医院主任中医师胡铁城教授治疗经验方。

催眠膏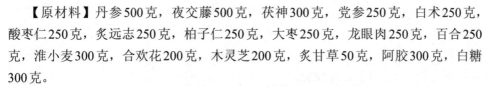

【原材料】丹参500克，夜交藤500克，茯神300克，党参250克，白术250克，酸枣仁250克，炙远志250克，柏子仁250克，大枣250克，龙眼肉250克，百合250克，淮小麦300克，合欢花200克，木灵芝200克，炙甘草50克，阿胶300克，白糖300克。

【制用法】将阿胶敲碎，酸枣仁去小壳，研成细末，备用。余药（白糖除外）用冷水浸泡2小时，入锅加适量水煎煮3次，每次40分钟，榨渣取汁，将这3次滤液合并，去沉淀物，加热浓缩成清膏。加入阿胶烊化后冲入清膏中，加白糖收膏。最后调入酸枣仁粉，不停地搅拌，加热5～10分钟即成。每次20～30克，每日2次，温开水冲服。

【功效主治】益肾安眠。可有效缓解睡眠障碍。

人参滋补膏

【原材料】人参30克，仙鹤草500克，生地黄、熟地黄、红续断、炒白术各150克，桑寄生、菟丝子、墨旱莲、制女贞子各300克，夜交藤、制狗脊各400克，鸡血藤600克，合欢皮200克，砂糖适量。

【制用法】先将人参水煎3次，第一次4小时，第二次3小时，第三次2小时，药汁滤过，浓缩。再将仙鹤草等13味药，水煎2次，每次4小时，药汁滤过，得清膏。每100克清膏加入砂糖167克及人参汁，和匀，浓缩收膏。每日2次，每次15～20克，温开水冲服。

【功效主治】大补血气，强筋壮骨，填精益髓。多用于治疗年老气血亏虚之失眠神倦、腰膝酸软等症。

【来源】本方来源于《上海市药品标准》。

安寐膏

【原材料】枸杞子200克，白芍200克，龟甲200克，麦冬200克，黄连30克，陈皮100克，竹茹60克，茯神300克，制半夏100克，炒酸枣仁300克，柏子仁300克，淡竹叶50克，黑芝麻300克，女贞子300克，玄参300克，制何首乌300克，龙胆30克，莲心60克，生地黄200克，丹参200克，佛手150克，玫瑰花100克，珍珠母300克，青龙齿300克，益智200克，天麻300克，五味子100克，葛根200克，生黄芪200克，生山楂200克，淮小麦300克，石菖蒲100克，炙远志30克，西洋参100克，阿胶400克，冰糖400克，黄酒适量。

【制用法】将上述药材（西洋参、阿胶、冰糖、黄酒除外）加适量水煎3次，将这3次煎液过滤去渣取汁合并。西洋参另煎和入以上药汁，最后加阿胶（加适量黄酒浸泡后隔水烊化）、冰糖收膏，用瓷罐或玻璃瓶等容器收贮备用。每日清晨以温开水冲饮20克。

【功效主治】滋阴清火，补肾缩泉，化痰宽胸，交通心肾。主治阴虚火旺，肾阴不足，痰湿内蕴之不寐，心烦而躁，偶尔胸闷。症见睡眠易醒，夜间尿频，有4～5次之多，实中有虚也；上午头晕沉沉，精神倦怠，记忆力下降，干口饮，大便偏干，舌质淡而尖红，苔薄腻，脉细稍弦。

【注意】如遇伤风食滞等症，则暂缓服用。

【来源】本方来源于《中医文献杂志》徐英、陈晓蓉、张云鹏膏方医案举隅。

疏肝育阴膏

【原材料】西洋参（另煎冲）60克，制何首乌150克，当归身120克，赤芍、白芍（各）90克，大生地黄、熟地黄各300克，肥玉竹120克，熟女贞子90克，墨旱莲90克，滁菊花90克，紫丹参150克，牡丹皮90克，火麻仁120克，炒知母、炒黄柏（各）90克，仙茅90克，淫羊藿150克，巴戟天90克，柴胡90克，杏仁、桃仁各90克，朱麦冬90克，朱玄参120克，熟大黄90克，川芎90克，云茯苓90克，山茱萸90克，福泽泻90克，淮山药120克，肉苁蓉90克，紫河车60克，灵芝90克，枸杞子90克，枳壳60克，桔梗60克，怀牛膝60克，川断、川杜仲各90克，炙远志90克，酸枣仁150克，阿胶60克，龟甲胶60克，白蜜750克，黄酒适量。

【制用法】将上述药材除西洋参和最后4味外，其余药材加适量水煎煮3次，将这3次煎液过滤去渣取汁合并，加热浓缩成清膏。西洋参另煎汁兑入，阿胶、龟甲胶加适量黄酒浸泡后隔水炖烊，冲入清膏中和匀，最后加白蜜收膏即成。每日晨起1匙，用温开水冲服。

【功效主治】疏肝育阴。主治肝郁气滞型失眠。症见夜分少寐多梦，目眵便秘，月事不以时下，神疲乏力，饮食不馨，脉细弦，舌红少苔。

补脾养心膏

【原材料】夜交藤500克，龙骨250克，牡蛎250克，熟地黄250克，炙黄芪250克，白术150克，甘草120克，远志150克，酸枣仁120克，茯神200克，当归120克，木香120克，白芍150克，五味子100克，柏子仁150克，合欢花120克，半夏120克，陈皮100克，茯苓150克，厚朴100克，人参250克，阿胶250克，龙眼肉250克，蜂蜜500克，黄酒适量。

【制用法】将上述药材（人参、龙眼肉、阿胶、黄酒、蜂蜜除外）加适量水浸泡后煎煮3次，滤汁去渣，将这3次煎液合并，加热浓缩为清膏。人参另煎取汁，阿胶加适量黄酒浸泡后隔水炖烊，与龙眼肉（切碎）一并兑入清膏和匀，加蜂蜜收膏即成。每次15～20克，每日2次，温开水调服。

【功效主治】补养心脾，以生气血。主治心脾两虚型失眠。症见多梦易醒，心悸健忘，头晕目眩，肢倦神疲，饮食无味，面色少华，舌淡，苔薄，脉细弱。

养心安神膏

【原材料】黄芪300克，酸枣仁300克，党参250克，白芍250克，茯神250克，白术200克，当归120克，远志200克，龙眼肉100克，柏子仁150克，大枣（去核）150克，生龙骨、生牡蛎各200克，砂仁60克，白豆蔻60克，陈皮50克，木香15克，炙甘草50克，阿胶200克，蜂蜜200克，饴糖200克，黄酒适量。

【制用法】将上述药材除阿胶、蜂蜜、饴糖、黄酒外，其余药材加适量水煎煮3次，将这3次煎液过滤去渣取汁合并，加热浓缩成清膏。阿胶研成粗末，加适量黄酒浸泡后隔水炖烊，冲入清膏中调匀，最后加蜂蜜、饴糖收膏即成。每日2次，每次15～20克，温开水冲服。

【功效主治】养心安神，补气益血。主治心脾两虚型失眠。

安神解郁膏

【原材料】山茱萸150克，大熟地黄150克，怀山药250克，云茯苓150克，牡丹皮90克，泽泻90克，石菖蒲150克，炙远志150克，广玉金150克，党参150克，炙甘草100克，浮小麦150克，大枣150克，生白术150克，炙黄芪150克，全当归150克，杭白芍100克，桂枝50克，川芎60克，制何首乌150克，枸杞子150克，制黄精150克，鸡血藤200克，夜交藤100克，广陈皮100克，紫苏梗100克，羌活、独活各90克，阿胶500克，黄酒250克，冰糖500克。

【制用法】将上述药材（最后3味除外）加适量水浸泡8小时后浓煎3次，将这3次煎液过滤去渣取汁合并浓缩。将阿胶加黄酒隔水炖烊后与冰糖（血糖高者改为木糖醇250克）一起入锅收膏，瓶装密封后放入冰箱冷藏备用。每日早晚以温开水冲饮一调羹（约20克）。

【功效主治】安眠。主治失眠。

【来源】本方为南京中医药大学附属昆山市中医医院主任中医师孙伯青教授治疗失眠、焦虑、抑郁之经验膏方。

双冬安眠膏

【原材料】太子参150克，生地黄300克，麦冬150克，天冬150克，酸枣仁250克，丹参300克，茯苓150克，远志100克，夜交藤300克，磁石300克，川牛膝100克，栀子90克，黄柏100克，知母60克，龟甲胶100克，阿胶250克，蜂蜜200克，黄酒适量。

【制用法】将上述药材除龟甲胶、阿胶、蜂蜜、黄酒外，其余药材加适量水煎煮3次，将这3次煎液过滤去渣取汁合并，加热浓缩成清膏，龟甲胶、阿胶研成粗末，加适量黄酒炖烊，兑入清膏中，最后加蜂蜜收膏即成。每日2次，每次15～20克，温开水冲服。

【功效主治】滋阴降火。主治阴虚火旺型失眠。

头痛

头痛是以患者自觉头部疼痛为特征的一种常见病症，也是一个常见症状，可单独出现，也可以发生在多种急慢性疾病中，有时亦是某些相关疾病加重或恶化的先兆。就现代医学而言，头痛包括周期性头痛、紧张性头痛、丛集性头痛及慢性阵发性偏头痛等，属多发病与常见病。

中医学将头痛分为外感头痛和内伤头痛，外感头痛多因外感风寒、风湿、风热所致，其发病急，疼痛较剧，多属实证；内伤头痛多因肝阳上亢或痰浊上扰或瘀血阻滞或精血亏虚致使脉络促急或失养，清窍不利引起头痛，大多属虚实夹杂证或虚证。本篇主要介绍治疗内伤头痛的膏方使用。

双地全蝎膏

【原材料】生地黄、熟地黄各150克，山茱萸120克，淮山药150克，枸杞子150克，墨旱莲120克，楮实子150克，潼蒺藜、白蒺藜各150克，桑寄生150克，川断肉150克，淫羊藿200克，肉苁蓉200克，炙地龙150克，炙僵蚕150克，川芎150克，赤芍、白芍各150克，杜红花80克，丹参150克，嫩钩藤150克，明天麻100克，粉葛根150克，生石决明300克，生铁落300克，生南星200克，菖蒲100克，全蝎、蜈蚣各40克（微火烘脆，勿使焦，研极细粉），陈阿胶140克，陈绍酒250毫升，冰糖500克。

【制用法】将上述药材除全蝎、蜈蚣、陈阿胶、陈绍酒、冰糖外，用清水隔夜浸泡，水煎3次，将这3次煎液去渣取汁合并，文火缓缓浓缩成清膏。陈阿胶打碎，用陈绍酒隔水炖烊，冲入清膏中调匀，最后加冰糖，连同全蝎粉、蜈蚣粉趁热冲入收膏。每日早晚各1匙，温开水冲服。

【功效主治】益肾养肝，息风豁痰，活血化瘀，调和冲任。主治血管性头痛。

天麻养肝膏

【原材料】天麻150克，钩藤300克，石决明300克，栀子120克，杜仲100克，桑寄生150克，川牛膝150克，川楝子150克，柴胡100克，女贞子150克，珍珠母300克，白芍300克，茯苓150克，酸枣仁150克，夏枯草300克，龙胆60克，郁金100克，鳖甲胶200克，蜂蜜300克，黄酒适量。

【制用法】将上述药材除石决明、珍珠母、鳖甲胶、蜂蜜、黄酒外，其余药材加适量水煎煮3次，将这3次煎液过滤去渣取汁合并，加热成清膏。石决明、珍珠母研细粉兑入清膏；鳖甲胶研成粗末，加适量黄酒烊化，也兑入清膏中，最后加入蜂蜜收膏即成。每日2次，每次15～20克，温开水冲服。

【功效主治】补肝益肾。主治肝阳上亢型头痛。

补肝潜阳膏

【原材料】天麻150克，钩藤300克，石决明300克，珍珠母300克，潼蒺藜150克，白蒺藜150克，川牛膝150克，白芍150克，生地黄150克，枸杞子150克，女贞子150克，菊花100克，黄芩100克，桑叶150克，车前子（包煎）150克，茯苓150克，酸枣仁150克，五味子100克，郁金90克，陈皮60克，甘草60克，麦芽100克，阿胶150克，鳖甲胶100克，蜂蜜300克，黄酒适量。

【制用法】将上述药材除阿胶、鳖甲胶、蜂蜜、黄酒外，其余药材加适量水煎煮3次，滤汁去渣，将这3次滤液合并，加热浓缩为清膏。再将阿胶、鳖甲胶研成粗末，加适量黄酒浸泡后隔水炖烊，冲入清膏中和匀，最后加蜂蜜收膏即成。每次15～20克，每日2次，温开水调服。

【功效主治】补肝潜阳。主治肝阳头痛。症见头痛目眩，烦躁易怒，面红目赤，口苦，舌红，舌苔薄黄，脉弦数。

化瘀止痛膏

【原材料】黄芪100克，桃仁150克，红花100克，党参150克，茯苓150克，川芎100克，当归150克，赤芍150克，白芍200克，郁金150克，细辛30克，白芷150克，王不留行100克，穿山甲100克，天麻100克，全蝎30克，蜈蚣30克，炙甘草60克，蜂蜜200克。

【制用法】将上述药材除穿山甲、蜂蜜外，其余药材加适量水煎煮3次，将这3次煎液过滤去渣取汁合并，加热浓缩成清膏。穿山甲另研细粉兑入，最后加蜂蜜收膏即成。每日2次，每次10～15克，温开水冲服。

【功效主治】活血化瘀。主治瘀血阻络型头痛。

熟地益肾膏

【原材料】熟地黄300克，怀山药200克，山茱萸150克，白芍150克，茯苓150克，川牛膝、怀牛膝各150克，徐长卿150克，枸杞子150克，杜仲150克，当归100克，党参100克，延胡索100克，川芎60克，炙甘草60克，龟甲胶200克，蜂蜜300克，黄酒适量。

【制用法】将上述药材除龟甲胶、蜂蜜、黄酒外，其余药材加适量水煎煮3次，滤汁去渣，将这3次滤液合并，加热浓缩为清膏。再将龟甲胶研成粗末，加适量黄酒浸泡后隔水炖烊，冲入清膏中和匀，最后加蜂蜜收膏即成。每次15～30克，每日2次，温开水调服。

【功效主治】补肝益肾。主治肾虚头痛。症见头痛脑空，常兼有头晕、耳鸣、腰酸、神疲等。

补肝温阳膏

【原材料】钩藤300克，白芍300克，石决明300克，珍珠母300克，生地黄200克，熟地黄150克，天麻150克，川牛膝150克，女贞子150克，栀子100克，黄芩100克，桑寄生150克，茯苓150克，酸枣仁150克，鳖甲胶200克，蜂蜜300克，黄酒适量。

【制用法】将上述药材除鳖甲胶、黄酒、蜂蜜外，其余药材加适量水煎煮3次，滤汁去渣，将这3次滤液合并，加热浓缩为清膏。再将鳖甲胶研成粗末，加适量黄酒浸泡后隔水炖烊，冲入清膏中和匀，最后加蜂蜜收膏即成。每次15～30克，每日2次，温开水调服。

【功效主治】温阳补肾，养肝明目。主治肝阳头痛。

痛风

痛风是嘌呤代谢障碍引起的代谢性疾病，但发病有明显的异质性，除高尿酸血症外，表现为急性关节炎、痛风石、慢性关节炎、关节畸形、慢性间质性肾炎和尿酸性尿路结石。临床上分为原发性痛风和继发性痛风两大类，原发性痛风多由先天性嘌呤代谢异常引起，常与肥胖、糖类脂类代谢紊乱、高血压、动脉硬化和冠心病等聚集发生，继发性痛风则由某些系统性疾病或者药物引起。

中医学中亦有"痛风"病名，中医认为痛风的辨证分型主要有以下几种。

（1）素体阳盛，脏腑蕴毒 脏腑积热是形成毒邪攻入骨节的先决条件，积热日久，热郁为毒是发生本病的根本原因。

（2）湿热浊毒，留注关节 湿热浊毒，根于脾胃，留滞经脉，壅闭经络，流注关节，若正虚邪恋，湿毒不去，循经窜络，附于骨节，形成痰核，坚硬如石。所以湿热浊毒是形成痛风石的主要原因。

（3）脾虚为本，湿浊为标 素体脾虚加之饮食不节，损伤脾胃，运化失调，酿生湿浊，外注皮肉关节，内留脏腑，发为本病。

（4）外邪侵袭 外邪留滞肌肉关节致气血不畅，经络不通，不通则痛，久则可致气血亏损，血热致瘀，络道阻塞，引起关节肿大、畸形及僵硬。

健脾益肾膏

【原材料】薏苡仁300克，威灵仙300克，熟地黄200克，山药200克，茯苓200克，杜仲150克，桑寄生150克，狗脊100克，山茱萸150克，党参100克，黄芪150克，当归100克，白芍150克，泽泻100克，羌活100克，独活100克，淫羊藿150克，制附子60克，肉桂30克，炙甘草50克，木香15克，鹿角胶100克，阿胶150克，蜂蜜300克，黄酒适量。

【制用法】将上述药材除鹿角胶、阿胶、蜂蜜、黄酒外，其余药材加适量水煎煮3次，滤汁去渣，将这3次滤液合并，加热浓缩为清膏。再将鹿角胶、阿胶研成粗末，加适量黄酒浸泡后隔水炖烊，冲入清膏中和匀，最后加蜂蜜收膏即成。每次15～20克，每日2次，温开水调服。

【功效主治】健脾益肾。主治脾肾阳虚型痛风。症见痛风反复发作，伴有腰痛、形寒、夜尿清长、大便溏薄、胃口不好，甚至肾功能减退，蛋白尿，面目虚浮，苔白腻，舌淡，脉沉细。

清热化湿膏

【原材料】水牛角200克，鸡血藤300克，白茯苓300克，土茯苓300克，当归150克，赤芍150克，白芍150克，红花100克，牡丹皮150克，生地黄150克，络石藤150克，威灵仙150克，路路通150克，秦艽100克，三七90克，川芎60克，甘草30克，蜂蜜300克。

【制用法】将上述药材（蜂蜜除外）加适量水煎煮3次，滤汁去渣，将这3次滤液合并，加热浓缩为清膏，再加蜂蜜收膏即成。每次15～20克，每日2次，温开水调服。

【功效主治】清热化湿。主治湿热壅盛型痛风。症见痛风急性发作期骨节红肿热痛，伴有发热、便秘、尿赤、口干，苔黄腻，舌红，脉濡数。

化瘀止痛膏

【原材料】夏枯草300克，鸡血藤300克，威灵仙300克，海藻150克，制南星100克，半夏100克，玄参150克，山慈菇100克，僵蚕150克，昆布150克，浙贝母100克，茯苓150克，丹参150克，当归100克，穿山甲100克，神曲100克，谷芽100克，细辛60克，全蝎60克，陈皮50克，白芥子50克，生甘草30克，蜂蜜300克。

【制用法】将上述药材（蜂蜜除外）加适量水煎煮3次，滤汁去渣，将这3次滤液合并，加热浓缩为清膏，再加蜂蜜收膏即成。每次15～20克，每日2次，温开水调服。

【功效主治】化瘀止痛。主治痰瘀互阻型痛风。症见痛风反复发作，伴有皮下结节、皮色晦滞、疼痛剧烈、关节僵硬、活动不利，苔厚腻，舌暗，脉涩。

颈椎病

颈椎病又称颈椎综合征，是颈椎骨关节炎、增生性颈椎炎、颈神经根综合征、颈椎间盘脱出症的总称，是一种以退行性病理改变为基础的疾病，主要由于颈椎长期劳损、骨质增生，或椎间盘脱出，韧带增厚，致使颈椎脊髓、神经根或椎动脉受压，出现一系列功能障碍的临床综合征。表现为颈椎间盘退变本身及其继发性的一系列病理改变，如椎节失稳、松动，髓核突出或脱出，骨刺形成，韧带肥厚和继发性椎管狭窄等，刺激或压迫邻近的神经根、脊髓、椎动脉及颈部交感神经等组织，并引起各种各样症状和体征的综合征。

桑椹芝麻蜜膏

【原材料】桑椹、黑芝麻各500克，蜂蜜200克。

【制用法】将以上3味加适量水，小火煎熬成膏。每日早晚各2匙，温开水冲服。

【功效主治】补益精血。主治颈椎病属精血不足者。

双地益肾膏

【原材料】生地黄150克，熟地黄150克，山茱萸100克，茯苓100克，白术100克，黄芪100克，制何首乌150克，当归100克，续断100克，天麻150克，杜仲100克，牛膝100克，桑寄生150克，狗脊150克，骨碎补100克，威灵仙300克，葛根120克，川芎60克，神曲100克，甘草90克，阿胶200克，龟甲胶100克，蜂蜜300克，黄酒适量。

【制用法】将上述药材除阿胶、龟甲胶、蜂蜜、黄酒外，其余药材加适量水煎煮3次，滤汁去渣，将这3次滤液合并，加热浓缩为清膏。再将阿胶、龟甲胶研成粗末，加适量黄酒浸泡后隔水炖烊，冲入清膏中和匀，最后加蜂蜜收膏即成。每次15~20克，每日2次，温开水调服。

【功效主治】补肝益肾。主治肝肾不足型颈椎病。症见眩晕头痛，耳鸣耳聋，失眠多梦，肢体麻木，面红目赤，舌红少津，脉弦。

活血化瘀膏

【原材料】威灵仙300克，桃仁150克，当归150克，白芍150克，刘寄奴150

克，千年健150克，伸筋草150克，鹿衔草150克，赤芍150克，延胡索100克，骨碎补100克，狗脊100克，神曲100克，川芎90克，姜黄90克，乳香90克，没药90克，桂枝60克，甘草90克，阿胶100克，蜂蜜400克，黄酒适量。

【制用法】将上述药材除阿胶、蜂蜜、黄酒外，其余药材加水煎煮3次，滤汁去渣，将这3次滤液合并，加热浓缩为清膏。再将阿胶研成粗末，加适量黄酒浸泡后隔水炖烊，冲入清膏中和匀，最后加蜂蜜收膏即成。每次15～20克，每日2次，温开水调服。

【功效主治】活血化瘀。主治血瘀阻滞型颈椎病。症见颈肩部、上肢刺痛，痛处固定，伴有肢体麻木，舌质暗，脉涩。

息风祛寒膏

【原材料】鸡血藤300克，威灵仙300克，白芍150克，羌活150克，独活150克，蔓荆子150克，当归100克，藁本100克，白术100克，谷芽100克，麦芽100克，葛根100克，苍耳子100克，防风100克，防己100克，姜黄90克，川芎90克，制附子60克，甘草90克，桂枝60克，阿胶100克，蜂蜜400克，黄酒适量。

【制用法】将上述药材除阿胶、蜂蜜、黄酒外，其余药材加水煎煮3次，滤汁去渣，将这3次滤液合并，加热浓缩为清膏。再将阿胶研成粗末，加适量黄酒浸泡后隔水炖烊，冲入清膏中和匀，最后加蜂蜜收膏即成。每次15～20克，每日2次，温开水调服。

【功效主治】祛寒化湿。主治风寒湿型颈椎病。症见颈肩、上肢窜痛麻木，以痛为主，头有沉重感，颈部僵硬，活动不利，恶寒畏风，舌淡红，苔薄白，脉弦紧。

颈痛宁膏

【原材料】明天麻150克，嫩钩藤150克，枸杞子200克，杭菊花200克，石决明300克，灵磁石300克，上川芎150克，粉葛根150克，全当归200克，赤芍150克，白芍150克，草红花150克，紫丹参200克，炒桑枝150克，阿胶200克，蜂蜜300克，黄酒适量。

【制用法】将上述药材除阿胶、蜂蜜、黄酒外，其余药材加适量水煎煮3次，将这3次煎液过滤去渣取汁合并，加热浓缩成清膏。阿胶研成粗末，加适量黄酒浸泡后隔水炖烊入清膏中调匀，再加蜂蜜调匀收膏即成。每日早晚各服1食匙，温开水冲服。

【功效主治】平肝潜阳，活血化瘀。主治颈肩痛引及肩背为时已久。

【来源】本方来源于《冬令调补择膏方》。

【注意】如有感冒、发热、咳嗽、请暂停服用。服膏方期间，忌莱菔子、茶、咖啡。戒烟酒和甘肥辛辣食物。

全蝎川芎膏

【原材料】全蝎、良姜、柴胡、防风各20克，鹿角霜、细辛、桂枝、秦艽、白芷各25克，羌活、葛根、川芎各45克，透骨草10克，蔓荆子30克，米醋适量。

【制用法】将上述药材（米醋除外）共研为细末，用米醋调成膏状备用。用时，将膏贴敷于患处。

【功效主治】活血止痛。治颈椎病。

【验证】治疗患者80例，治愈49例，好转27例，无效4例。总有效率为95％。

肩周炎

肩周炎是肩关节周围炎症的简称，又称五十肩、冻结肩、漏肩风等。本病好发于45岁以上的中老年人，且多见于体力劳动者，右肩多于左肩，常为慢性发作。其主要症状为肩周围疼痛，关节活动受限和疼痛，尤以夜间疼痛为甚，有时可放射至肘、手及肩胛区，但无感觉障碍。肩周围持续疼痛，会使肩部筋肉痉挛，重者肌肉萎缩，肩关节各方向活动受限，有时因并发血管痉挛而发生上肢血液循环障碍，出现前臂及手部肿胀、发凉及手指活动疼痛等症状。

本病多由年老体弱、肝肾亏损、气血不足，以致筋失濡养，关节失利，加之创伤、劳损或风寒湿邪为诱因，致使气血瘀滞，痰浊瘀阻而发病。常食一些补肝益肾、补中益气、补血活血的食物，有利防止此病的发生。

追风膏

【原材料】葛根、白芷、海桐皮、秦艽、木瓜、红花各40克，川乌、草乌各100克，细辛、羌活、寄生、川椒各60克，水蛭30克，凡士林适量。

【制用法】将上述药材（凡士林除外）共研细末，用凡士林调成软膏。治疗时取适量敷于病变部位，约1厘米厚，加塑料膜覆盖，胶布固定。每5日换药1次，15日为1个疗程。

【功效主治】温经散寒，活血祛风，通络除痹。主治肩周炎。

【验证】60例患者配合马钱子散内服治疗1～3个疗程，痊愈45例，显效10例，有效2例，无效3例，总有效率95％。

遗精

遗精是指男子在非性交时出现的射精现象，发生在夜间睡梦中的称为

"梦遗"，发生在白天清醒时的称为"滑精"，以梦遗多见。

一般性成熟后的男子，每月有1～2次遗精，属正常生理现象，但遗精次数过频，甚至白天遗精者，则属病理现象。除少数因器质性疾病如前列腺炎等引起外，大多是功能性的，如思虑妄想、梦中情欲、长期手淫造成的性中枢和射精中枢处于易激状态；或因过度疲劳、神经衰弱引起内抑制减弱而使性中枢处于相对兴奋状态，加上思想过度集中在性方面也会刺激射精中枢，导致遗精，甚至可以在清醒时或有正常性生活的情况下发生。

中医认为遗精乃精关不固所致。情志不调、疲劳过度、手淫妄想、饮食失常等因素可以引起心火妄动、湿热下注、心脾亏损、肾虚不固，从而直接或间接影响精关的固摄功能，导致梦遗或滑精。遗精初起多为心火，湿热引起，久遗则以肾虚为主。

松子蜜膏

【原材料】松子仁、金樱子、枸杞子各125克，麦冬250克，制蜂蜜250克。

【制用法】除蜂蜜外，将上述各药共洗净入锅，加适量水旺火烧开后改用中火煎熬，直至汁剩一半时，将汁倒碗中。药中另加适量水重熬。如此3次，最后弃渣将这3次汁合并，再入锅煎煮至汁浓稠状时，干净纱布过滤，弃渣取汁，加入蜂蜜，并不断搅动收膏，待冷贮瓶备用。1日服食2次，每次5～10克，早晚温开水送服。

【功效主治】补气温胃，固精涩肠，养血明目，滋补五脏，润肌肤。适用于心神恍惚、饮食无味、遗精滑精者。

补肾固精膏

【原材料】熟地黄300克，山茱萸150克，山药150克，牡丹皮100克，茯苓150克，泽泻100克，芡实200克，金樱子150克，煅龙骨300克，煅牡蛎300克，莲子300克，沙苑子200克，菟丝子150克，太子参300克，黄芪300克，当归尾100克，制香附100克，阿胶300克，核桃仁250克，黑芝麻150克，蜂蜜200克，冰糖300克。

【制用法】将上述药材（最后5味除外）加适量水浸泡后共煎3次，将这3次煎液去渣取汁合并，加热浓缩成清膏，阿胶隔水炖烊，核桃仁和黑芝麻打成粉状，均冲入膏中，加蜂蜜、冰糖收膏即成。每日晨晚各1匙，温开水冲服。

【功效主治】补肾固精。主治肾虚不藏型遗精。症见遗精频作，头昏，目眩，耳鸣，健忘，心悸，失眠，腰酸，面色少华，精神萎靡，畏寒肢冷，舌淡白或偏红，脉细弱。

【加减】肢冷、畏寒者加附子100克，肉桂60克，鹿角胶（代）150克；腰膝酸软者加杜仲300克，牛膝150克，千年健150克。

双地锁阳膏

【原材料】生地黄300克，熟地黄300克，山茱萸150克，山药300克，金樱子200克，菟丝子200克，沙苑子200克，茯苓150克，泽泻100克，牡丹皮100克，芡实300克，莲子120克，煅龙骨300克，煅牡蛎300克，制何首乌300克，肉苁蓉200克，锁阳200克，骨碎补150克，枸杞子150克，木香50克，神曲100克，阿胶200，龟甲胶100克，蜂蜜400克，黄酒适量。

【制用法】将上述药材除阿胶、龟甲胶、蜂蜜、黄酒外，其余药材加适量水煎煮3次。将这3次煎液滤汁去渣，合并，加热浓缩为清膏。再将阿胶、龟甲胶研成粗末，加适量黄酒浸泡后隔水炖烊，冲入清膏中和匀，最后加蜂蜜收膏即成。每次15～20克，每日2次，温开水调服。

【功效主治】补肾壮阳。主治肾虚不藏型遗精。症见遗精频作，甚至滑精，头昏、目眩、耳鸣，腰酸，面白少华，畏寒肢冷，舌淡白或偏红，脉细弱。

滋阴去火膏

【原材料】生地黄300克，何首乌300克，龙齿300克，煅龙骨300克，煅牡蛎300克，山药200克，知母100克，黄柏100克，牡丹皮200克，山茱萸150克，枸杞子150克，女贞子150克，墨旱莲150克，茯苓120克，麦冬200克，天冬200克，泽泻150克，五味子150克，酸枣仁150克，石菖蒲150克，远志100克，龟甲胶350克，蜂蜜400克，黄酒适量。

【制用法】将上述药材除龟甲胶、蜂蜜、黄酒外，其余药材加水煎煮3次，滤汁去渣，将这3次滤液合并，加热浓缩为清膏。再将龟甲胶研成粗末，加适量黄酒浸泡后隔水炖烊，冲入清膏中和匀，最后加蜂蜜收膏即成。每次15～20克，每日2次，温开水调服。

【功效主治】滋阴降火。主治阴虚火旺型遗精。症见梦中遗精，夜寐不安，头目昏晕，心悸，精神不振，体倦无力，或兼小便短黄而有热感，舌质红，脉细数。

清热化湿膏

【原材料】猪苓300克，茯苓300克，煅牡蛎300克，车前子300克，黄柏150克，滑石200克，莲须200克，丹参200克，知母100克，神曲100克，制大黄100克，牡丹皮150克，苦参120克，石菖蒲100克，白术100克，苍术100克，陈皮60克，甘草60克，蜂蜜300克。

【制用法】将上述药材（蜂蜜除外）加适量水煎煮3次，滤汁去渣，将这3次滤液合并，加热浓缩为清膏，最后加蜂蜜收膏即成。每次15～20克，每日2次，温开水调服。

【功效主治】清热化湿。主治湿热内蕴型遗精。症见遗精频作，或尿时有精液外流，心烦少寐，口苦或渴，小便热赤或不爽，舌苔黄腻，脉濡数。

阳痿

阳痿指男子阴茎不能勃起或勃起不坚，不能进行正常的性生活。它是男子性功能障碍疾病之一。

正常男子的阴茎勃起可因视、听、触、想象等刺激，使大脑皮质的性兴奋冲动传递至勃起中枢，从而引起勃起。勃起时，大脑皮质除向勃起中枢发出兴奋冲动外，还连续不断地发出抑制勃起反射的冲动。当抑制作用过强时，就出现阳痿。阳痿分为功能性和器质性两类，以功能性阳痿最多见，常因长期手淫，纵欲过度，焦虑、抑郁、惊恐等强烈的情绪波动，造成性兴奋减弱，表现为性欲异常，在平时受性刺激时尚可有正常勃起，而在准备性交时或性交过程中情欲降低，不能勃起。而器质性阳痿则见于各种器质性疾病（如隐睾、睾丸萎缩、前列腺炎、精囊炎、糖尿病、心脏病、肝硬化、截瘫）及局部损伤、药物影响等，一般任何情况下都不能勃起，与功能性阳痿不同，但临床较少见。

中医认为阳痿多因先天肾阳亏损、房劳太过、思虑忧郁、惊恐受吓、过食肥甘引起肾阳虚衰、心脾两亏、肝经郁滞、湿热下注，导致筋脉弛缓、兴阳无力。其中肾阳虚者伴畏寒膝软，心脾亏者伴心悸气短，肝气郁者伴胁痛腹胀，湿热下注者伴阴部湿痒、口苦尿赤。

徐氏少膏

【原材料】山药450克，怀牛膝450克，白茯苓300克，炙远志300克，吉林人参粉（另包）100克，枸杞子300克，五味子300克，山茱萸300克，八角茴香300克，楮实子300克，巴戟天300克，绵杜仲500克，肉苁蓉300克，石菖蒲150克，白蒺藜350克，干蜈蚣粉（另包）100克，露蜂房粉（另包）100克，熟地黄、干地黄各500克，龟甲胶（另包）300克，鹿角胶（另包）300克，木糖醇（另包）100克，黄酒适量。

【制用法】将上述药材除粉、胶、木糖醇、黄酒外，其他药材先用自来水冲洗一遍后倒入紫铜锅内，加自来水浸泡一宿，头煎用武火煮沸后改用文火煮2小时。二、三煎如法煎煮各1小时。将这3次煎药汁合并后再用文火浓缩。另取一锅将龟甲胶、鹿角胶加黄酒适量隔水炖烊，一并加入浓缩药液中，膏将成时掺入干蜈蚣粉、露蜂房粉、吉林人参粉、木糖醇搅匀，再煮两沸收膏。膏成瓶装密封，冰箱冷藏备用。每日早晚各服1匙（约20克），温开水化开温服。

【功效主治】温阳益肾。主治阳痿。

【来源】此方为江苏省中医院男科主任中医师徐福松教授治疗阳痿（勃起障碍）之经验膏方。

鹿鞭茸膏

【原材料】鹿鞭一对，鹿茸30克，阿胶250克，冰糖、黄酒各适量。

【制用法】将上述诸药（冰糖、黄酒除外）择净，研为细末，同放在锅内，加入清水、黄酒各半，最后加冰糖文火熬膏即成。每次10克，每日2次，温开水冲服，或调入米粥中服食。

【功效主治】补肾壮阳，益肾暖宫。适用于肾阳虚所致的阳痿不举、性欲低下、宫寒不孕等。

滋阴补肾膏

【原材料】茯苓300克，生地黄、熟地黄各200克，金樱子200克，山茱萸150克，菟丝子200克，枸杞子200克，五味子150克，牡丹皮100克，泽泻100克，川断150克，桑寄生200克，知母100克，黄柏100克，川牛膝100克，女贞子150克，墨旱莲150克，丹参100克，车前子100克，郁金60克，陈皮60克，龟甲胶150克，鳖甲胶100克，蜂蜜400克，黄酒适量。

【制用法】将上述药材除龟甲胶、鳖甲胶、蜂蜜、黄酒外，其余药材加水煎煮3次，滤汁去渣，将这3次滤液合并，加热浓缩为清膏。再将龟甲胶、鳖甲胶研成粗末，加适量黄酒浸泡后隔水炖烊，冲入清膏中和匀，最后加蜂蜜收膏即成。每次15～20克，每日2次，温开水调服。

【功效主治】滋阴补肾。主治阴虚火旺型阳痿。多见于青壮年，有手淫史。阴茎能勃起，但临势即软，伴有心悸出汗，精神紧张，口渴喜饮，腰酸膝软，足跟疼痛，尿黄便干，舌红苔少，脉细数。

清热化湿膏

【原材料】猪苓、茯苓各300克，薏苡仁300克，木瓜300克，萆薢200克，柴胡100克，汉防己150克，虎杖150克，泽泻150克，黄柏100克，知母100克，川牛膝150克，苍术100克，茵陈蒿150克，当归100克，车前子300克，生地黄150克，神曲100克，山楂100克，龙胆60克，苦参90克，陈皮60克，甘草60克，蜂蜜400克。

【制用法】将上述药材（蜂蜜除外）加适量水浸泡，煎煮3次，过滤去渣取汁，将这3次滤液合并，加热浓缩成清膏，最后加蜂蜜收膏即成。每次15～20克，每日2次，温开水调服。

【功效主治】清热化湿。主治湿热下注型阳痿。多见于形体肥胖的人，或嗜食酒醇厚味的人。症见阳痿，阴茎痿软不举，阴囊潮湿，臊臭坠胀，甚则肿痛，尿后余沥，伴有肢体困倦，口干或苦，小便黄赤，大便黏滞，舌红，苔黄腻，脉滑数。

活血化瘀膏

【原材料】炒槟榔100看，全瓜蒌100克，赤芍100克，当归尾100克，桃仁100克，苏木100克，牡丹皮100克，丹参100克，川芎60克，枳壳60克，柴胡60克，制大黄60克，红花60克，蜂蜜300克。

【制用法】将上述药材（蜂蜜除外）加适量水浸泡，煎煮3次，过滤去渣取汁，将这3次滤液合并，加热浓缩成清膏，最后加蜂蜜收膏即成。每次15～20克，每日2次，温开水调服。

【功效主治】活血化瘀。主治血脉瘀滞型阳痿。多见于血管性阳痿的患者。或因跌打损伤，负重过度，强力行房等，损伤血络而阳痿不举，阴茎刺痛，舌质紫暗或有瘀点，脉细涩。

补血益肾膏

【原材料】党参200克，生龙骨300克，生牡蛎300克，白芍300克，石菖蒲300克，茯神300克，刺五加150克，生地黄、熟地黄各200克，山药150克，巴戟天150克，山茱萸150克，炙远志150克，菟丝子150克，当归90克，陈皮60克，柴胡90克，桂枝60克，炙甘草100克，龟甲胶100克，阿胶200克，蜂蜜400克，黄酒适量。

【制用法】将上述药材除阿胶、龟甲胶、蜂蜜、黄酒外，其余药材加水煎煮3次，滤汁去渣，将这3次滤液合并，加热浓缩为清膏。再将阿胶、龟甲胶研成粗末，加适量黄酒浸泡后隔水炖烊，冲入清膏中和匀，最后加蜂蜜收膏即成。每次15～20克，每日2次，温开水调服。

【功效主治】补血益肾。主治心肾不足型阳痿。症见多有性交受惊史。恐则伤肾，恐则气下。每临性生活时阴茎即痿，伴有胆怯多虑，心悸易惕，夜寐不安，遗精早泄，舌淡苔白，脉沉细。

养心益脾膏

【原材料】党参200克，炒白术200克，炙黄芪250克，核桃仁250克，茯神100克，炒酸枣仁100克，柏子仁100克，木香100克，炒当归100克，炙远志100克，黑芝麻150克，龙眼肉50克，炙甘草30克，阿胶200克，蜂蜜200克，黄酒适量。

【制用法】将上述药材除核桃仁、黑芝麻、阿胶、蜂蜜、黄酒外，其余药材加适量水煎煮3次，将这3次煎液过滤去渣取汁合并，加热浓缩成清膏。再将阿胶研成粗末，加适量黄酒浸泡后隔水炖烊，黑芝麻炒干后和核桃仁一同研成细粉，冲入清膏中和匀，最后加蜂蜜收膏即成。每日2次，每次15～20克，温开水冲服。

【功效主治】养心益脾。主治心脾两虚型阳痿。多见于脑力劳动者，因思虑忧郁，损伤心脾所致。症见阴茎勃起困难，伴有面色萎黄，不思饮食，精力疲乏，心悸少寐，大便溏薄，舌淡苔薄，脉细弱。

不育症

凡到达生育年龄的男子，结婚2年以上，未采取任何避孕措施，并且排除女方不孕因素，而不能生育者称为男子不育症。

男性生殖生理活动主要包括精子的产生、成熟、排出、精卵会合等几个过程，凡以上过程中任何一个环节受干扰，均可影响生育能力，包括：①因睾丸、前列腺或中枢病变导致精子发生障碍、精液成分异常，如各种先天性睾丸疾病、睾丸萎缩、睾丸发育不全、垂体功能减退症、慢性前列腺炎、精囊炎等；②因精道及副性腺病变导致精道阻塞，精子排出不畅，如附睾炎、附睾结核、先天性输精管缺如等。另外，因外生殖器畸形、性功能障碍，如阳痿早泄、不射精等也可使精液不能进入女性生殖道，引起不育症。此外，环境改变、精神紧张也不可忽视。

中医认为引起不育症的原因诸多，主要因肾虚精少、气血不和所致。至于某些器质性病变，如生殖器畸形、尿道上裂、尿道下裂等，非一般食物或药物可奏效。

补肾固精膏

【原材料】制黄精300克，菟丝子150克，制何首乌150克，党参150克，沙苑子150克，女贞子150克，枸杞子150克，覆盆子150克，五味子150克，车前子150克，泽泻100克，茯苓150克，怀山药100克，生地黄150克，牡丹皮150克，当归100克，肉苁蓉100克，白术100克，白芍100克，白菊花100克，金樱子150克，芡实150克，大枣250克，甘草60克，核桃仁250克，黑芝麻150克，阿胶150克，鹿角胶150克，冰糖300克，黄酒适量。

【制用法】将上述药材（最后6味除外）加适量水浸泡，煎煮3次，过滤去渣取汁，将这3次滤液合并，加热浓缩成清膏。核桃仁、黑芝麻均研成细粉，阿胶、鹿角胶加适量黄酒浸泡，隔水炖烊，与核桃仁、黑芝麻粉一并冲入清膏中和匀。最后加冰糖收膏即成。每日2次，每次15～20克，开水冲服。

【功效主治】补肾填精。主治肾精不足型男性不育症。症见婚久不育，阳事不举或遗精早泄、精液量少、清稀，伴腰膝酸软，头晕耳鸣症，健忘失眠，心悸，舌质淡苔薄白，脉沉细无力。

补肾益精膏

【原材料】生地黄150克，山药150克，生薏苡仁、熟薏苡仁各120克，茯苓120克，车前子（包煎）120克，苍术、白术各90克，厚朴90克，陈皮60克，山茱萸90克，羌活90克，黄柏90克，瞿麦90克，萆薢90克，牛膝90克，滑石（包煎）90克，泽泻90克，砂仁、蔻仁各（后下）30克，生甘草30克，白文冰500克。

【制用法】将上述药材（白文冰除外）加适量水煎煮3次，将这3次煎液过滤去渣取汁合并，加热浓缩成清膏。最后加入白文冰收膏。每晨1匙，温开水冲服。

【功效主治】补肾益精。主治湿热下注型男性不育症。症见阳事不兴，勃而不坚，死精子及畸形精子多，头晕身重，舌苔黄腻，脉象弦滑。

益气养血膏

【原材料】炙黄芪250克，炒党参180克，生地黄、熟地黄各150克，茯苓、茯神各120克，白术90克，白芍90克，当归90克，川芎90克，广木香60克，远志90克，制何首乌90克，炒黄精90克，陈皮60克，红花90克，川芎90克，川续断90克，杜仲90克，枸杞子120克，大枣90克，肉桂（后下）30克，炙甘草30克，鳖甲胶60克，陈阿胶90克，鹿角胶45克，白文冰250克，黄酒适量。

【制用法】将上述药材（最后5味除外）加适量水煎煮3次，将这3次煎液过滤去渣取汁合并，加热浓缩成清膏。鳖甲胶、陈阿胶、鹿角胶加适量黄酒浸泡后隔水炖烊，冲入清膏中和匀，最后加白文冰收膏即成。每晨1匙，温开水冲服。

【功效主治】益气养血，补虚扶正。主治气血虚弱型男性不育症。症见性欲低下，精子稀少，活动不良，面色萎黄，体倦乏力，舌淡苔薄，脉沉细弱。

填精补血膏

【原材料】淡附片（先煎）90克，生地黄、熟地黄各250克，巴戟天120克，山药150克，山茱萸100克，肉苁蓉90克，菟丝子90克，枸杞子90克，当归90克，杜仲90克，沙苑子90克，莲子肉90克，红花60克，韭菜子90克，蛇床子90克，补骨脂90克，陈皮60克，肉桂45克，木香30克，炙甘草30克，鳖甲胶60克，鹿角胶90克，白文冰250克，黄酒适量。

【制用法】将上述药材（最后4味除外）加适量水煎煮3次，将这3次煎液过滤去渣取汁合并，加热浓缩成清膏。鳖甲胶、鹿角胶加适量黄酒浸泡后隔水炖烊，冲入清膏中和匀，最后加白文冰收膏即成。每晨1匙，温开水冲服。

【功效主治】填精补血。主治肾阳虚型男性不育症。症见性欲减退，阳痿滑精、精子成活率低、活动力弱，四肢欠温，腰膝酸软，舌淡嫩，苔白滑，脉沉细。

滋阴补肾膏

【原材料】生地黄、熟地黄各250克，茯苓120克，山药120克，山茱萸100克，菊花90克，桑寄生90克，怀牛膝90克，芡实90克，莲肉90克，炒知母、炒黄柏各90克，五味子90克，女贞子120克，枸杞子120克，金樱子90克，沙苑子90克，牡丹皮60克，赤芍、白芍各90克，陈皮60克，泽泻90克，莲子心45克，鳖甲胶60克，鹿角胶90克，白文冰250克，黄酒适量。

【制用法】将上述药材（最后4味除外）加适量水煎煮3次，将这3次煎液过滤去渣取汁合并，加热浓缩成清膏。鳖甲胶、鹿角胶加适量黄酒浸泡后隔水炖烊，冲入清膏中和匀，最后加白文冰收膏即成。每晨1匙，温开水冲服。

【功效主治】滋阴补肾，敛精止遗。主治肾阴虚型男性不育症。症见梦遗早泄，性欲不减，精稠难化，头目眩晕，腰膝酸软，时觉烦热，舌红少苔，脉象细数。

清热益肝膏

【原材料】薏苡仁300克，海金沙300克，败酱草300克，车前子300克，土茯苓200克，川牛膝150克，苍术100克，白术150克，当归120克，生地黄150克，栀子100克，知母100克，黄柏100克，龙胆100克，泽泻120克，茯苓120克，柴胡100克，白花蛇舌草150克，陈皮60克，神曲100克，甘草60克，阿胶150克，冰糖400克，黄酒适量。

【制用法】将上述药材除阿胶、冰糖、黄酒外，其余药材加适量水煎煮3次，将这3次煎液过滤去渣取汁合并，加热浓缩成清膏。阿胶研成粗末，加适量黄酒浸泡后隔水炖烊，冲入清膏中和匀，最后再加冰糖收膏即成。每日2次，每次15～20克，温开水冲服。

【功效主治】补肝益肾，清热化湿。主治肝经湿热型男性不育症。症见小腹胀痛，小便黄赤或浑浊，口苦，舌红，苔黄腻。

活血化瘀膏

【原材料】生地黄300克，熟地黄300克，丹参200克，鸡血藤150克，桃仁100克，红花100克，当归100克，川芎100克，白芍100克，赤芍100克，牛膝100克，白术100克，牡丹皮100克，茯苓100克，鸡内金100克，陈皮100克，延胡索100克，女贞子150克，菟丝子150克，柴胡100克，枳壳100克，蜈蚣100克，砂仁

（后下）30克，木香60克，甘草100克，核桃仁250克，黑芝麻150克，阿胶300克，蜂蜜300克，冰糖300克，黄酒适量。

【制用法】将上述药材（最后6味除外）加适量水煎煮3次，将这3次煎液过滤去渣取汁合并，加热浓缩成清膏。核桃仁、黑芝麻研成细粉，阿胶加适量黄酒浸泡后隔水炖烊，与核桃仁、黑芝麻粉一并冲入清膏中和匀，最后加蜂蜜、冰糖收膏即成。每日2次，每次15～20克，温开水冲服。

【功效主治】活血化瘀。主治血脉瘀阻型男性不育症。症见婚久不育，静脉曲张，精液不化，局部可有刺痛感，舌暗，舌边有瘀斑或瘀点，脉细涩。

前列腺肥大

前列腺肥大，又称良性前列腺增生症，是一种前列腺明显增大而影响老年男性健康的常见病。现代医学认为：前列腺肥大与内分泌系统有关，是前列腺内层尿道腺和尿道下腺上皮细胞及基质增生、腺泡囊性扩张、结缔组织及平滑肌节样增生所致。中医认为前列腺肥大属"癃闭"范畴。

清热利湿膏

【原材料】萹蓄150克，车前子（包煎）300克，瞿麦100克，知母100克，黄柏100克，苍术100克，栀子100克，滑石100克，木通100克，生地黄100克，竹叶100克，甘草100克，肉桂60克，灯心草60克，阿胶150克，蜂蜜150克，冰糖250克。

【制用法】将上述药材（最后3味除外）浸泡后加适量水共煎3次，将这3次煎液去渣取汁合并，浓缩成清膏。阿胶隔水炖烊，冲入清膏中和匀，最后加蜂蜜、冰糖收膏即成。每日晨晚各1匙，用温开水冲服。

【功效主治】清利湿热。主治湿热蕴结型前列腺增生。症见小便量少难出，点滴而下，甚或小便点滴不畅，小腹胀满，口干不欲饮，舌红，苔黄腻，脉滑数。

温阳益脾膏

【原材料】熟地黄300克，山药300克，杜仲300克，夏枯草300克，茯苓200克，山茱萸200克，狗脊150克，车前子300克，川牛膝150克，怀牛膝150克，泽泻120克，制附子90克，牡丹皮150克，黄柏50克，浙贝母150克，火麻仁150克，郁李仁150克，陈皮60克，肉桂60克，鹿角胶100克，阿胶250克，蜂蜜300克，黄酒适量。

【制用法】将上述药材除鹿角胶、阿胶、蜂蜜、黄酒外，其余药材加适量水煎煮3次，将这3次煎液过滤去渣取汁合并，加热浓缩成清膏。鹿角胶、阿胶加适量黄酒浸泡后隔水炖烊，冲入清膏中和匀，最后加蜂蜜收膏即成。每日2次，每次15～20克，温开水冲服。

【功效主治】温阳益脾。主治脾肾阳虚型前列腺增生。症见小便频数，排尿无力，腰膝酸软，神疲乏力，形寒肢冷，舌淡苔白，脉沉细。

双地山药膏

【原材料】生地黄300克，熟地黄300克，山药300克，山茱萸120克，猪苓150克，麦芽150克，茯苓150克，牡丹皮150克，泽泻120克，女贞子150克，墨旱莲150克，菟丝子100克，石斛150克，枸杞子150克，海金沙150克，车前子（包煎）150克，牛膝150克，三七100克，龟甲胶100克，阿胶250克，蜂蜜300克，黄酒适量。

【制用法】将上述药材除阿胶、龟甲胶、蜂蜜、黄酒外，其余药材加适量水煎煮3次，将这3次煎液滤汁去渣，合并，加热浓缩为清膏。再将阿胶、龟甲胶研成粗末，加适量黄酒浸泡后隔水炖烊，冲入清膏中和匀，最后加蜂蜜收膏即成。每次15～20克，每日2次，温开水调服。

【功效主治】滋阴益肾。主治肾阴亏虚型前列腺增生。症见小便频数或淋漓不畅，时发时止，遇劳即发，经久不愈，或伴头晕耳鸣，舌红少苔或无苔，脉细数。

当归逐瘀膏

【原材料】茯苓150克，海金沙300克，萹蓄150克，瞿麦150克，石韦150克，当归尾100克，桃仁100克，红花100克，车前子（包煎）300克，泽泻100克，制大黄100克，穿山甲100克，芒硝100克，牛膝150克，黄芪150克，丹参100克，冬葵子150克，赤芍100克，阿胶200克，蜂蜜150克，冰糖250克，黄酒适量。

【制用法】将上述药材（最后4味除外）浸泡后加适量水共煎3次，将这3次煎液去渣取汁合并，加热浓缩成清膏。将阿胶加适量黄酒浸泡后隔水炖烊，冲入清膏中和匀，最后加蜂蜜、冰糖收膏即成，每日晨晚各1匙，用温开水冲服。

【功效主治】行瘀散结，通利水道。主治气血瘀阻型前列腺增生。症见小便滴沥而下，或尿如细线，甚者阻塞不通，小腹胀满疼痛，舌质紫暗，或有瘀点，脉涩。

【加减】如有腰膝酸软者，加杜仲300克、狗脊150克。

月经过多

月经过多是指连续数个月经周期中月经期出血量明显增多，周期基本正常，一次周期经量超过80毫升，系功能失调性子宫出血中的一类。正常的月经出血应为20～60毫升，超过80毫升为月经过多。月经过多，中医学又称"经水过多"，主要病因是冲任不固，经血失于制约而致血量增多。体质虚弱，或饮食劳倦，久病伤脾，使中气虚弱，气虚不能摄血，可致经血量多；或因素体阳盛、五志化火、过食辛辣使血分伏热，扰动血海，而致经量增多；或因经、产之后，瘀血停留，积于冲任，瘀血不去，新血不得归经，因而月经量多。多与"崩漏""月经先期""月经先后不定期""经期延长"等相关。

补气活血膏

【原材料】生黄芪300克，潞党参150克，大川芎100克，桃仁100克，炒当归100克，牡丹皮100克，川桂枝50克，茯苓100克，杜红花100克，制香附60克，路路通100克，紫丹参150克，川牛膝50克，棱莪术（各）150克，石见穿150克，石打穿150克，生牡蛎300克，赤芍、白芍各100克，皂角刺200克，夏枯草100克，龟甲150克，大熟地黄100克，炙鳖甲100克，生山楂200克，鸡内金100克，广陈皮60克，大生地黄100克，生蒲黄150克，五灵脂100克，女贞子150克，墨旱莲150克，大枣150克，制何首乌150克，桑椹150克，阿胶300克，冰糖500克，黄酒适量。

【制用法】将上述药材除鸡内金、阿胶、冰糖、黄酒外，其余药材加适量水煎煮3次，将这3次煎液过滤去渣取汁合并，加热浓缩成清膏。鸡内金焙干研细粉，阿胶加适量黄酒浸泡后隔水炖烊，与鸡内金粉一并冲入清膏中，最后加冰糖收膏即成。每日2次，每次15～20克，温开水冲服。

【功效主治】补气活血，化瘀。主治气滞血瘀型月经过多。症见月经量多，色暗红、有块，经期延长，心烦易怒，经前乳胀，腰酸如沉，头晕目眩，肢体倦怠，面色少华，切脉细弱，舌暗淡，苔薄腻。

益气补脾膏

【原材料】鸡血藤300克，仙鹤草300克，白芍300克，酸枣仁300克，山药300克，党参200克，茯苓200克，黄芪150克，当归100克，白术100克，黄精150克，墨旱莲200克，岗稔根200克，陈皮60克，砂仁60克，神曲100克，升麻50克，木香30克，甘草60克，阿胶350克，冰糖300克，黄酒适量。

【制用法】将上述药材（最后3味除外）加适量水煎煮3次，将这3次煎液过滤去渣取汁合并，加热浓缩成清膏。阿胶加适量黄酒浸泡后隔水炖烊，冲入清膏中和匀，最后加冰糖收膏即成。每于经前2～3天开始服用每日2次，每次15～20克，温开水冲服。可连服2～3个经期。

【功效主治】益气补脾。主治脾虚失统型月经过多。症见月经量多而色淡质稀，常伴有神疲乏力、面色苍白、食欲不振，舌淡，脉细。

清热化瘀膏

【原材料】墨旱莲300克，煅海螵蛸300克，苎麻根300克，地榆200克，生地黄300克，牡丹皮150克，黄芩100克，栀子60克，制大黄100克，槐花150克，白芍300克，赤芍100克，丹参150克，桃仁100克，郁李仁100克，天冬150克，麦冬150克，鸡血藤300克，神曲100克，陈皮60克，香附90克，甘草60克，龟甲胶100克，阿胶200克，蜂蜜300克，黄酒适量。

【制用法】将上述药材除龟甲胶、阿胶、蜂蜜、黄酒外，其余药材加适量水煎煮3次，将这3次煎液过滤去渣取汁合并，加热浓缩成清膏。龟甲胶、阿胶研成粗末，加适量黄酒浸泡后隔水炖烊，冲入清膏中和匀，最后加蜂蜜收膏即成。每于经前2～3天开始服用，每日2次，每次15～20克，温开水冲服。可连服2～3个经期。

【功效主治】清热化瘀。主治血瘀型月经过多。症见月经量多而色深红或紫红，质黏稠有血块，常伴有腰痛腹胀，面红口干，小便黄，大便干，舌暗红，脉细涩。

理气活血膏

【原材料】生地黄、熟地黄各100克，南沙参、北沙参各100克，西洋参100克，朝鲜白参90克，核桃仁400克，炙黄芪150克，潞党参150克，茯苓120克，全当归120克，川芎90克，赤芍120克，炙远志90克，广陈皮60克，五味子90克，醋柴胡90克，枸杞子120克，川楝子100克，扁桃仁90克，麦冬90克，枫斗90克，桔梗60克，六神曲120克，炒枳壳120克，桑寄生120克，肉苁蓉120克，山茱萸90克，炙鳖甲（先）120克，清砂仁（后下）30克，川断120克，杜仲120克，玉竹90克，肉桂心30克，焦白术90克，炙甘草60克，龟甲胶150克，阿胶200克，冰糖400克，黄酒适量。

【制用法】将上述药材除西洋参、朝鲜白参、龟甲胶、阿胶、冰糖、黄酒外，其余药材加适量水煎煮3次，将这3次煎液过滤去渣取汁合并，加热浓缩成清膏。西洋参、朝鲜白参另煎汁兑入清膏中，再将龟甲胶、阿胶研成粗末，加适量黄酒浸泡后隔水炖烊，冲入清膏中和匀，最后加冰糖收膏即成。每日2次，每次15～20克，温开水冲服。

【功效主治】理气活血。主治肾虚血瘀、脾虚气滞型月经过多。症见月经失调，经量颇多，伴小腹疼痛，经前乳房胀痛，心烦易怒，神疲乏力，口干欲饮，腰酸如折，耳鸣时作，大便干结，面色不华，色素沉着，畏寒纳可，寐安，苔薄有瘀点，脉沉。

清热凉血膏

【原材料】玄参300克，西洋参150克，麦冬300克，生地黄、熟地黄各300克，黄芩200克，黄柏120克，白芍200克，山药250克，续断120克，地榆120克，茜草150克，黄芪250克，白术200克，天花粉150克，甘草100克，阿胶250克，饴糖500克，黄酒适量。

【制用法】将上述药材除西洋参、阿胶、饴糖、黄酒外，其余药材加适量水煎煮3次，将这3次煎液过滤去渣取汁合并，加热浓缩成清膏。西洋参另煎汁兑入。阿胶研成粗末，加适量黄酒浸泡后隔水炖烊，冲入清膏中和匀，最后加饴糖收膏即成。每日2次，每次15～20克，温开水冲服。

【功效主治】清热凉血。主治血热型月经过多。症见月经超前、量多、色紫红、质黏稠、有血块，心烦口渴，苔黄，脉数有力。

健脾益肾膏

【原材料】焦潞党参120克，大熟地黄120克，合欢皮120克，煨金樱子120克，湘莲子120克，焦山楂90克，淡远志60克，炒川断120克，桑寄生120克，仙鹤草150克，伏龙肝150克，补骨脂60克，鸡冠花120克，炮姜炭60克，牛角90克，海螵蛸120克，制狗脊120克，炒酸枣仁90克，制何首乌120克，焦建曲90克，莲须90克，枸杞子90克，茯苓120克，炙绵芪120克，怀山药120克，覆盆子120克，广陈皮60克，椿根皮120克，当归头90克，核桃仁90克，龙眼肉90克，炒白术60克，西砂仁（后下）30克，陈阿胶150克，鹿角胶60克，冰糖250克，黄酒适量。

【制用法】将上述药材除核桃仁、陈阿胶、鹿角胶、冰糖、黄酒外，其余药材加适量水煎煮3次，将这3次煎液过滤去渣取汁合并，加热浓缩成清膏。核桃仁研成细粉，再将陈阿胶、鹿角胶研成粗末，加适量黄酒浸泡后隔水炖烊，与核桃仁粉一并冲入清膏中和匀，最后加冰糖收膏即成。每日2次，每次15～20克，温开水冲服。

【功效主治】健脾益肾。主治脾虚型月经过多。症见身体消瘦，月经无定期，或量多如崩，或淋漓日久方止，头晕神疲，夜寐不安，心悸气促，下肢酸软，时常便溏，脉弦细带数、重按则隐，舌略偏红，苔薄腻。

补气益血膏

【原材料】生地黄250克，黄芪250克，生龙骨250克，生牡蛎250克，生晒参150克，白术200克，升麻100克，炒艾叶120克，炮姜60克，海螵蛸250克，益母草300克，三七120克，蒲黄120克，五灵脂100克，补骨脂120克，炒续断120克，炒杜仲150克，白芍200克，茜草150克，炙甘草100克，阿胶250克，饴糖500克，黄酒适量。

【制用法】将上述药材除生晒参、阿胶、饴糖、黄酒外，其余药材加适量水煎煮3次，将这3次煎液过滤去渣取汁合并，加热浓缩成清膏。生晒参另煎汁兑入。再将阿胶研成粗末，加适量黄酒浸泡后隔水炖烊，冲入清膏中和匀，最后加饴糖收膏即成。每日2次，每次15～20克，温开水冲服。

【功效主治】补气益血。主治气虚型月经过多。症见经行超前、量多、色淡质稀，神疲乏力，气短懒言，舌淡，脉细缓。

痛经

痛经系指经期或月经前后发生的下腹疼痛、腰痛，甚至剧痛难忍的一种自觉症状。疼痛多在月经来潮后数小时，也可于经前 1～2 天开始，经期加重。临床表现为下腹坠胀痛，或下腹冷痛、绞痛，可放射至腰骶、肛门、会阴部。疼痛可持续数小时或 2～3 天，其程度因人而异。严重者面色苍白、四肢发冷，甚至晕厥，还可伴有恶心、呕吐、腹泻、尿频、头晕、心慌等症状。若为膜样痛经，在排出大块子宫内膜前疼痛加重，排出后疼痛减轻。本症多见于初潮后不久的青春期少女和未生育的年轻女性。

中医学认为，痛经的主要病理为情志不舒，肝气郁结，或感受寒凉，瘀阻经络，或体质虚弱，气血不足致气血运行不畅。

痛经可分为实证与虚证两类。

（1）实证

① 气滞血瘀：肝气不舒，气机不利，使气不能运血，致经血滞于胞中而作痛。

② 寒湿凝滞：经期淋雨，涉水感寒，或久居湿地及经期过食生冷之物，寒湿伤于下焦，客于胞宫，经血为寒湿所凝，运行不畅而作痛。

③ 血热瘀结：子宫本身炎症及盆腔附近脏器炎症，长期发热，热则血沸，热亦伤阴，阴耗则血滞。

（2）虚证　气血虚弱，平时气血不足，或大病久病气血受损，经血运行无力亦可导致痛经。

中医学将痛经又分为 5 种类型，针对不同病因辨证施治。

（1）气滞血瘀，偏于气滞　经前乳胀、胸胁胀痛、呃逆、小腹胀痛、烦躁易怒、经色紫黑量少、舌质暗、少苔、脉弦。治宜疏肝理气，佐以活血。

（2）气滞血瘀，偏于血瘀　经量少、腹痛、经期痛重于胀、痛如刀割、拒按、服止痛片不能止痛、下血块则痛减、血块色紫黑、舌质暗有瘀斑、脉沉迟。治宜行气活血，化瘀止痛。

（3）寒湿凝滞　经前或经期小腹发冷、按之痛重、经量少、色黑有块、四肢发凉、便溏、舌边紫、苔白腻、脉沉紧。治宜温经化湿，理气化瘀。

（4）血热瘀结（多见于炎症引起的痛经）　经前或经期腹痛下坠、腹部刺痛、痛比胀为重、身热或腹部发热、尿黄、经色紫红、质稠有臭味、舌质红、苔白腻、脉滑数。治宜清热凉血。

（5）气血虚弱　经期或经后小腹隐痛、按之则痛减、面色苍白、语音低微、身倦乏力、心跳气短、食欲减退、月经量少、色淡质稀、舌淡、苔薄白、脉细弱。治宜补气养血调经。

参芪补膏

【原材料】党参50克，黄芪100克，当归30克，大枣20枚，红糖100克。

【制用法】将上述前3味药加适量水煎煮2次，过滤去渣取汁500毫升；再将大枣文火炖烂取汁及枣泥入药汁，加红糖收膏。每次服30克，每日服3次。

【功效主治】补气补血。适用于气血虚弱型痛经。

黄芪补气膏

【原材料】黄芪300克，仙鹤草300克，党参250克，熟地黄200克，黄精150克，墨旱莲150克，女贞子150克，当归100克，川芎60克，白芍300克，桑椹150克，丹参200克，川牛膝100克，怀牛膝100克，香附100克，川楝子150克，延胡索150克，五灵脂100克，神曲100克，木香60克，陈皮50克，龟甲胶100克，阿胶200克，红糖300克，黄酒适量。

【制用法】将上述药材除龟甲胶、阿胶、红糖、黄酒外，其余药材加适量水煎煮3次，滤汁去渣，将这3次滤液合并，加热浓缩为清膏。再将龟甲胶、阿胶研成粗末，加适量黄酒浸泡后隔水炖烊，冲入清膏中和匀，最后加红糖收膏即成。每于经前10天开始服用，每次15～20克，每日2～3次，温开水调服。可连服3～6个经期。

【功效主治】补气养血。主治气血虚弱型痛经。症见经期或经后小腹隐痛、喜按、小腹空坠，月经量少、色淡质稀，神疲乏力，面色苍白，纳少便溏，舌质淡胖、苔薄白，脉细弱。

玫瑰花膏

【原材料】初开玫瑰花蕊50克，红糖适量。

【制用法】将玫瑰花去蒂，洗净，加清水500毫升，煎取浓汁，去渣后加入红糖，熬制成膏。每日服2～3次，每次1～2匙，用温开水送服。

【功效主治】理气活血。适用于气滞血瘀型痛经。

益气化瘀膏

【原材料】赤芍、白芍各200克，益母草300克，鸡血藤200克，当归150克，川芎100克，生地黄150克，桃仁150克，丹参200克，香附100克，川楝子150克，延胡索150克，槟榔100克，泽兰150克，川牛膝150克，桑寄生100克，神曲100克，木香90克，红花50克，甘草60克，红糖300克。

【制用法】将上述药材（红糖除外）加适量水煎煮3次，滤汁去渣，将这3次滤液合并，加热浓缩为清膏，最后再加红糖收膏即成。每于经前7～10天开始服用，每次15～20克，每日2～3次，温开水调服。可连服3～6个经期。

【功效主治】益气化瘀。主治气滞血瘀型痛经。症见小腹疼痛剧烈而拒按，大多发生在经前或经期，月经中常夹有血块，舌偏暗，脉细涩。

补气养血调经膏

【原材料】人参200克，黄芪200克，熟地黄200克，茯苓100克，炒白术100克，当归200克，川芎200克，白芍200克，香附50克，延胡索50克，炙甘草60克，阿胶300克，红糖300克，黄酒适量。

【制用法】将上述药材除人参、阿胶、红糖、黄酒外，其余药材加适量水煎煮3次，滤汁去渣，将这3次滤液合并，加热浓缩为清膏，人参另煎汁兑入。阿胶研成粗末，加适量黄酒浸泡后隔水炖烊，冲入清膏中和匀，最后加红糖收膏即成。每日2次，每次15～20克，温开水冲服。

【功效主治】益气补血。主治气血虚弱型痛经。症见经期或经净后，小腹隐痛，喜揉按，月经色淡量少、质稀，伴神疲乏力，面色苍白，舌淡苔薄，脉虚细。

舒筋通络膏

【原材料】生晒参60克，西洋参100克，炙黄芪100克，焦白术90克，防风60克，全当归120克，赤芍、白芍各90克，紫丹参90克，抚川芎60克，伸筋草100克，炒川断120克，桑枝、桑寄生各120克，益母草120克，制何首乌120克，络石藤150克，夜交藤120克，制杜仲120克，制狗脊120克，怀牛膝120克，制香附120克，黑芝麻120克，核桃仁120克，鸡血藤150克，炙川乌、炙草乌各15克，川桂枝30克，广地龙100克，女贞120克，桑椹120克，枸杞子120克，炒谷芽、炒麦芽各90克，焦山楂90克，炙甘草60克，陈阿胶300克，龟甲胶100克，小红枣（去核）120克，龙眼肉100克，白文冰400克，白蜜250克，黄酒适量。

【制用法】将上述药材除生晒参、黑芝麻、核桃仁、陈阿胶、龟甲胶、白文冰、白蜜、黄酒外，其余药材加适量水煎煮3次，滤汁去渣，将这3次滤液合并，加热浓缩为清膏。生晒参另煎汁兑入，黑芝麻、核桃仁研成粉，陈阿胶、龟甲胶研成粗末，加适量黄酒浸泡后隔水炖化，一并冲入清膏中和匀，最后加白文冰、白蜜收膏即成。每日2次，每次15～20克，温开水调服。

【功效主治】舒筋通络，补益气血。主治剖宫产后痛经。

温经散寒止痛膏

【原材料】全当归100克，大熟地黄120克，核桃仁250克，赤芍100克，川芎100克，肉桂30克，延胡索100克，川牛膝100克，炒艾叶60克，制香附120克，炙黄芪150克，吴茱萸30克，西红花30克，血竭20克，姜半夏100克，大枣50克，制没药60克，苏木100克，炒蒲黄（包）150克，五灵脂（包）150克，细辛20克，炙甘草60克，阿胶200克，鹿角胶200克，红糖250克，黄酒适量。

【制用法】将上述药材除核桃仁、阿胶、鹿角胶、红糖、黄酒外，其余药材加适量水煎煮3次，滤汁去渣，将这3次滤液合并，加热浓缩为清膏。核桃仁研成粉，阿胶、鹿角胶研成粗末，加适量黄酒浸泡后隔水炖化，一并冲入清膏中和匀，最后加红糖收膏即成。每于经前10天开始服用。每日2次，每次15～20克，温开水冲服。

【功效主治】温经散寒。主治寒湿凝滞型痛经。症见每行经腹痛难熬，伴恶心呕吐，量中，色暗，舌光苔薄，脉细。

补虚止痛膏

【原材料】党参250克，黄芪300克，白芍300克，熟地黄200克，当归150克，川芎60克，香附100克，延胡索150克，陈皮50克，川楝子150克，龟甲胶200克，阿胶200克，冰糖300克，黄酒适量。

【制用法】将上述药材除龟甲胶、阿胶、冰糖、黄酒外，其余药材加适量水煎煮3次，滤汁去渣，将这3次滤液合并，加热浓缩为清膏。再将阿胶、龟甲胶研成粗末，加适量黄酒浸泡后隔水炖烊，冲入清膏中和匀，最后加冰糖收膏即成。每于经前10天开始服用。每次15～30克，每日2～3次，温开水调服。可连服3～6个经期。

【功效主治】补虚止痛。主治虚证痛经。症见小腹疼痛而稍缓和，喜按，喜暖，腹痛大多发生在月经后期，月经量少而色淡。

闭经

正常发育的女性，一般在13～14岁月经即可来潮。但如果超过18岁，而仍无月经来潮，或月经周期已经建立，但又出现3个月以上（孕期、哺乳期除外）无月经者，总称为闭经。前者为原发性闭经，后者为继发性闭经。闭经患者常伴有腰酸乏力，精神疲倦，甚至头昏、失眠、毛发脱落等症状。生殖器官发育不良或畸形、神经及内分泌系统疾病、全身性疾病等都可引发闭经。本处所论闭经只限于功能失调所致，不包括先天性无子宫、无卵巢、阴道闭锁及生殖器肿瘤等器质性疾病所致的闭经。

中医学认为，闭经可分为虚实两类。虚者多因脾肾不足，肝肾阴亏，胞宫空虚，无血可行；实者多因寒凝或气滞血瘀，脉道闭塞不通，经血不得下行。

（1）脾肾不足　症见头晕耳鸣，腰膝酸软，倦怠乏力，纳少，气短，腹胀，便溏，面色晦暗，舌质淡，苔薄白，脉沉细或细弱。治宜益气养血，健脾补肾。

（2）肝肾阴亏　症见头晕目涩，腰膝酸软，心烦潮热，四肢麻木，带下量少，阴部干涩，夜寐梦多，甚则形体消瘦，面色萎黄，毛发脱落，性欲淡漠，舌质淡，苔薄白或薄黄，脉细无力。治宜滋补肝肾，养血填精。

（3）气血虚弱　症见倦怠乏力，气短懒言，头晕眼花，心悸失眠，毛发少泽，肌肤欠润，舌质淡，苔薄白，脉细弱。治宜益气养血，调经。

（4）气滞血瘀　症见烦躁易怒，情志抑郁，胸胁胀满，少腹刺痛或胀痛，腹部拒按，舌质暗或有瘀斑瘀点，苔薄白或薄黄，脉沉涩或细弦。治宜理气活血，化瘀通经。

（5）寒湿阻滞　症见神疲倦怠，形体渐胖，胸脘满闷，食少痰多，带下量多、色白质稠，舌质淡胖，苔白腻，脉滑。治宜燥湿化痰，活血通经。

香附桃仁膏

【原材料】香附2克，桃仁1克，水蛭1条。

【制用法】将前2味药研末，再同水蛭捣成膏状，敷于脐部，外贴伤湿止痛膏，2～3天1换。

【功效主治】活血通经。主治闭经。

补益气血膏

【原材料】生晒参150克，炙黄芪150克，云茯苓150克，大白术120克，炙甘草100克，大熟地黄150克，全当归150克，杭白芍150克，龙眼肉100克，枸杞子150克，楮实子120克，墨旱莲150克，女贞子150克，淫羊藿120克，肉苁蓉120克，川断肉150克，桑寄生150克，大枣100克，佛手干100克，春砂仁40克，鹿角胶60克，陈阿胶120克，陈黄酒250克，蜂蜜500克。

【制用法】将上述药材（生晒参和最后4味除外）用清水隔宿浸泡，水煎3次，将这3次煎液过滤去渣取汁合并，文火加热浓缩成清膏。生晒参另煎取汁。鹿角胶、陈阿胶用陈黄酒浸泡隔水炖烊，冲入清膏中，最后加蜂蜜和人参煎液趁热收膏。每早晚各服1匙，隔水蒸化。

【功效主治】补益气血，调摄冲任。主治闭经。

补血宁神膏

【原材料】熟地黄300克，制何首乌300克，益母草300克，党参200克，丹参300克，黄芪200克，白术100克，白芍200克，黄精200克，鸡血藤300克，山药300克，当归150克，川芎60克，陈皮60克，泽兰150克，酸枣仁300克，红花100克，桃仁150克，阿胶300克，红糖300克，黄酒适量。

【制用法】将上述药材除阿胶、红糖、黄酒外，其余药材加适量水煎煮3次，滤汁去渣，将这3次滤液合并，加热浓缩为清膏。再将阿胶研成粗末，加适量黄酒浸泡后隔水炖烊，冲入清膏中和匀，最后加红糖收膏即成。每次15～20克，每日2次，温开水调服。

【功效主治】补血宁神。主治血枯型闭经。症见月经由量少而渐至闭经，面色苍白或萎黄，神情疲乏，头晕耳鸣，心悸健忘，皮肤不润，舌淡苔薄，脉细。

川芎化瘀膏

【原材料】川芎100克，丹参300克，益母草300克，当归200克，赤芍150克，桃仁100克，红花100克，泽兰100克，三棱150克，莪术150克，凌霄花100克，香附100克，枳壳150克，牛膝150克，柴胡100克，石菖蒲150克，半夏100克，茯苓150克，陈皮100克，佛手100克，香橼100克，谷芽100克，甘草50克，阿胶300克，红糖300克，黄酒适量。

【制用法】将上述药材除阿胶、红糖、黄酒外，其余药材加适量水煎煮3次，滤汁去渣，将这3次滤液合并，加热浓缩为清膏。再将阿胶研成粗末，加适量黄酒浸泡后隔水炖烊，冲入清膏中和匀，最后加红糖收膏即成。每次15～20克，每日2次，温开水调服。

【功效主治】活血化瘀。主治血瘀型闭经。症见月经数月不来，心情抑郁，面色晦暗，或形体肥胖，带下量多，舌偏暗，苔薄腻，脉弦细或濡细。

补肝益肾膏

【原材料】大熟地黄150克，核桃仁250克，山茱萸120克，黑芝麻250克，怀山药120克，菟丝子120克，巴戟天120克，川杜仲120克，川续断120克，桑寄生120克，淫羊藿120克，鹿角片100克，桑椹150克，首乌藤150克，龙眼肉200克，石楠叶150克，川牛膝150克，潞党参150克，炙黄芪150克，炒白术100克，赤茯苓100克，小红枣200克，全当归150克，鸡血藤150克，益母草150克，紫丹参150克，泽兰叶120克，大川芎100克，川桂枝90克，鸡内金150克，合欢皮150克，制香附100克，小茴香60克，广陈皮90克，陈阿胶250克，冰糖300克，黄酒适量。

【制用法】将上述药材除核桃仁、黑芝麻、鸡内金、陈阿胶、冰糖、黄酒外，其余药材加适量水煎煮3次，滤汁去渣，将这3次滤液合并，加热浓缩为清膏。鸡内金、黑芝麻、核桃仁研成粉，陈阿胶研成粗末，加适量黄酒浸泡后隔水烊化，一并冲入清膏中和匀，最后加冰糖收膏即成。每日2次，每次15～20克，温开水冲服。

【功效主治】补肝益肾。主治肝肾不足型闭经。症见形体瘦弱，腰膝酸软，神疲乏力，舌暗淡、边有齿印，脉细。

调气活血膏

【原材料】马鞭草200克，紫丹参160克，生黄芪160克，牡丹皮100克，核桃仁200克，大枣200克，莲子肉200克，葛根120克，大熟地黄120克，潞党参120克，全当归120克，苍术、白术各60克，制黄精120克，合欢皮120克，黑芝麻120克，茯苓120克，路路通120克，巴戟天90克，山茱萸90克，淫羊藿120克，女贞子100克，广地龙100克，白芷100克，菟丝子120克，川杜仲120克，怀牛膝100克，鸡血藤120克，白蒺藜100克，煨木香90克，广郁金90克，石菖蒲60克，川芎60克，桃仁泥60克，蒲公英60克，柏子仁90克，炙甘草30克，龟甲胶100克，阿胶250克，冰糖250克，黄酒适量。

【制用法】将上述药材除核桃仁、黑芝麻、龟甲胶、阿胶、冰糖、黄酒外，其余药材加适量水煎煮3次，滤汁去渣，将这3次滤液合并，加热浓缩为清膏。黑芝麻、核桃仁研成粉，龟甲胶、阿胶研成粗末，加适量黄酒浸泡后隔水炖化，一并冲入清膏中和匀，最后加冰糖收膏即成。每日2次，每次15～20克，温开水冲服。

【功效主治】调气活血。主治气血不足、脾肾两亏型闭经。症见形体肥胖，头痛时作，腰酸神疲，舌淡，苔薄白边有齿印，脉濡细。

疏肝化滞膏

【原材料】丹参300克，桃仁300克，当归200克，川芎200克，香附150克，枳壳150克，川牛膝150克，赤芍200克，泽兰200克，红花150克，三棱150克，益母草300克，莪术150克，凌霄花100克，柴胡100克，甘草50克，红糖300克。

【制用法】将上述药材（红糖除外）用清水隔宿浸泡，水煎3次，将这3次煎液过滤去渣取汁合并，文火加热浓缩成清膏，最后再加红糖收膏即成。每日2次，每次15～30克，温开水冲服。

【功效主治】疏肝化滞。主治肝瘀血滞型闭经。症见月经数月不行，精神抑郁，烦躁易怒，胸胁胀满，少腹拒按或胀痛；或有形体肥胖，胸胁胀满，神疲倦怠，舌边紫暗或有瘀点，脉沉弦或沉涩，苔腻，脉滑。

不孕症

婚后2年、有规律性生活、未采取避孕措施而未能受孕，称之不孕症。从未有过妊娠者称为原发性不孕，如曾经孕育过，但未采取避孕措施2年以上未再孕，称之为继发性不孕。近年来，随着本病发病率的不断上升，众多医疗机构和学者都主张不孕症应以1年为限。根据其发病的原因，女性不孕症可以分为绝对性不孕和相对性不孕，前者主要指患者先天或者后天存在解剖生理方面的缺陷或异常而无法纠正者，后者则是指患者因某种因素阻碍受孕，导致的暂时性不孕，通过纠正、治疗后，仍能受孕者。

不孕症在中医书籍中又称"无子""全不产""绝产"等。按照中医辨证可分为虚实两类，虚证多因体质虚弱，气血不足，或房劳过度，肝肾虚衰，以致胞脉失养，不能摄精成孕；实证多因痰湿阻滞或气滞血瘀，以致胞脉受阻，不能受孕。临床按虚证和实证的不同而选用膏方调理。

补虚强身膏

【原材料】肉苁蓉300克，熟地黄300克，鸡血藤300克，白芍200克，山药200克，当归100克，紫河车1具，白术150克，茯苓150克，枸杞子200克，黄精150克，菟丝子150克，杜仲150克，桑寄生150克，补骨脂100克，锁阳150克，淫羊藿150克，香附100克，陈皮60克，谷芽100克，木香30克，炙甘草60克，鹿角胶100克，阿胶150克，龟甲胶100克，蜂蜜300克，黄酒适量。

【制用法】将上述药材除紫河车、龟甲胶、鹿角胶、阿胶、蜂蜜、黄酒外，其余药材加水煎煮3次，滤汁去渣，将这3次滤液合并，加热浓缩为清膏。紫河车研成细粉，再将龟甲胶、鹿角胶、阿胶研成粗末，加适量黄酒浸泡后隔水炖烊，冲入清膏中和匀，最后加蜂蜜收膏即成。每次15～20克，每日2次，温开水调服。可连服数料膏方。

【功效主治】补虚强身。主治虚证女性不孕。症见月经延期，量少色淡，性欲减退，头晕眼花，腰酸腿软，神疲倦怠，心悸失眠，舌淡，脉细。

益气化瘀膏

【原材料】丹参300克，鸡血藤300克，熟地黄200克，桃仁150克，红花100克，当归100克，白芍200克，赤芍150克，香附100克，茯苓300克，川牛膝150克，怀牛膝150克，柴胡100克，香附100克，郁金100克，厚朴100克，石菖蒲150克，佛手150克，香橼100克，陈皮90克，川芎60克，桂枝50克，甘草30克，鳖甲胶100克，阿胶150克，蜂蜜300克，黄酒适量。

【制用法】将上述药材除鳖甲胶、阿胶、蜂蜜、黄酒外，其余药材加适量水煎煮3次，滤汁去渣，将这3次滤液合并，加热浓缩为清膏。再将鳖甲胶、阿胶研成粗末，加适量黄酒浸泡后隔水炖烊，冲入清膏中和匀，最后加蜂蜜收膏即成。每次15～20克，每日2次，温开水调服。可连服数料膏方。

【功效主治】益气化瘀。主治实证女性不孕。症见月经先后不定，经色紫暗或有小血块，经期腹痛，精神抑郁，烦躁不安，或形体肥胖，胸闷乏力，面色少华，纳呆，舌偏暗，苔薄腻，脉细涩。

补益肾元膏

【原材料】生地黄、熟地黄各300克，全当归200克，炒赤芍、白芍各200克，紫丹参200克，醋柴胡150克，青皮、陈皮各100克，制香附200克，炒白术200克，茯苓200克，粉丹皮200克，山茱萸200克，淮山药200克，紫苏梗200克，炒延胡索200克，生蒲黄150克，五灵脂150克，广郁金120克，杜仲200克，川断200克，肉桂（后下）100克，干姜80克，小茴香80克，没药120克，川芎120克，生薏苡仁300克，熟酸枣仁400克，夜交藤250克，合欢皮250克，炙远志120克，鳖甲胶300克，阿胶300克，冰糖800克，黄酒适量。

【制用法】将上述药材除鳖甲胶、阿胶、冰糖、黄酒外，其余药材加适量水煎煮3次，滤汁去渣，将这3次滤液合并，加热浓缩为清膏，再将鳖甲胶、阿胶研成粗末，加适量黄酒浸泡后隔水炖烊，冲入清膏中和匀，最后加冰糖收膏即成。每次15～20克，每日2次，温开水调服。可连服数料膏方。

【功效主治】疏肝理气，活血化瘀，补益肾元。主治肝气失疏、瘀血内阻型不孕。症见月经周期尚准，临行少腹坠胀冷痛，有血块，5～7天干净，月经前后带下较多，色白质稠，夜寐易醒，婚后多年未孕，苔少，脉弱。

【注意】如感冒、发热则停服。

盆腔炎

慢性盆腔炎是指反复发作的下腹部疼痛、低热、疲劳、白带增多等病症。其病变部位局限于输卵管、卵巢和子宫旁的结缔组织。西医学认为，本病多因急性盆腔炎治疗不当、迁延日久而成，也有因盆腔炎急性期不明显，忽视了治疗而造成的。

本病属中医学"腹痛""带下"等证范畴。按照中医辨证可分湿热蕴结型、气滞血瘀型及肝肾不足型。湿热蕴结型多因洗涤用具不洁，或性交不洁等，使湿热病邪入侵，冲任失调所致；气滞血瘀型多因治疗不当，病邪久留，郁积于细胞中，使胞脉受阻，功能失常所致；肝肾不足型多因久病不愈，肝肾受损，使冲任功能失常，经脉不畅所致。

调气化滞膏

【原材料】桃仁200克，红花100克，乳香60克，没药60克，当归120克，川芎60克，赤芍150克，丹参300克，生地黄150克，柴胡100克，青皮90克，川楝子200克，延胡索150克，甘草30克，阿胶200克，蜂蜜300克，黄酒适量。

【制用法】将上述药材除阿胶、蜂蜜、黄酒外，其余药材加适量水煎煮3次，将这3次煎液过滤去渣取汁合并，加热浓缩成清膏。阿胶研成粗末，加适量黄酒浸泡后隔水炖烊，冲入清膏中和匀，最后加蜂蜜收膏即成。每日2次，每次15～20克，温开水冲服，温黄酒适量。

【功效主治】活血化瘀。主治气滞血瘀型盆腔炎。症见少腹刺痛，胀痛拒按，性交痛，白带增多，月经失调，神萎倦怠，面色晦暗，舌偏暗，脉细涩。

清热化瘀膏

【原材料】大枣500克，红藤300克，蒲公英150克，生晒参100克，桃仁120克，薏苡仁200克，牡丹皮100克，丹参150克，红花90克，生蒲黄（包煎）150克，核桃仁250克，牡蛎（先）300克，香附150克，延胡索200克，党参200克，黄芪300克，白术、白芍各120克，杜仲150克，川断120克，山药120克，女贞子120克，枸杞子150克，何首乌150克，芡实120克，淫羊藿150克，巴戟天120克，沙参120克，炙甘草50克，阿胶300克，鹿角胶150克，冰糖300克，饴糖100克，黄酒适量。

【制用法】将上述药材除生晒参、核桃仁、阿胶、鹿角胶、冰糖、饴糖、黄酒外，其余药材加适量水煎煮3次，将这3次煎液过滤去渣取汁合并，加热浓缩成清膏。生晒参另煎取汁兑入，核桃仁研成细粉，阿胶、鹿角胶研成粗末并加适量黄酒浸泡后隔水炖烊，一并冲入清膏中和匀，最后加冰糖、饴糖收膏即成。每日2次，每次15～20克，温开水冲服。

【功效主治】清热化瘀。主治气滞血瘀型盆腔炎。

清热化湿膏

【原材料】金银花300克，红藤300克，紫花地丁300克，生鳖甲300克，玄参150克，茵陈蒿200克，连翘200克，败酱草150克，蒲公英300克，延胡索150克，生蒲黄150克，香附100克，椿根皮200克，鸡冠花150克，黄柏100克，川牛膝150克，土牛膝150克，陈皮90克，谷芽100克，琥珀粉20克，甘草50克，阿胶100克，白砂糖400克，黄酒适量。

【制用法】将上述药材除阿胶、琥珀粉、白砂糖、黄酒外，其余药材加适量水煎煮3次，滤汁去渣，将这3次滤液合并，加热浓缩为清膏。再将阿胶研成粗末，加适量黄酒浸泡后隔水炖烊，冲入清膏中和匀，加入琥珀粉调匀，最后再加白砂糖收膏即成。每次15～20克，每日2次，温开水调服。

【功效主治】清热化湿。主治湿热蕴结型盆腔炎。症见少腹隐痛，低热起伏，带多秽臭、色黄，小便短赤，口苦口腻，苔黄腻，脉濡数。

补肝益肾膏

【原材料】熟地黄200克，山茱萸150克，怀山药300克，菟丝子150克，杜仲100克，茯苓300克，川芎30克，白芍150克，枸杞子150克，延胡索100克，鸡血藤300克，香附150克，龟甲胶250克，蜂蜜300克，黄酒适量。

【制用法】将上述药材除了龟甲胶、蜂蜜、黄酒外，其余药材加适量水煎煮3次，将这3次煎液过滤去渣取汁合并，加热浓缩成清膏。龟甲胶研成粗末，加适量黄酒浸泡后隔水炖烊，冲入清膏中和匀，最后加蜂蜜收膏即成。每日2次，每次15～20克，温开水冲服。

【功效主治】补肝益肾。主治肝肾不足型盆腔炎。症见少腹酸痛，腰膝酸软，带多质稀，头晕眼花，疲乏无力，舌淡，脉沉细。

月经不调

　　月经不调是妇女的常见病，指的是月经的周期、经期、经量、经色、经质异常。月经不调包括的范围广，是一组妇科病的总称。

　　中医认为，本病主要是由于郁怒忧思、过食辛辣寒凉食物、经期受寒湿，或忽视卫生，以及多病久病等内外因素，导致气血不调、脏腑功能失职、冲任两脉损伤而成。

玫瑰花蕊红糖膏

【原材料】玫瑰花蕊（初开，去心蒂）300朵，红糖500克。

【制用法】将玫瑰花蕊在锅内煎成浓汁，去渣后加入红糖，熬成膏服用。每日2次，每次10克，开水冲服。

【功效主治】温经活血。适用于月经不调。

凉血养阴膏

【原材料】黄芪250克，茜草250克，益母草250克，牡丹皮250克，地骨皮250克，党参150克，西洋参150克，白芍150克，熟地黄250克，青蒿120克，黄柏120

克，茯苓150克，地榆150克，蒲黄120克，三七粉100克，阿胶200克，饴糖500克，黄酒适量。

【制用法】将上述药材除西洋参、三七粉、阿胶、饴糖、黄酒外，其余药材加适量水煎煮3次，将这3次煎液过滤去渣取汁合并，加热浓缩成清膏。西洋参另煎汁兑入，阿胶研成粗末，加适量黄酒浸泡后隔水炖烊，和三七粉一起冲入膏中调匀，最后加饴糖收膏即成。每日2次，每次15～20克，温开水冲服。

【功效主治】凉血养阴。主治阴虚血热型月经不调。症见经来先期，量多，色深红或紫红，质黏稠；或伴有心烦，面红口干，小便短黄，大便燥结；舌质红，苔黄，脉数或滑数。

扶阳祛寒调经膏

【原材料】地黄250克，炙黄芪250克，淫羊藿250克，当归200克，吴茱萸100克，桂枝120克，白芍200克，川芎120克，牡丹皮150克，生晒参150克，法半夏120克，麦冬250克，补骨脂120克，巴戟天150克，艾叶120克，香附120克，续断120克，生姜60克，甘草100克，阿胶250克，饴糖500克，黄酒适量。

【制用法】将上述药材除生晒参、阿胶、饴糖、黄酒外，其余药材加适量水煎煮3次，将这3次煎液过滤去渣取汁合并，加热浓缩成清膏。生晒参另煎汁兑入，阿胶研成粗末，加适量黄酒浸泡后隔水炖烊，冲入清膏中调匀，最后加饴糖收膏即成。每日2次，每次15～20克，温开水冲服。

【功效主治】扶阳祛寒。主治阳虚血寒型月经不调。症见月经延后，量少，色淡红，质清稀，小腹隐痛，喜暖喜按，腰酸无力，小便清长，大便稀溏，舌淡，苔白，脉沉迟或细弱。

补脾益气膏

【原材料】党参120克，生晒参150克，煅龙骨250克，黄芪250克，当归120克，升麻100克，柴胡120克，白术150克，白茯苓150克，远志120克，山药150克，菟丝子150克，杜仲120克，大枣120克，甘草100克，龙眼肉150克，陈皮60克，砂仁45克，鹿角胶150克，阿胶250克，蜂蜜500克，黄酒适量。

【制用法】将上述药材除生晒参、鹿角胶、阿胶、蜂蜜、黄酒外，其余药材加适量水煎煮3次，将这3次煎液过滤去渣取汁合并，加热浓缩成清膏。生晒参另煎汁兑入，鹿角胶、阿胶研成粗末，加适量黄酒浸泡后隔水炖烊，冲入清膏中调匀，最后加蜂蜜收膏即成。每日2次，每次15～20克，开水冲服。

【功效主治】补脾益气。主治脾气虚型月经不调。症见月经周期提前，或经血量多，色淡红，质清稀，神疲肢倦，气短懒言，小腹空坠，纳少便溏，舌淡红，苔薄白，脉细弱。

健脾益肾膏

【原材料】仙鹤草200克，生黄芪200克，川杜仲180克，川续断180克，桑寄生150克，山茱萸150克，枸杞子150克，炙狗脊150克，石楠叶150克，女贞子150克，益母草150克，鸡血藤150克，炒淮山药150克，生薏苡仁150克，焦山楂150克，核桃仁250克，龙眼肉200克，黑芝麻250克，小红枣200克，煨金樱子150克，墨旱莲150克，潞党参150克，云茯苓150克，紫石英150克，杭白芍150克，炒当归150克，桃仁泥100克，制香附100克，焦白术100克，广陈皮90克，大川芎90克，赤石脂90克，炙升麻60克，炙甘草60克，炮姜炭60克，吉林参50克，阿胶250克，冰糖300克。

【制用法】将上述药材除核桃仁、龙眼肉、黑芝麻，小红枣、阿胶、冰糖外，其余药材加适量水煎煮3次，每次煎煮2小时，过滤去渣取汁。将3次煎汁再入锅中，文火加热浓缩为清膏，加入阿胶（烊）、核桃仁、龙眼肉、黑芝麻、小红枣、冰糖收膏即成。每次10克，每日2次，用温开水送服。

【功效主治】健脾益肾，固冲调经。主治脾肾两虚型月经不调。症见经行淋漓不净，腰酸疲乏，舌淡苔薄，脉细滑。

【来源】本方来源于上海中潭医院中医专家刘春天教授经验方。

疏肝理气膏

【原材料】炒当归200克，赤芍、白芍各100克，软柴胡60克，云苓、茯神各120克，炒白术100克，牡丹皮、丹参各100克，淮小麦300克，生甘草30克，王不留行100克，山慈菇100克，怀山药150克，生地黄、熟地黄各100克，细砂仁30克，福泽泻100克，山茱萸100克，益母草200克，抚川芎60克，生黄芪300克，太子参150克，煅牡蛎300克，炒谷芽、炒麦芽各150克，夏枯草200克，海藻120克，广郁金150克，制香附100克，仙茅100克，淫羊藿150克，肥知母100克，玉竹150克，制黄精120克，益智150克，覆盆子150克，金樱子150克，桑椹150克，炒川断150克，炒杜仲150克，皂角刺300克，广陈皮60克，鸡血藤150克，制何首乌100克，败酱草300克，川楝子100克，生晒参100克，西洋参50克，龟甲胶、鹿角胶各100克，鳖甲胶100克，阿胶300克，冰糖250克，饴糖250克，黄酒适量。

【制用法】将上述药材除生晒参、西洋参、龟甲胶、鳖甲胶、鹿角胶、阿胶、冰糖、饴糖、黄酒外，其余药材加适量水煎煮3次，将这3次煎液过滤去渣取汁合并，加热浓缩成清膏。西洋参、生晒参另煎汁兑入清膏，龟甲胶、鹿角胶、鳖甲胶、阿胶研成粗末，加适量黄酒浸泡后隔水炖烊，冲入清膏中调匀，最后加冰糖、饴糖收膏即成。每日2次，每次15～20克，温开水冲服。

【功效主治】疏肝理气。主治肝肾不足型月经不调。症见经行后期，经量偏少，脾气急躁，经前乳胀，大便欠实次多，疲惫乏力，腰酸尿频，脉细，舌红苔薄腻。

补气益血膏

【原材料】益母草200克，艾叶炭100克，炮姜炭100克，地榆炭100克，侧柏叶炭100克，仙鹤草200克，桑寄生150克，川续断200克，炙黄芪200克，潞党参200克，云茯苓200克，焦白术200克，炙甘草200克，炒当归200克，白芍200克，生地黄200克，熟地黄200克，龙眼肉150克，枸杞子200克，女贞子200克，茅根炭、槐花炭各80克，血余炭80克，菟丝子200克，淫羊藿200克，大枣150克，木香150克，陈皮200克，砂仁50克，三七粉50克，酸枣仁150克，丹参200克，穞豆衣200克，制何首乌200克，桑椹200克，阿胶200克，冰糖500克，黄酒适量。

【制用法】将上述药材除三七粉、阿胶、冰糖、黄酒外，其余药材加适量水煎煮3次，将这3次煎液过滤去渣取汁合并，加热浓缩成清膏。阿胶研成粗末，加适量黄酒浸泡后隔水炖烊，连同三七粉一同倒入清膏中和匀，最后加冰糖收膏即成。每日2次，每次15～20克，温开水冲服。

【功效主治】补气益血。主治气血亏损型月经不调。症见月经不调，每逢经来淋漓不尽，量多，经色淡，面目虚浮，精神疲惫，少腹隐痛，腰膝酸软，夜不能寐，舌质淡，略胖，苔薄白，脉象细弱无力。

益气养血膏

【原材料】潞党参200克，云茯苓200克，焦白术200克，炙甘草200克，炒当归200克，白芍200克，熟地黄200克，川芎200克，制何首乌200克，山茱萸200克，菟丝子200克，桑寄生150克，川续断200克，益母草200克，酸枣仁150克，阿胶200克，蜂蜜200克，黄酒适量。

【制用法】将上述药材除阿胶、蜂蜜、黄酒外，其余药材加适量水煎煮3次，将这3次煎液过滤去渣取汁合并，加热浓缩成清膏。阿胶研成粗末，加适量黄酒浸泡后隔水炖烊，冲入清膏中和匀，最后加蜂蜜收膏即成。每年10月至次年1月开始服用，每日2次，每次15～20克，空腹服用。症状完全缓解后，可适当减量至每日1次。3个月为1疗程。

【功效主治】益气养血。主治气血亏损型月经不调。

疏肝清热调经膏

【原材料】牡丹皮250克，栀子100克，当归120克，白芍150克，柴胡120克，白术120克，茯苓150克，薄荷60克，茜草150克，地榆120克，牡蛎300克，泽兰150克，益母草300克，香附120克，延胡索210克，川楝子100克，炙甘草100克，阿胶150克，饴糖500克，黄酒适量。

【制用法】将上述药材除阿胶、饴糖、黄酒外，其余药材加适量水煎煮3次，将这3次煎液过滤去渣取汁合并，加热浓缩成清膏。阿胶研成粗末，加适量黄酒浸泡后隔水炖烊，冲入清膏中和匀，最后加饴糖收膏即成。每日2次，每次15～20克，温开水冲服。

【功效主治】疏肝清热，凉血调经。主治肝郁血热型月经不调。症见月经提前，量多或量少，经色深红或紫红，质稠，经行不畅，或有血块；或少腹胀痛，或胸闷胁胀，或乳房胀痛，或烦躁易怒，口苦咽干；舌红，苔薄黄，脉弦数。

乳腺增生

乳腺增生是乳腺上皮和纤维组织增生，导致乳腺结构紊乱，既非炎症也非肿瘤的良性增生性疾病。主要表现为乳房胀痛和多发性乳房结块，并多随月经周期或情志改变而变化，是中青年妇女的常见病、多发病，其发病率居乳腺疾病首位，占60%～70%。属于中医学"乳癖"的范畴。

（1）肝气郁结　肝主疏泄，肝气宜舒畅而通达，宜升发而疏散。若情志不畅，郁久伤肝，致气机郁滞，蕴结于乳房脉络，经脉阻塞不通，不通则痛，故乳房疼痛；肝气郁久化热，灼津为痰；肝郁气血运行失畅，气滞痰凝血瘀结聚结成块，故见乳房结块，每随喜怒而消长。陈实功认为本病从因"恼怒伤肝，郁结而成也"，强调乳癖的发生与肝气郁结有关。

（2）肝郁脾虚　脾胃为后天之本，气血生化之源，水湿津液运化之枢纽。肝属木，主疏泄，脾属土，主运化。木郁则土衰，肝病易传脾。若思虑太过伤脾，或肝郁横逆犯脾，脾失健运，升降失常。若一旦肝随脾虚，生化、气化、运化失常，津液失于收纳、敷布，水湿失于运化，内聚即为痰浊，痰浊凝结于乳房而发为乳癖。

（3）肝肾不足，冲任失调　肾为五脏之本，肾气化天癸，天癸激发冲任，冲任下起胞宫，上连乳房，冲任之气血，上行为乳，下行为经。若肝肾不足，冲任失调，气血瘀滞，结聚于乳房，则引发本病。

本病之基本病理变化，不外虚实两端，病理属性为本虚标实。肾气不足、冲任失调为病之本；肝郁气滞、痰瘀失阻于乳络为病之标。本病病位在乳，其病变与肝肾及冲任两脉尤为相关。

天冬枯草膏

【原材料】天冬（去心）3000克，夏枯草、浙贝母（打碎块）、鹿角片（打碎各1000克，冰糖500克。

【制用法】将上述药材除冰糖外放入大陶罐内加冷水浸泡2～3小时，煎沸60分钟，过滤；药渣再加冷水煎沸30～40分钟，过滤。2次药汁混合入砂锅内，先武火煎至3500毫升，加入冰糖（白糖亦可），再煎数沸使糖全部溶化，待凉装瓶密封备用。每次1汤匙，饭后1小时温开水冲服，每日3次，1个月为1个疗程。

【功效主治】疏肝理气，解郁化痰，消瘀散结。主治乳腺增生。

柴胡散结膏

【原材料】软柴胡90克，广郁金100克，川楝子100克，全当归150克，炒白芍120克，白茯苓150克，炒白术120克，全瓜蒌100克，浙贝母100克，制半夏90克，制天南星100克，生牡蛎150克，山慈菇150克，夏枯草120克，川芎100克，西红花30克，西洋参150克，生晒参100克，阿胶200克，龟甲胶150克，鳖甲胶150克，大枣150克，核桃仁150克，冰糖250克，蜂蜜100克。

【制用法】将上述药材（最后9味除外）浸泡后加适量水共煎3次，将这3次煎液去渣取汁合并，加热浓缩成清膏。西洋参、生晒参另煎取汁，阿胶、龟甲胶、鳖甲胶隔水炖烊，加大枣、核桃仁、冰糖、蜂蜜收膏即成，每日晨晚各1匙，用温开水冲服。

【功效主治】疏肝解郁，化痰散结。主治肝郁痰凝型乳腺增生。多见于青壮年女性。症见乳房疼痛、肿块随喜怒消长，伴有胸闷胁胀、善郁易怒、失眠多梦、心烦口苦，苔薄黄，脉弦滑。

疏肝理气膏

【原材料】西洋参100克，生晒参200克，炙黄芪300克，潞党参300克，白术200克，云茯苓200克，麦冬100克，白芍100克，川朴50克，枫实50克，佛手片50克，大腹皮50克，紫苏梗50克，谷芽、麦芽各50克，广郁金150克，制香附50克，川芎100克，紫丹参300克，赤芍100克，淫羊藿150克，肉苁蓉150克，鹿角片100克，天冬100克，全当归300克，何首乌200克，生地黄、熟地黄各200克，滁菊花50克，黄芩50克，核桃仁150克，大枣150克，枸杞子100克，阿胶400克，饴糖200克，冰糖250克，黄酒适量。

【制用法】将上述药材除西洋参、生晒参、核桃仁、阿胶、饴糖、冰糖、黄酒外，其余药材加适量水煎煮3次，将这3次煎液过滤去渣取汁，加热浓缩成清膏。生晒参、西洋参另煎汁兑入清膏，核桃仁研成细粉也兑入；阿胶研成粗末，加适量黄酒浸泡后隔水炖烊，冲入清膏中和匀，最后加饴糖、冰糖收膏即成。每日早晚各1次，每次15～20克，温开水冲服。

【功效主治】疏肝理气。主治肝气郁滞型乳腺增生。症见双乳经前胀痛，两乳外上象限可及片状肿块、质地坚韧、有触痛，胸胁胀满，便有时干或稀薄不调，舌红，苔薄，脉细。

柔肝和胃膏

【原材料】生晒参50克，潞党参150克，炙黄芪150克，白茯苓150克，炒白术150克，全当归150克，大白芍200克，紫丹参150克，枸杞子150克，墨旱莲150克，淫羊藿150克，肉从蓉150克，广郁金150克，制香附120克，旋覆梗200克，煅瓦楞子150克，川芎100克，茶树根150克，炙甘草100克，淮小麦200克，大枣100克，生石决200克，阿胶150克，冰糖300克，黄酒适量。

【制用法】将上述药材除生晒参、阿胶、冰糖、黄酒外，其余药材加适量水煎煮3次，将这3次煎液过滤去渣取汁，加热浓缩成清膏。生晒参另煎汁兑入清膏；阿胶研成粗末，加适量黄酒浸泡后隔水炖烊，冲入清膏中和匀，最后加冰糖收膏即成。每日早晚各1次，每次15～20克，温开水冲服。

【功效主治】益气养血，柔肝和胃。主治乳房小叶增生。

乳腺炎

乳腺炎以初产妇多见，常因乳头皲裂、畸形、内陷和乳汁瘀积而诱发。致病菌主要为金黄色葡萄球菌或链球菌。如果炎症得不到及时治疗或控制，易形成乳房脓肿。中医学称之为"乳痈"。急性乳腺炎在临床上主要表现为：畏寒、发热等全身性症状；乳腺肿胀疼痛，肿块界限不清，触痛明显，皮肤表面发红，肿胀明显时，腋下可扣及肿大淋巴结，如脓肿形成时，乳头可排出脓液。中医学认为，本病多因情志影响，急怒忧郁，肝气不疏，以致乳汁排泌不畅，气滞血瘀，壅聚肿硬。或因产后饮食不节，过食腥荤厚味，胃肠热盛，复感毒热之邪，毒热壅阻而成痈，热盛肉腐而成脓。

肝郁、胃热是乳腺炎发病的内在基础。由于肝郁和胃热，再感受毒热外邪，毒热壅盛，瘀滞的乳汁被腐，逐渐扩散而发病。

（1）初期　发热恶寒，乳房胀痛肿硬，或有轻度水肿及压痛，尚无明显波动，伴有发热、口干口渴、大便干燥、脉数。治宜清热解毒，理气活血。

（2）脓肿期　肿块增大、疼痛加重，乳房胀满，皮色嫩红，壮热不退，时有寒战，口渴喜饮，舌红苔黄腻，脉弦数。如局部触摸有波动感，为脓已形成。治宜清热解毒，活血透脓。

（3）破溃期　脓肿日久、张力较大，自行破溃或手术切开后毒随脓泄，肿消痛减，热势渐退，疲乏无力，时有低热，食欲不振，舌胖偏淡，苔白或少苔，脉细数。如脓出不畅，肿痛不减，热势不退，仍以脓肿期治法治之。

也可见肿消缓慢，或溃脓清稀，久不收口者。治宜补益气血，扶正托毒。

大黄公英膏

【原材料】大黄粉10克，蒲公英粉15克，食醋适量。

【制用法】将适量食醋放入金属器皿中，置于火上煮沸后，加入大黄粉、蒲公英粉调成糊状，趁热敷于肿块处（温度以可以耐受为宜），外用纱布包扎，同时以盛装热水的热水袋覆于大黄公英膏上保温。间隔1小时用吸奶器吸取乳汁1次，吸乳时辅以瓷汤勺把柄从乳根向乳头推刮，促使乳汁外排，如此反复进行。本法热敷患乳时间为5～10小时。

【功效主治】解毒活血，散瘀止痛。主治乳腺炎。

【验证】用本方治疗患者50例，1个肿块硬结的27例，2～3个肿块的11例，患者均在8小时内乳内肿块硬结消失，肿胀疼痛及伴随症状消除；12例患者乳内肿块在3个以上，肿胀疼痛及恶寒发热等症状较重，用本法均在10小时内治愈，其中有3例因肿痛剧烈而加用抗生素治疗。

公英绿豆膏

【原材料】蒲公英根500克，绿豆250克，鸡蛋清适量。

【制用法】春天采挖蒲公英根晒干研成细末，绿豆用文火炒成微灰色，研成细末，混匀，装瓶封存备用。将上两味细末适量用鸡蛋清调成膏状，敷于患处表面，外敷无菌纱布4～6层，胶布固定，每日换药3次。

【功效主治】清热解毒。主治早期急性乳腺炎。

瓜蒌牛蒡膏

【原材料】全瓜蒌、牛蒡子、金银花、紫花地丁各12克，蒲公英20克，黄芩、炒栀子、连翘各10克，通草、丝瓜络、生甘草各5克，白糖适量。

【制用法】将上述药材除白糖外加适量水煎2次，将这2次煎液过滤去渣取汁合并，加热浓缩成清膏，最后加适量白糖，文火收膏即可。每日3次，每次15～20克，温开水冲服。

【功效主治】通络消肿。主治急性乳腺炎。

【加减】乳汁壅滞者加鹿角霜9克，漏芦9克，王不留行9克，路路通9克；乳汁过多者加生山楂30克，生麦芽60克；有肿块者加赤芍9克，川芎9克，当归12克；偏热盛者加生石膏24克，鲜生地黄15克；偏于气郁者加金铃子9克，合欢皮9克，炒枳壳6克。

白带

　　白带指阴道流出的白色分泌物，有病理性和生理性之分。其中生理性白带指正常妇女阴道内分泌的少量无色或略带白色、无臭、黏而不稠的液体，具有滑润阴道黏膜的作用。病理性白带指妇女阴道内流出的量较多的白色黏液，其质地黏稠，如涕如唾，而且绵绵不断。

　　中医临床辨证可分虚实两类。虚证以脾虚型、肾虚型为主。实证一般多指湿热型白带，由于湿热内困，损伤任、带二脉，导致秽浊液体下流。

补气益脾膏

　　【原材料】党参200克，山药300克，薏苡仁300克，煅龙骨300克，煅牡蛎300克，白扁豆300克，白术150克，白芍150克，茯苓200克，莲子150克，芡实200克，白果100克，苍术100克，白芷100克，金樱子150克，鸡冠花100克，陈皮50克，升麻30克，甘草50克，阿胶250克，蜂蜜300克，黄酒适量。

　　【制用法】将上述药材除阿胶、蜂蜜、黄酒外，其余药材加水煎煮3次，滤汁去渣，将这3次滤液合并，加热浓缩为清膏。再将阿胶研成粗末，加适量黄酒浸泡后隔水炖烊，冲入清膏中和匀，最后加蜂蜜收膏即成。每次15～20克，每日2次，温开水调服。

　　【功效主治】补气益脾。主治脾虚型白带。症见带下色白，稀薄量多，神疲乏力，纳差便溏，舌淡，苔薄腻，脉濡细。

健脾益气膏

　　【原材料】党参150克，生晒参150克，黄芪250克，白术200克，白芍150克，山药250克，苍术120克，陈皮100克，柴胡120克，黑荆芥150克，车前子250克，杜仲150克，续断120克，菟丝子150克，香附120克，艾叶100克，砂仁60克，厚朴100克，金樱子150克，芡实150克，海螵蛸250克，白果100克，甘草100克，阿胶100克，饴糖500克，黄酒适量。

　　【制用法】将上述药材除生晒参、阿胶、饴糖、黄酒外，其余药材加水煎煮3次，滤汁去渣，将这3次滤液合并，加热浓缩为清膏。生晒参另煎取汁兑入。再将阿胶研成粗末，加适量黄酒浸泡后隔水炖烊，冲入清膏中和匀，最后加饴糖收膏即成。每次15～20克，每日2次，温开水调服。

　　【功效主治】健脾益气。主治脾虚型白带。

补血益肾膏

　　【原材料】熟地黄200克，肉苁蓉300克，茯苓200克，杜仲150克，山药300

克，芡实200克，山萸黄150克，泽泻100克，白术150克，苍术100克，白果100克，菟丝子200克，沙苑子200克，金樱子200克，莲子150克，桑螵蛸150克，煅龙骨300克，煅牡蛎300克，肉桂15克，木香30克，神曲100克，鹿角胶100克，龟甲胶100克，阿胶100克，蜂蜜300克，黄酒适量。

【制用法】将上述药材除鹿角胶、龟甲胶、阿胶、蜂蜜、黄酒外，其余药材加适量水煎煮3次，滤汁去渣，将这3次滤液合并，加热浓缩为清膏。再将鹿角胶、龟甲胶、阿胶研成粗末，加适量黄酒浸泡后隔水炖烊，冲入清膏中和匀，最后加蜂蜜收膏即成。每次15～20克，每日2次，温开水调服。

【功效主治】补血益肾。主治肾虚型白带。症见带下色白如水，腰膝酸软，头晕耳鸣，少腹冷感，小便清长，疲乏倦怠，舌淡，脉沉细。

清热化湿膏

【原材料】生地黄150克，茯苓200克，猪茯苓200克，土茯苓300克，薏苡仁300克，栀子100克，黄芩150克，黄柏100克，车前子300克，泽泻150克，苍术100克，白术100克，椿根皮200克，凤眼草150克，鸡冠花150克，白石脂150克，牛膝150克，陈皮90克，龙胆60克，甘草60克，白砂糖300克。

【制用法】将上述药材除白砂糖外加适量水煎煮3次，滤汁去渣，将这3次滤液合并，加热浓缩为清膏，最后再加白砂糖收膏即成。每次15～20克，每日2次，温开水调服。

【功效主治】清热化湿。主治湿热型白带。症见带下色黄如脓或如米泔，阴部瘙痒，或灼热疼痛，小便黄赤，口干口苦，苔黄腻，脉濡数。

更年期综合征

更年期是妇女中年时期从生育期到非生育期之间的过渡时期。绝经是这段时期最主要、最明显的生理变化。绝经的过程在几个月或1～2年逐渐完成。临床主要表现为月经紊乱、潮热阵汗、头痛头晕、心悸不寐、烦躁易怒、耳鸣健忘、手指麻木、关节酸痛、皮肤有蚁走感、面浮肢肿、口舌干燥、小便频急，甚至情志异常等，称为更年期综合征或围绝经期综合征。

在中医古籍中无此病名记载，但有类似症状的描述，散见于"年老血崩""老年经断复行""脏躁""百合病"等病证中。近代中医称之为"绝经期前后诸证"或"经断前后诸证"。

本病以肾虚为本，肾阴阳失调，影响到心、肝、脾诸脏，从而发生一系列的病理变化，出现诸多证候。但因妇女一生经、带、胎、产，多伤于血，易处于"阴常不足，阳常有余"的状态，所以临床以肾阴虚居多。亦可由肾阴损及肾阳或肾阳损及肾阴，而出现阴阳俱虚之证。故本病的病机以肾阴阳失调为本，痰湿、血瘀、火郁等为其标。

熟地养阴膏

【原材料】熟地黄250克，菟丝子150克，牛膝150克，山药300克，山茱萸150克，枸杞子150克，菊花120克，女贞子120克，墨旱莲150克，天麻120克，钩藤150克，珍珠母300克，制何首乌150克，黄精150克，肉苁蓉200克，百合150克，浮小麦300克，黄连100克，黄芩200克，炙甘草100克，西洋参100克，龟甲胶150克，鹿角胶150克，阿胶150克，饴糖500克，黄酒适量。

【制用法】将上述药材（最后6味除外）浸泡后加适量水煎煮3次，滤汁去渣，将这3次滤液合并，加热浓缩为清膏。西洋参另煎取汁，龟甲胶、鹿角胶、阿胶加适量黄酒浸泡后隔水炖烊，均兑入清膏和匀，加饴糖收膏即成。每次15～20克，每日2次，温开水调服。

【功效主治】滋养肾阴，佐以潜阳。主治肾阴虚型更年期综合征。症见绝经前后，月经紊乱，月经提前，量少或量多，或崩或漏，经色鲜红；头晕目眩，耳鸣，头部面颊阵发性烘热，汗出，五心烦热，腰膝酸痛，足跟疼痛，或皮肤干燥、瘙痒，口干，便结，尿少色黄，舌红少苔，脉细数。

益气补肾膏

【原材料】潞党参300克，太子参300克，生地黄200克，金石斛120克，南沙参、北沙参各150克，生白芍120克，绿豆衣200克，生龟甲120克，生龙骨、生牡蛎各300克，明天麻100克，枸杞子150克，生何首乌200克，天冬、麦冬各90克，双钩藤150克，霜桑叶200克，青龙齿200克，珍珠母（先煎）200克，川黄连30克，莲子心60克，白蒺藜120克，石决明（先煎）200克，白菊花90克，青葙子150克，炒酸枣仁15克，浮小麦、淮小麦各300克，朱远志50克，柏子仁120克，五味子50克，肥知母90克，川黄柏20克，生甘草50克，大枣150克，罗布麻叶150克，淫羊藿120克，巴戟天120克，生谷芽150克，龟甲胶150克，鳖甲胶150克，阿胶100克，冰糖250克，白蜜300克，黄酒适量。

【制用法】将上述药材除鳖甲胶、龟甲胶、阿胶、冰糖、白蜜、黄酒外，其余药材加适量水煎煮3次，滤汁去渣，将这3次滤液合并，加热浓缩为清膏。再将阿胶、龟甲胶、鳖甲胶研成粗末，加适量黄酒浸泡后隔水炖烊，冲入清膏中和匀，最后加冰糖、白蜜收膏即成。每次15～20克，每日2次，温开水调服。

【功效主治】益气补肾，滋阴益血。主治肾阴不足、心火上炎型更年期综合征。

温肾扶阳膏

【原材料】丹参300克，熟地黄300克，山药300克，制附子100克，山茱萸150克，菟丝子200克，枸杞子150克，当归150克，杜仲150克，赤石脂120克，补骨脂120克，川椒100克，瓜蒌120克，法半夏120克，茯苓150克，泽泻150克，冬瓜皮120克，肉桂45克，炙甘草100克，红参50克，鹿角胶、阿胶各150克，饴糖500克，黄酒适量。

【制用法】将上述药材（最后5味除外）浸泡后加适量水煎煮3次，滤汁去渣，将这3次滤液合并，加热浓缩为清膏。红参另煎取汁，鹿角胶、阿胶加适量黄酒浸泡后隔水炖烊，兑入清膏和匀，加饴糖收膏即成。每次15～20克，每日2次，温开水调服。

【功效主治】温肾扶阳。主治肾阳虚型更年期综合征。症见经断前后，经行量多，经色淡暗，或崩中漏下；精神萎靡，面色晦暗，腰背冷痛，小便清长，夜尿频数，或面浮肢肿，舌淡，或胖嫩边有齿印，苔薄白，脉沉细弱。

逍遥散

【原材料】吉林人参90克（另煎冲），潞党参150克，肉苁蓉90克，桑寄生150克，紫丹参150克，桃仁90克，葛根90克，川芎90克，炒枳壳60克，鸡血藤150克，川续断、川杜仲各90克，玉桔梗45克，仙茅90克，制狗脊90克，怀牛膝45克，淫羊藿150克，红枣、红花各90克，肥玉竹150克，柴胡90克，绿萼梅45克，佛手60克，炒知母、炒知柏各90克，云苓90克，砂仁24克，制黄芪300克，炒白术90克，明天麻60克，当归90克，清炙甘草45克，广郁金90克，赤芍、白芍各90克，防风90克，制香附90克，巴戟天90克，生地黄、熟地黄各150克，枸杞子90克，木瓜90克，潼蒺藜、白蒺藜各90克，龟甲胶90克，清阿胶90克，白文冰500克。

【制用法】将上述药材除吉林人参、龟甲胶、清阿胶、白文冰外，其余药材加适量水共煎3次，将这3次煎液过滤去渣取汁，加热浓缩成清膏。吉林人参另煎，煎汁兑入合并，龟甲胶、清阿胶烊化后加入清膏中，再加白文冰收膏。每晨以沸水冲饮1匙。

【功效主治】疏肝补肾，畅通血脉。主治肝肾亏虚、气滞血瘀型更年期综合征。症见气血不调，头晕胸痞，颈椎紧掣不舒，肢节酸楚，脉沉细，舌紫苔薄。

解郁宁神膏

【原材料】龙胆45克，黄芩9克，黄连30克，柴胡90克，栀子90克，生地黄120克，牡丹皮90克，当归90克，赤芍、白芍各150克，茯苓、茯神各90克，泽泻90克，半夏90克，郁金90克，生大黄（后下）30克，绿萼梅60克，佛手90克，生铁落（先煎）300克，白文冰500克。

【制用法】将上述药材（白文冰除外）浸泡后加适量水煎煮3次，滤汁去渣，将这3次滤液合并，加热浓缩为清膏，最后加白文冰收膏即成。每日晨起15～20克，温开水冲服。

【功效主治】解郁宁神。主治气郁化火型更年期综合征。症见情绪执拗，急躁易怒，声高气粗，坐卧不安，或无名烦恼，捶胸顿足，时有幻听，似有人语，甚至殴人、毁物、自伤等，大便干结，口苦，舌质红，苔黄腻，脉弦数。

安神定志膏

【原材料】珍珠母（先煎）300克，磁石（先煎）300克，生地黄、熟地黄各150克，天冬、麦冬各120克，茯神120克，炒酸枣仁120克，太子参120克，灵芝草90克，远志90克，白术120克，白芍120克，玄参90克，石菖蒲90克，柴胡90克，川贝母、浙贝母各90克，郁金90克，黄连30克，淡竹叶60克，朱灯心草60克，龟甲胶90克，鳖甲胶90克，鹿角胶90克，白文冰500克，黄酒适量。

【制用法】将上述药材除鳖甲胶、龟甲胶、鹿角胶、白文冰、黄酒外，其余药材加适量水煎煮3次，滤汁去渣，将这3次滤液合并，加热浓缩为清膏。再将鹿角胶、龟甲胶、鳖甲胶胶研成粗末，加适量黄酒浸泡后隔水炖烊，冲入清膏中和匀，最后加白文冰收膏即成。每次15～20克，每日晨起1次，温开水调服。

【功效主治】安神定志。主治阴虚火旺型更年期综合征。症见烦躁日久，时或狂乱不知，骂詈叫号，毁物伤人，但事后懊悔莫及，痛哭流涕；时或不食不眠，神情呆滞，口中喃喃自语，闻言易惊多思，形瘦面红，舌质红，苔光或花剥，脉细数。

疏肝宁心膏

【原材料】茯苓、茯神各120克，白芍120克，柴胡90克，枳壳90克，香附90克，青皮、陈皮各60克，川芎90克，郁金90克，川楝子90克，橘核90克，荔枝核90克，桃仁、酸枣仁各90克，延胡索90克，牡丹皮90克，栀子90克，当归90克，丹参90克，山楂、神曲各90克，甘草30克，阿胶90克，鹿角胶90克，白文冰250克，黄酒适量。

【制用法】将上述药材除阿胶、鹿角胶、白文冰、黄酒外，其余药材加适量水煎煮3次，滤汁去渣，将这3次滤液合并，加热浓缩为清膏。再将鹿角胶、阿胶研成粗末，加适量黄酒浸泡后隔水炖烊，冲入清膏中和匀，最后加白文冰收膏即成。每次15～20克，每日晨起1次，温开水调服。

【功效主治】疏肝宁心。主治肝气郁结型更年期综合征。症见精神怫郁，情绪不宁，善太息，胸胁、乳房胀痛，痛无定处，脘闷腹胀，纳呆，或烦躁易怒，夜寐易惊，大便干结，舌质微红，苔薄腻，脉弦。

养心安神膏

【原材料】煅龙骨、煅牡蛎（先煎）各300克，夜交藤300克，黄芪250克，丹参120克，太子参90克，当归120克，淮小麦300克，百合150克，炒酸枣仁120克，茯苓、茯神各120克，开心果120克，天冬、麦冬各120克，五味子90克，白术、白芍各90克，木香45克，郁金90克，大枣90克，远志90克，炙甘草45克，龟甲胶90克，陈阿胶90克，鹿角胶90克，白文冰250克，黄酒适量。

【制用法】将上述药材除陈阿胶、鹿角胶、龟甲胶、黄酒、白文冰外，其余药材加适量水煎煮3次，滤汁去渣，将这3次滤液合并，加热浓缩为清膏。再将鹿角胶、阿胶、龟甲胶研成粗末，加适量黄酒浸泡后隔水炖烊，冲入清膏中和匀，最后加白文冰收膏即成。每次15～20克，每日晨起1次，温开水调服。

【功效主治】养心安神。主治心气不足型更年期综合征。症见精神恍惚，心神不宁，悲忧欲哭，夜寐不安，多虑多思，或夜梦纷扰，舌质淡，苔薄白，脉弦细。

滋阴平肝膏

【原材料】知母150克，黄芩120克，黄柏120克，当归90克，川芎60克，鸡血藤150克，桑寄生90克，生地黄120克，熟地黄120克，核桃仁150克，黑芝麻150克，枸杞子120克，丹参120克，牡丹皮120克，菊花120克，石决明300克，珍珠母300克，山药150克，山茱萸120克，泽兰90克，泽泻90克，地骨皮120克，煅龙骨300克，煅牡蛎300克，杜仲150克，狗脊150克，麦冬120克，石斛120克，生铁落450克，五味子90克，羌活90克，独活90克，防风90克，地龙120克，淮小麦600克，薏苡仁120克，大枣120克，女贞子120克，墨旱莲150克，姜半夏90克，黄精150克，淫羊藿150克，巴戟天120克，陈皮90克，白术150克，白芍150克，煅瓦楞子（先煎）300克，何首乌150克，人参50克，生甘草60克，龟甲胶150克，阿胶250克，饴糖250克，蜂蜜200克，冰糖250克，黄酒适量。

【制用法】将上述药材除核桃仁、黑芝麻、人参、龟甲胶、阿胶、饴糖、蜂蜜、冰糖、黄酒外，其余药材加适量水煎煮3次，滤汁去渣，将这3次滤液合并，加热浓缩为清膏。人参另煎取汁兑入，核桃仁、黑芝麻研成末，再将龟甲胶、阿胶研成粗末，加适量黄酒浸泡后隔水炖烊，一并冲入清膏中和匀，最后加饴糖、蜂蜜、冰糖收膏即成。每日2次，每次15～20克，温开水冲服。

【功效主治】滋阴平肝，调理阴阳。主治肝肾不足型更年期综合征。

小儿遗尿

遗尿症又称非器质性遗尿症或功能性遗尿症，通常系指儿童5岁后仍不自主地排尿而尿湿了裤子或床铺，但无明显的器质性病因。遗尿症有两种分类方法：第一种分类法是根据遗尿发生的时间而定，当儿童遗尿发生在睡眠中（包括夜间睡眠和午睡），但白天能控制排尿，而且膀胱功能正常，则称为单一症状的夜间遗尿；当小儿白天清醒时有遗尿，但无神经系统病变，诸如脊柱裂、脊柱损伤等，则称为白日遗尿。第二种分类法是将其分为原发性遗尿和继发性遗尿，所谓原发性遗尿是指小儿从小至就诊时一直有遗尿，而继发性遗尿是指小儿曾经停止遗尿至少6个月，以后又发生遗尿。

温阳补肾膏

【原材料】煅牡蛎300克，淮山药300克，党参150克，核桃仁150克，炙黄芪150克，补骨脂100克，益智100克，炒白术100克，桑螵蛸150克，蚕茧150克，覆盆子150克，金樱子150克，菟丝子200克，山茱萸100克，熟地黄150克，乌药90克，陈皮60克，炙甘草20克，阿胶200克，冰糖500克，黄酒适量。

【制用法】将上述药材除核桃仁、阿胶、冰糖、黄酒外，其余药材加水煎煮3次，滤汁去渣，将这3次滤液合并，加热浓缩为清膏。将阿胶研成粗末，加适量黄酒浸泡后隔水炖烊，冲入清膏中和匀，加冰糖收膏，最后加入研碎的核桃仁拌匀即可。每日2次，每次15～20克，温开水调服。

【功效主治】温阳补肾，培元固本。主治下元虚寒型小儿遗尿。症见夜间遗尿，多则一夜数次，尿量多，小便清长，面色欠华，神疲倦怠，畏寒肢冷，腰膝酸软，舌质淡，苔白滑，脉沉无力。

补肺健脾膏

【原材料】太子参300克，煅牡蛎300克，党参100克，炙黄芪150克，白术100克，茯苓150克，山药150克，五味子100克，升麻60克，益智100克，桑螵蛸300克，黄精150克，防风100克，陈皮60克，鸡内金90克，阿胶200克，冰糖200克，黄酒适量。

【制用法】将上述药材除阿胶、冰糖、黄酒外，其余药材加水煎煮3次，滤汁去渣，将这3次滤液合并，加热浓缩为清膏。将阿胶研成粗末，加适量黄酒浸泡后隔水炖烊，冲入清膏中和匀，加冰糖收膏即成。每日2次，每次15～20克，温开水调服。

【功效主治】补肺健脾。主治肺脾两虚型小儿遗尿。症见夜间遗尿，日间尿频而量多，小便清长，大便溏薄，面色少华或萎黄，神疲乏力，食欲缺乏，自汗，动则多汗，经常感冒，舌质淡红，苔薄白，脉弱无力。

地黄止溺膏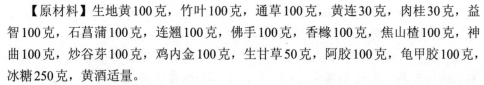

【原材料】生地黄100克，竹叶100克，通草100克，黄连30克，肉桂30克，益智100克，石菖蒲100克，连翘100克，佛手100克，香橼100克，焦山楂100克，神曲100克，炒谷芽100克，鸡内金100克，生甘草50克，阿胶100克，龟甲胶100克，冰糖250克，黄酒适量。

【制用法】将上述药材（最后4味除外）浸泡后加适量水煎煮3次，滤汁去渣，将这3次滤液合并，加热浓缩为清膏。阿胶、龟甲胶加适量黄酒浸泡后隔水炖烊，兑入清膏和匀，加冰糖收膏即成。每次15～20克，每日2次，温开水调服。

【功效主治】清心滋肾，安神固本。主治心肾不交型小儿遗尿。症见梦中遗尿，寐不安宁，烦躁叫扰，白天多动少静，难以自制，或五心烦热，形体消瘦，舌质红，舌苔少，脉沉细数。

【加减】五心烦热者，加五味子、酸枣仁、牡丹皮、山茱萸养阴安神；烦躁叫扰者，加龙骨、牡蛎、白芍、龟甲潜阳摄阴。

清热利湿膏

【原材料】龙胆100克，黄芩100克，栀子100克，柴胡100克，生地黄100克，车前草100克，泽泻100克，通草100克，佛手100克，香橼100克，焦山楂100克，神曲100克，炒谷芽100克，鸡内金100克，生甘草50克，冰糖300克。

【制用法】将上述药材（冰糖除外）浸泡后加适量水煎煮3次，滤汁去渣，将这3次滤液合并，加热浓缩为清膏，最后加冰糖收膏即成。每次15～20克，每日2次，温开水调服。

【功效主治】清热利湿，泻肝止遗。主治肝经湿热型小儿遗尿。症见梦中遗尿，小便量少色黄，大便干结，性情急躁，夜卧不安，目睛红赤，舌质红，舌黄腻，脉滑数。

【加减】大便干结、性情急躁者，加决明子、柏子仁、瓜蒌仁润燥安神；夜卧不宁、烦躁叫扰者，加胆南星、黄连、连翘化痰清心。

小儿厌食

厌食症是指小儿较长时间（2个月以上）食欲减退、食欲不振、甚者拒食的一种常见脾胃病症。临床特征是对所有食物不感兴趣，甚至厌恶。好发于1～6岁的小儿，城市发病率高于农村，多因吃零食所致，而农村厌食症小儿多因断奶过迟引起。本病起病较缓慢，病程较长，发病无明显季节性，但夏季暑湿当令，易于困厄脾气而使症状加重。

本病一般预后良好，但是长期不愈，可使患儿体重减轻、形态偏瘦、面色少华、精神疲惫、抗病力弱，为其他疾病的发生和发展提供了条件，可引起严重的营养不良，影响正常的生长发育及逐步出现精神神经异常。如果能够早期诊断，即时治疗，多能好转至痊愈。

小儿脏腑娇嫩，脾常不足，若喂养不当，乳食不节；感染诸虫，伤害脾胃；病后失调，元气大伤或先天不足，均可影响脾胃的受纳运化功能，以致食欲减少，甚至不思乳食。此外，精神因素亦可影响脾胃受纳运化功能，如小儿挨打生气、所求不得，或受气委屈，或环境突然改变等因素，皆能令肝气郁结，肝失疏泄，横逆犯胃，胃失和降，则饮食少进。但由于小儿发育未全，性情未定，经过正确的教育，便很快恢复正常饮食。

党参山药膏

【原材料】党参、山药、生姜各250克，蜂蜜300克。

【制用法】将党参、山药研为细末，生姜洗净，捣碎取汁，与蜂蜜共置锅内，调匀后以文火熬制成膏。每次服1汤匙，每次日3次，米粥送服。

【功效主治】健脾益气，和胃降逆。主治脾胃虚弱型小儿厌食。

党参健脾膏

【原材料】党参200克，白术100克，茯苓100克，陈皮100克，佩兰100克，砂仁50克，佛手100克，木香100克，焦山楂100克，神曲100克，炒谷芽100克，鸡内金100克，生甘草50克，阿胶150克，冰糖250克，黄酒适量。

【制用法】将上述药材（最后3味除外）浸泡后加适量水煎煮3次，滤汁去渣，将这3次滤液合并，加热浓缩为清膏。阿胶加适量黄酒浸泡后隔水炖烊，兑入清膏和匀，加冰糖收膏即成。每次15～20克，每日2次，温开水调服。

【功效主治】健脾益气，佐以助运。主治脾胃气虚型小儿厌食。症见不思进食，食而不化，大便偏稀夹不消化食物，面色少华，形体偏瘦，肢倦乏力，舌质淡，苔薄白，脉缓无力。

补脾益胃膏

【原材料】太子参300克，茯苓300克，党参100克，白术100克，黄精100克，山药150克，扁豆100克，莲子100克，芡实150克，山楂100克，鸡内金60克，砂仁30克，桔梗30克，陈皮60克，甘草60克，阿胶100克，冰糖200克，黄酒适量。

【制用法】将上述药材除阿胶、冰糖、黄酒外，其余药材加适量水煎煮3次，滤汁去渣，将这3次滤液合并，加热浓缩为清膏。再将阿胶研成粗末，加适量黄酒浸泡后隔水炖烊，冲入清膏中和匀，最后加冰糖收膏即成。每次10～15克，每日2次，温开水调服。

【功效主治】补脾益胃。主治脾胃气虚型小儿厌食。

滋阴益胃膏

【原材料】麦冬150克，生地黄100克，沙参100克，石斛150克，玉竹150克，玄参90克，麦芽150克，鸡内金100克，乌梅60克，山药300克，陈皮60克，甘草30克，银耳60克，芦根200克，天花粉150克，蜂蜜300克，冰糖200克。

【制用法】将上述药材（蜂蜜、冰糖除外）加适量水煎煮3次，滤汁去渣，将这3次滤液合并，加热浓缩为清膏，最后加蜂蜜、冰糖收膏即成。每次10～15克，每日2次，温开水调服。

【功效主治】滋阴益胃。主治胃阴不足型小儿厌食。症见不思饮食，口干多饮，大便干结，唇干色红，皮肤干燥，舌苔多为花剥苔或无苔。

健脾益气膏

【原材料】太子参200克，焦山楂100克，茯苓150克，白术100克，枳实200克，神曲100克，麦芽150克，藿香100克，佩兰100克，鸡内金100克，姜竹茹100克，陈皮90克，半夏90克，砂仁60克，白豆蔻60克，饴糖300克，冰糖200克。

【制用法】将上述药材（饴糖、冰糖除外）加适量水煎煮3次，滤汁去渣，将这3次滤液合并，加热浓缩为清膏，最后加饴糖、冰糖收膏即成。每次10～15克，每日2次，温开水调服。

【功效主治】健脾益气。主治脾失健运型小儿厌食。症见食欲缺乏，厌恶进食，食而乏味，或伴有胸脘痞闷，嗳气泛恶，大便不调，偶尔多食后则脘腹饱胀，形体尚可，精神正常，舌淡红，苔薄白或薄腻，脉尚有力。

补肝益脾膏

【原材料】太子参300克，茯苓150克，炒白术100克，炒白芍150克，青皮60克，陈皮60克，防风60克，菊花100克，泽泻60克，牡丹皮90克，柴胡60克，郁金60克，谷芽150克，麦芽150克，酸枣仁90克，炒黄连15克，鸡内金100克，大枣3枚，蜂蜜300克，冰糖200克。

【制用法】将上述药材（蜂蜜、冰糖除外）加适量水煎煮3次，滤汁去渣，将这3次滤液合并，加热浓缩为清膏，最后加蜂蜜、冰糖收膏即成。每次10～15克，每日2次，温开水调服。

【功效主治】补肝益脾。主治肝旺脾虚型小儿厌食。症见厌食或拒食，性躁易怒，好动多啼，咬齿磨牙，大便时溏，舌光，脉细弦。

温中固表膏

【原材料】防风120克，荆芥穗100克，紫苏120克，生黄芪150克，炮姜60克，茯苓100克，浮小麦60克，炙甘草60克，大枣（去核）60克，冰糖100克，龙眼肉100克，蜂蜜100克。

【制用法】将上述药材除大枣、冰糖、龙眼肉、蜂蜜外，其余药材提前加适量水浸泡一夜，次日煎煮2次，每次煎出300毫升药液。将水煎药液同大枣、冰糖和龙眼肉搅匀，上火熬煮并不断搅拌15分钟左右熄火，放温后加入蜂蜜和匀，冷却，装入洁净干燥的器皿之中，存放于冰箱中即可。此为1个月左右的膏滋量。温水兑服，一次2匙，头2周早晚饭后各1次；第3～4周内，于午饭后服用1次；之后隔一日的午饭后服用1次，连续服用1个月。

【功效主治】温中散寒，益气固表。主治小儿厌食。

栀杏膏

【原材料】杏仁（去皮）、栀子、小红枣（女子用各7粒，男子用各8粒）各适量，黍米1撮。

【制用法】先将黍米、红枣放入碗中，加适量水，上锅蒸20分钟取出，待凉后，将枣核去掉，再加入前2味药（研末），一起捣如烂泥状，平摊于一块黑布上，备用。将膏药贴敷于脐腹部，用胶布固定，敷24小时后去掉，以腹部出现青色为适宜，连敷2贴。

【功效主治】健脾醒胃，消炎化积。主治小儿厌食。

茱萸散

【原材料】吴茱萸、白胡椒、白矾各等份，陈醋适量。

【制用法】将前3味药共研细末，贮瓶备用。用时取上述药材粉20克，用陈醋调和成软膏状，敷于两足心涌泉上，外用纱布包扎固定。每日换药1次。

【功效主治】温中散寒，清热燥湿。主治小儿厌食。

小儿哮喘

支气管哮喘是一种表现为反复发作性咳嗽、喘鸣和呼吸困难，并伴有气道高反应性的可逆性、梗阻性呼吸道疾病。哮喘是一种严重危害儿童身体健康的常见慢性呼吸道疾病，其发病率高，常表现为反复发作的慢性病程，严重影响了患儿的学习、生活及活动，影响儿童青少年的生长发育。不少儿童哮喘患者由于治疗不及时或治疗不当最终发展为成人哮喘而迁延不愈，肺功能受损，部分患者甚至完全丧失体力活动能力。严重哮喘发作，若未得到及时有效治疗，可以致命。有关哮喘的定义、病因学、发病机制、免疫学、病理生理学及诊断和治疗原则等，儿童与成人基本上相似，但儿童和成人哮喘在某些方面仍然存在着差异。哮喘儿童正处于智能、身体、心理及免疫系统等不断生长发育过程，尤其在免疫学和病理生理学等方面，儿童哮喘有其特殊的方面。

银耳雪梨膏

【原材料】水发银耳10克，雪梨1个，冰糖15克。

【制用法】雪梨去核，切片，加适量水，与银耳同煮至汤稠，再加入冰糖溶化即成。每日2次，吃雪梨、银耳饮汤。

【功效主治】养阴清热，润肺止咳。适用于小儿阴虚肺燥、干咳痰稠及肺虚久咳之症。银耳滋阴润肺、养胃生津，为补益肺胃之上品；雪梨清肺止咳，冰糖滋阴润肺，相佐用于阴虚肺燥之证者颇佳。

补肺益气膏

【原材料】太子参300克，党参150克，黄芪200克，核桃仁250克，五味子100克，麦冬150克，白芍150克，茯苓150克，防风100克，白术100克，山药150克，黄精150克，沙参150克，百部100克，谷芽100克，麦芽100克，陈皮90克，半夏60克，当归60克，甘草30克，阿胶150克，蜂蜜300克，黄酒适量。

【制用法】将上述药材除阿胶、核桃仁、蜂蜜、黄酒外，其余药材加水煎煮3次，滤汁去渣，将这3次滤液合并，加热浓缩为清膏。将阿胶研成粗末，加适量黄酒浸泡后隔水炖烊，冲入清膏中和匀，最后加蜂蜜收膏，膏滋即成时再加入炒后研碎的核桃仁和匀。每次10～15克，每日2次，温开水调服。

【功效主治】补肺益气。主治肺气不足型小儿哮喘。症见平时面色苍白，乏力自汗，容易感冒，苔薄，舌淡，脉细无力。

补肾益气膏

【原材料】淮山药200克，淫羊藿200克，菟丝子100克，灵芝100克，桑椹100克，熟地黄100克，山茱萸100克，续断100克，仙茅50克，党参150克，生黄芪150克，白术100克，茯苓100克，枸杞子100克，黄精100克，当归100克，核桃仁300克，鸡血藤100克，陈皮100克，厚朴100克，防风100克，紫菀100克，款冬花100克，浙贝母100克，佛手100克，木香100克，半夏50克，冬虫夏草50克，辛夷50克，五味子50克，生甘草50克，阿胶200克，冰糖250克，黄酒适量。

【制用法】将上述药材除核桃仁、冬虫夏草、阿胶、冰糖、黄酒外，其余药材加水煎煮3次，滤汁去渣，将这3次滤液合并，加热浓缩为清膏。冬虫夏草研成细粉；将阿胶研成粗末，加适量黄酒浸泡后隔水炖烊，与冬虫夏草粉一起冲入清膏中和匀，最后加冰糖收膏，膏滋即成时再加入炒后研碎的核桃仁和匀。每次10～15克，每日2次，温开水调服。

【功效主治】益气补肾。主治肾气亏虚型小儿哮喘。症见咳喘气短，形体瘦弱，腰酸膝软，遗尿，苔薄，舌淡，脉虚。

益脾补虚膏

【原材料】半夏100克，陈皮100克，苍术100克，白术100克，佛手100克，香橼100克，黄芪150克，党参100克，茯苓150克，山药150克，薏苡仁150克，厚朴60克，鸡内金90克，白芥子90克，神曲90克，甘草90克，阿胶150克，冰糖300克，黄酒适量。

【制用法】将上述药材除阿胶、冰糖、黄酒外，其余药材加适量水煎煮3次，滤汁去渣，将这3次滤液合并，加热浓缩为清膏。再将阿胶研成粗末，加适量黄酒浸泡后隔水炖烊，冲入清膏中和匀，最后加冰糖收膏即成。每次10～15克，每日2次，温开水调服。

【功效主治】益脾补虚。主治脾虚湿蕴型小儿哮喘。症见平时纳呆腹胀，形体瘦弱，肢体倦怠，大便稀溏，舌淡，苔薄腻，脉濡细。

益肺补肾膏

【原材料】生黄芪100克，炒山药100克，姜半夏100克，益智100克，制黄精100克，潞党参100克，白茯苓100克，新会皮30克，炒薏苡仁100克，炒白芍60克，炒苍术、炒白术各60克，防风30克，炒谷芽、炒麦芽各60克，佛手片30克，台乌药60克，桑螵蛸60克，大熟地黄100克，浙贝母60克，川贝母30克，六神曲60克，炒芡实100克，炒葶苈子60克，炒枇杷叶60克，砂仁（后下）30克，川桂枝30克，紫丹参60克，大枣100克，生甘草30克，阿胶250克，冰糖300克，黄酒适量。

【制用法】将上述药材除阿胶、冰糖、黄酒外，其余药材加适量水煎煮3次，滤汁去渣，将这3次滤液合并，加热浓缩为清膏。再将阿胶研成粗末，加适量黄酒浸泡后隔水炖烊，冲入清膏中和匀，最后加冰糖收膏即成。每次10～15克，冬至后每日2次，温开水调服。

【功效主治】益肺补肾。主治肺脾肾不足型小儿哮喘。症见面色少华，形体消瘦，倦怠多汗，咳嗽痰爽，胃纳不思，间有遗尿，舌质淡，苔白腻，脉细滑。

【注意】服用膏方期间禁食生萝卜、芥菜、冷饮、辛辣之物；感冒、伤食、发热期间停用。

冻疮

冻疮是长期暴露于寒冷环境中而引起的局限性红斑炎症性皮肤损伤。为冬季常见病，患者多具有冻疮素质。至春季转暖后自愈，但转年冬季易复发。典型皮损为局限性、蚕豆大小、暗紫红色隆起水肿性斑块或硬结，边界不清，边缘鲜红色，中央青紫色，表面紧张光亮、触之冰凉、压之褪色、去压后恢复较慢。

中医认为本病系阳气不达，复感寒，气血运行不畅，经脉阻隔，气血凝滞肌肤，以手背、足背、耳郭、面颊等部位出现红肿发凉、瘙痒疼痛，甚至皮肤紫暗、溃烂为主要表现的疮病类疾病。妇女、儿童和老人常受累。每年冬季发病，天暖后自愈，病程迁延。

牛脂樟脑膏

【原材料】牛脂30克，樟脑、甘油各10克，香料适量。

【制用法】将牛脂放入容器内加温至熔化时，即放入樟脑、甘油、香料，搅拌待冷凝为膏备用。用时轻症冻伤可直接用药膏涂抹，冻疮欲溃者用时可微加热使药膏熔后蘸之搽患处。

【功效主治】散寒活瘀。主治Ⅰ度、Ⅱ度冻伤及皲裂。

枸杞子膏

【原材料】枸杞子20克，白芷、吴茱萸各5克，香脂适量。

【制用法】将上述药材（香脂除外）烘脆研为极细末，加入香脂适量，调成膏状，涂于患处，每隔4～6小时涂1次。

【功效主治】散寒活瘀。主治冻疮。

痤疮

痤疮，俗称暗疮、粉刺，更多的人称其为青春痘，好发于15～30岁的青年男女。它是一种毛囊、皮脂腺慢性炎症性疾病，以粉刺（白头、黑头）、丘疹、脓疮、结节、囊肿及瘢痕为特征的皮肤损害。好发于颜面部，尤其是前额、双颊和颏部，也见于胸、肩胛间背部及肩部等部位，常常伴有皮脂溢出。由于痤疮常常损坏面容，使人感到痛苦，尤其对女性患者的心理造成严重的影响。

现代医学研究已经证实，痤疮是患者体内雄性激素分泌过多，刺激皮脂腺分泌过多的皮脂，因此痤疮患者的皮肤都比较油腻。由于过多皮脂潴留形成粉刺，并助长细菌繁殖，使脂肪酸增多，刺激毛囊管腔角化，阻塞毛囊管，引发炎症，从而形成痤疮。严重者愈后留有瘢痕。

中医认为，本病因肺经风热，熏蒸于肌肤，或过食辛辣肥甘厚味之品，湿热内生，阻于肌肤，或冲任不调，肌肤疏泄功能失畅所致。

消痤膏

【原材料】防风、刺蒺藜、白鲜皮、苦参、蒲公英、土茯苓、薏苡仁、赤芍各10克。

【制用法】将上述药材水煎服，每日1剂。或按以上比例配方，煎汁过滤浓缩，配入雪花膏等基质，制成消痤膏，清洁皮肤后外擦，每日3次。

【功效主治】祛风凉血，清热燥湿，杀虫止痒。适用于痤疮、湿疮、皮肤瘙痒。

清热化湿膏

【原材料】丹参100克，玄参100克，生地黄300克，桑白皮200克，地骨皮200克，栀子90克，茵陈蒿100克，黄芩100克，黄柏100克，苍术100克，苦参100克，牡丹皮100克，金银花150克，蒲公英200克，金钱草150克，车前子150克，赤小豆150克，茯苓100克，土茯苓150克，川牛膝100克，制大黄100克，谷芽100克，麦芽100克，甘草50克，冰糖400克。

【制用法】将上述药材（冰糖除外）加适量水煎煮3次，滤汁去渣，将这3次滤液合并，加热浓缩为清膏，最后加冰糖收膏即成。每次10～15克，每日2次，温开水调服。

【功效主治】清热化湿。主治湿热蕴结型痤疮。症见皮疹红肿，有脓疱，口臭，口干，便秘，尿黄，苔黄腻，脉濡数。

【加减】如见皮疹脓出不畅者，加皂角刺90克、天花粉150克、白芷150克。

活血化瘀膏

【原材料】当归100克，丹参300克，牡丹皮150克，赤芍150克，桃仁100克，半夏150克，陈皮60克，茯苓150克，薏苡仁300克，海藻200克，昆布150克，浙贝母100克，玄参150克，夏枯草300克，益母草300克，金银花150克，连翘100克，白芷100克，山楂150克，谷芽100克，麦芽100克，甘草30克，冰糖400克。

【制用法】将上述药材（冰糖除外）加适量水煎煮3次，滤汁去渣，将这3次滤液合并，加热浓缩为清膏，最后加冰糖收膏即成。每次10～15克，每日2次，温开水调服。

【功效主治】活血化瘀。主治血瘀痰结型痤疮。症见皮疹反复发作，经久不消，渐成黄豆大小结节，其色灰暗，按之如囊，斑痕叠起，皮肤粗糙，苔腻舌暗红，脉濡。

疏肝化郁膏

【原材料】丹参100克，香附100克，郁金100克，茯苓100克，黄芩100克，赤芍100克，牡丹皮100克，当归100克，柴胡100克，白术100克，连翘100克，延胡索60克，栀子50克，薄荷50克，陈皮50克，甘草50克，冰糖300克。

【制用法】将上述药材（冰糖除外）加适量水煎煮3次，滤汁去渣，将这3次滤液合并，加热浓缩为清膏，最后加冰糖收膏即成。每次10～15克，每日2次，温开水调服。

【功效主治】疏肝化郁。主治肝气郁结型痤疮。症见皮疹反复发作，与月经周期有明显关联，一般年龄偏大的女性，伴有月经不调，属于此类。表现为丘疹或脓疱，色红，多有疼痛，兼见失眠、易怒、胁肋胀痛、月经不调，舌淡红，苔薄黄，脉弦。

清热泻火膏

【原材料】元参200克，炙枇杷叶300克，当归300克，生地黄200克，牡丹皮200克，白花蛇舌草300克，桑白皮300克，连翘200克，炒黄芩200克，川芎200克，赤芍200克，金银花200克，蒲公英300克，泽泻300克，知母200克，黄柏200克，生大黄粉20克，青黛20克，生甘草50克，冰糖400克。

【制用法】将上述药材除生大黄粉、冰糖外，其余药材加适量水煎煮3次，滤汁去渣，将这3次滤液合并，加热浓缩为清膏，最后加冰糖收膏，膏滋将成时，兑入生大黄粉调匀。每次10～15克，每日2次，温开水调服。

【功效主治】清肺热，泻肾火。主治肺热肾火型痤疮。症见青春期颜面等处痤疮，为针尖大小或见红色血疹，口苦口干，或生脓疱，大便干结，尿黄，脉数，舌质偏红，苔黄。

疥疮

疥疮系由疥螨引起的接触传染性皮肤病，易在家庭及集体中传播。疥疮主要是疥螨与人体接触传染，还可通过衣服、内衣、毛巾传播，雌虫在离开人体后至少可存活数天，潜伏期约1个月，也可长达2个月。发病多从手指间开始，好发于手腕屈侧、腋前缘、乳晕、脐周、阴部及大腿内侧。幼儿和婴儿疥疮常继发湿疹样变化，分布部位不典型，可累及头、颈、掌及趾。皮损损害初发为米粒大红色丘疹、水疱、脓疱和疥虫隧道，严重者偶可伴发急性肾炎。皮损夜间奇痒，白天轻微瘙痒。损害处查到疥虫可以确诊。

本病是由于直接接触疥疮患者，或使用疥疮患者用过但未经消毒的衣服、被席、用具等，由疥虫传染而得；或由疥虫寄生的动物传染所得。患病之后，多伴有风湿热邪郁于肌肤之证候。

疥疮宁膏

【原材料】硫黄3克，花椒、蛇床子、苦参各2克，六一散3克，冰片0.5克，赛庚啶1克，甲硝唑1.5克，凡士林35克。

【制用法】以上诸药（凡士林除外）研极细末，用凡士林调匀。先用温水洗澡，将药膏从颈以下（婴儿头面部有皮疹，需搽药）全身涂搽，每日2次，连用3天，再用温水洗澡，然后按前法继续用3天，为1个疗程。不愈者，间歇数天后，再施第2个疗程。

【功效主治】灭螨杀虫，清热祛湿。适用于疥疮。

硫黄冰片膏

【原材料】硫黄、雄黄各15克，木鳖肉、枯矾、轻粉各5克，樟脑、冰片各2.5克，凡士林60克。

【制用法】将上述药材（凡士林除外）同研细末，将凡士林加热熔化后加入药粉，每日涂1～2次。

【功效主治】清热解毒。主治疥疮。

矾雄消疥膏

【原材料】白矾、雄黄各25克，硫黄20克，凡士林80克。

【制用法】将前3味药共研细面，加凡士林混合调成膏，外涂。每日1～2次。

【功效主治】解毒杀虫。主治疥疮。

黄褐斑

黄褐斑俗称"蝴蝶斑""肝斑"或"妊娠斑"。主要发生在面部，以颧部、颊部、鼻、前额、颏部为主。为边界不清楚的褐色或黑色的斑片，多呈对称性。

黄褐斑对女性的危害最广。黄褐斑的发生与许多因素有关。比如内分泌功能失调引起的（如月经不调、痛经、闭经、卵巢功能失调）以及口服避孕药和妊娠期的妇女，都很容易出现蝴蝶斑。这是因为上述各种情况都可能使体内雌激素增加，刺激黑色素细胞产生黑色素，而导致黑色素的增加。此外，有些慢性病如肝炎、内脏肿瘤及营养不良，也会使体内代谢平衡失调，黑色素增多。另外，当机体摄入蛋白质和铜离子减少时，或缺乏维生素A、维生素C和烟酸等，也会导致蝴蝶斑。还有日光暴晒等也可导致。

祛斑膏

【原材料】天花粉、鸡蛋清各适量。

【制用法】将天花粉研细，用鸡蛋清调匀成膏。用药前先用热水将脸洗净，并用热毛巾将面部皮肤捂热，将药膏于面斑上涂擦1层。每日午休和夜睡前各1次，起床后将药洗去，连用1～3个月。

【功效主治】祛斑，增白。用治面部黄褐斑。

柴胡消斑膏

【原材料】广郁金100克，炒白芍120克，京赤芍150克，全当归150克，川楝子90克，延胡索100克，紫丹参200克，鸡血藤200克，益母草150克，生地黄150克，枸杞子90克，女贞子120克，焦白术120克，白茯苓150克，北沙参90克，麦冬90克，杭白菊90克，软柴胡90克，佛手片60克，炙甘草30克，西洋参150克，生晒参150克，阿胶200克，龟甲胶100克，鳖甲胶100克，冰糖250克，蜂蜜100克。

【制用法】将上述药材（最后7味除外）浸泡后加适量水共煎3次，将这3次煎液去渣取汁合并，加热浓缩成清膏。西洋参、生晒参另煎取汁，加入清膏中。阿胶、龟甲胶、鳖甲胶隔水炖烊，加入冰糖、蜂蜜收膏。每日晨晚各1匙，用温开水冲服。

【功效主治】疏肝理气，活血消斑。主治肝气郁结型黄褐斑。症见斑色深褐，弥漫分布，伴有烦躁不安，胸胁胀满，经前乳房胀痛，月经不调，口苦咽干，舌红，苔薄，脉弦细。

化瘀消斑膏

【原材料】青皮150克，山楂200克，陈皮150克，香附120克，川芎100克，桃仁150克，桃花50克，红花100克，冬瓜仁150克，僵蚕120克，白术150克，炮穿山甲60克，当归200克，何首乌300克，白芍250克，益母草300克，三七粉30克，赤芍120克，柴胡100克，白芷80克，凌霄花60克，皂角刺60克，石菖蒲80克，蜂蜜350克。

【制用法】将上述药材除三七粉、蜂蜜外，其余药材加适量水煎煮3次，将这3次煎液滤汁去渣，合并药液，加热浓缩为清膏，再加蜂蜜收膏，将成时调入三七粉即成。每次15～20克，每日2次，在两餐之间，用温开水冲服。1个月为1个疗程，或服用至症状消失。

【功效主治】调气化瘀。主治黄褐斑及其他色素沉着，偏于实证者。

【注意】妊娠妇女不宜使用本方。

补肾养血膏

【原材料】生地黄200克，熟地黄200克，山茱萸300克，山药300克，当归300克，川芎200克，生黄芪300克，西洋参300克，制何首乌200克，肉苁蓉200克，茯苓200克，鹿角胶200克，阿胶300克，白芷300克，僵蚕200克，覆盆子300克，豨莶草200克，冬虫夏草30克，龙眼肉200克，鹿茸60克，女贞子300克，枸杞子300克，葛根300克，蜂蜜1000克。

【制用法】将上述药材除冬虫夏草、阿胶、鹿角胶、蜂蜜、鹿茸外，其余药材清水淘洗，冷水浸泡3小时，煎取3次药汁，弃渣取汁合并，将药汁文火浓缩成清膏，加入烊化的鹿角胶、阿胶及蜂蜜开始收膏，于膏之将成时将冬虫夏草、鹿茸打极细粉加入拌匀，收膏。每次1汤匙，沸水冲化，待温后早晚空腹各服1次。

【功效主治】补肝益肾。主治肝肾不足、精血亏虚型黄褐斑。

【来源】本方来源于安徽中医药大学中医师张杰教授治疗黄褐斑经验膏方。

荆芷玉容膏

【原材料】荆芥、菊花各25克，白芷、生晒参、白及、木瓜、苦参、土茯苓各50克，雪花膏1000克。

【制用法】将前8味药研成粗粉如米粒大，加入10倍量水煎煮3次，每次1小时。将滤液混匀，低温浓缩至稠膏状，常温下相对密度1.4，加入雪花膏，充分混匀、分装、灭菌备用。取适量早晚搽脸，8周为1个疗程，治疗期间停用一切化妆品和其他治疗方法。

【功效主治】疏肝解瘀，养血润肤，利湿消斑。主治黄褐斑。

【验证】本方治疗黄褐斑126例，痊愈（皮色恢复正常）65例，好转（色斑消退30％以上）43例，未愈（色斑无明显变化或消退不足30％）18例，总有效率85.7％。

润肤养颜膏

【原材料】生地黄150克，熟地黄150克，山茱萸120克，菟丝子200克，枸杞子150克，黄芪200克，当归120克，云苓200克，女贞子120克，炒白术150克，桂枝60克，益母草150克，杜仲120克，龟甲胶120克，荆芥穗100克，红花100克，凌霄花100克，何首乌200克，砂仁80克，鳖甲胶120克，阿胶150克，蜂蜜400克，黄酒适量。

【制用法】将上述药材除阿胶、龟甲胶、鳖甲胶、蜂蜜、黄酒外，其余药材加适量水煎煮3次。将这3次煎液滤汁去渣，合并药液，加热浓缩为清膏。再将阿胶、龟甲胶、鳖甲胶加适量黄酒浸泡后隔水炖烊，加入清膏，加蜂蜜和匀收膏即成。每日2次。每次15～20克，温开水送服。1个月为1个疗程，或服至症状消失。

【功效主治】调补冲任。主治黄褐斑及其他色素沉着，偏于虚证者。

【注意】阳盛实证者忌用。

活血化瘀消斑膏

【原材料】炙黄芪150克，全当归120克，京赤芍120克，生地黄150克，大川芎90克，光桃仁90克，杜红花60克，紫丹参150克，广郁金120克，软柴胡90克，矮地茶100克，川楝子120克，仙鹤草120克，绿豆衣100克，生甘草30克，西洋参150克，生晒参100克，阿胶200克，龟甲胶150克，鳖甲胶100克，大枣150克，核桃仁150克，冰糖250克，蜂蜜100克。

【制用法】将上述药材（最后9味除外）浸泡后加适量水共煎3次，将这3次煎液去渣取汁合并，浓缩成清膏。西洋参、生晒参另煎取汁兑入清膏。阿胶、龟甲胶、鳖甲胶隔水炖烊，加入清膏中，再加入大枣、核桃仁、冰糖、蜂蜜收膏。每日晨晚各1匙，用温开水冲服。

【功效主治】理气活血，化瘀消斑。主治气滞血瘀型黄褐斑。症见斑色灰褐或黑褐，伴有慢性肝病，或月经色暗有血块，或痛经，舌暗红有瘀斑，脉涩。

须发早白

　　须发早白是指非生理性、无遗传因素的年轻人出现的白发丛生、发质枯燥。现代医学认为，须发早白是毛囊中黑色素数量减少或缺乏所致，与精神过度紧张、内分泌障碍、慢性疾病消耗或饮食缺乏微量元素有关。中医学认为，须发早白多属精血亏虚使毛发失于濡养，或肝郁化火，毛根失养受伤所致。

桑椹蜜膏

【原材料】桑椹1000克，蜂蜜400克。

【制用法】桑椹洗净，加适量水适量，煎煮30分钟，取汁1次，加适量水再煎，共取煎液2次，合并2次煎液，再以小火煎熬，浓缩至较黏稠时，加蜂蜜煮沸，起锅待冷装瓶。每次1匙，热水冲服，每日2次。

【功效主治】滋补肝肾，聪耳明目。用于目暗、耳鸣、失眠、健忘、烦渴、便秘、须发早白等。

补血益阴膏

【原材料】制何首乌、茯苓各1000克，当归、枸杞子、菟丝子、牛膝、黑芝麻各240克，补骨脂120克，蜂蜜适量。

【制用法】将上述药材（蜂蜜除外）共研粗末，入砂锅加适量水煎熬3次，去渣滤液，将这3次汁液浓缩成清膏，最后加适量蜂蜜，调匀瓷瓶贮存。每日2次，每次15～20克，温开水冲服。

【功效主治】补血养阴。适宜于须发早白之人。

滋阴补肾膏

【原材料】制何首乌500克，茯苓300克，女贞子300克，枸杞子200克，黑芝麻150克，核桃仁150克，菟丝子150克，牛膝150克，当归150克，补骨脂60克，川芎30克，阿胶200克，蜂蜜300克，黄酒适量。

【制用法】将上述药材除阿胶、蜂蜜、黄酒外，其余药材加适量水煎煮3次，滤汁去渣，将这3次滤液合并，加热浓缩为清膏。再将阿胶研成粗末，加适量黄酒浸泡后隔水炖烊，冲入清膏中和匀，最后加蜂蜜收膏即成。每次15～20克，每日2次，温开水调服。

【功效主治】滋阴补肾。主治肾阴虚型须发早白。

【加减】如失眠健忘者，加酸枣仁200克、夜交藤300克、淫羊藿100克；如眩晕耳鸣者，加天麻100克、磁石200克、鸡血藤300克。

温阳补肾膏

【原材料】制何首乌500克，女贞子300克，墨旱莲300克，生地黄300克，地骨皮300克，丹参200克，合欢皮150克，牡丹皮150克，茯苓150克，栀子90克，郁金90克，柴胡60克，远志60克，当归60克，甘草30克，蜂蜜300克。

【制用法】将上述药材除蜂蜜外，其余药材加适量水煎煮3次，滤汁去渣，将这3次滤液合并，加热浓缩为清膏，最后加蜂蜜收膏即成。每次15～20克，每日2次，温开水调服。

【功效主治】温阳补肾。主治肾阳虚型须发早白。

【加减】如急躁易怒者，加黄连30克、合欢皮120克、白蒺藜200克；如有自觉烘热者、小便黄赤者，加车前子200克、滑石150克、苦参100克。

补血润燥膏

【原材料】生地黄300克，白茅根300克，白薇150克，地骨皮300克，桑白皮

200克，牡丹皮150克，玄参150克，赤芍100克，白芍100克，牛蒡子100克，荆芥100克，防风100克，升麻50克，乌梢蛇150克，侧柏叶150克，蝉蜕90克，玉竹150克，麦冬150克，谷芽150克，甘草60克，阿胶100克，冰糖400克，黄酒适量。

【制用法】将上述药材除阿胶、冰糖、黄酒外，其余药材加适量水煎煮3次，滤汁去渣，将这3次滤液合并，加热浓缩为清膏。再将阿胶研成粗末，加适量黄酒浸泡后隔水炖烊，冲入清膏中和匀，最后加冰糖收膏即成。每次15～20克，每日2次，温开水调服。

【功效主治】补血润燥。主治血热风燥型须发早白。症见头发干燥，稀疏脱落，头皮屑叠飞，头皮瘙痒，口干喜饮，苔少而干，舌偏红，脉细数。

清浊化湿膏

【原材料】苍术100克，白术100克，茯苓100克，土茯苓150克，萆薢200克，车前子300克，泽泻150克，白鲜皮150克，薏苡仁300克，川牛膝150克，黄柏100克，黄连60克，苦参100克，半夏100克，陈皮60克，甘草90克，山楂150克，丹参150克，川芎60克，谷芽100克，麦芽100克，侧柏叶150克，阿胶100克，蜂蜜300克，黄酒适量。

【制用法】将上述药材除阿胶、蜂蜜、黄酒外，其余药材加适量水煎煮3次，滤汁去渣，将这3次滤液合并，加热浓缩为清膏。再将阿胶研成粗末，加适量黄酒浸泡后隔水炖烊，冲入清膏中和匀，最后加蜂蜜收膏即成。每次15～20克，每日2次，温开水调服。

【功效主治】清浊化湿。主治湿浊内盛型须发早白。症见头发潮湿，头发彼此粘连在一起，头屑油腻，难以洗涤，口腻，小便混浊，苔腻，脉濡。

补血填精膏

【原材料】制何首乌500克，女贞子300克，川芎150克，茯苓300克，当归150克，枸杞子200克，菟丝子150克，牛膝150克，黑芝麻150克，核桃仁150克，补骨脂60克，阿胶500克，蜂蜜300克，黄酒适量。

【制用法】将上述药材除黑芝麻、阿胶、蜂蜜、黄酒外，其余药材加适量水煎煮3次，滤汁去渣，将这3次滤液合并，加热浓缩为清膏。黑芝麻研成细粉兑入清膏中。再将阿胶研成粗末，加适量黄酒浸泡后隔水炖烊，冲入清膏中和匀，最后加蜂蜜收膏即成。每次15～20克，每日2次，温开水调服。

【功效主治】补血填精。主治精血亏耗型须发早白。多因精血过度亏虚，使毛发失于濡养所致，多数发生在40岁以上从鬓角开始，继花白至银发，常伴有头昏眼花、失眠健忘、腰酸腿软。

疏肝解郁膏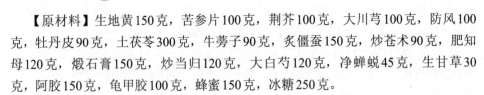

【原材料】生地黄300克，地骨皮300克，丹参200克，牡丹皮150克，何首乌150克，当归60克，合欢皮150克，栀子90克，郁金90克，柴胡60克，阿胶60克，蜂蜜300克，黄酒适量。

【制用法】将上述药材除阿胶、蜂蜜、黄酒外，其余药材加适量水煎煮3次，滤汁去渣，将这3次滤液合并，加热浓缩为清膏。再将阿胶研成粗末，加适量黄酒浸泡后隔水炖烊，冲入清膏中和匀，最后加蜂蜜收膏即成。每次15～20克，每日2次，温开水调服。

【功效主治】疏肝解郁。主治肝郁化火型须发早白。多因肝郁化火，毛根失养受伤所致，多以青壮年为主，头发由焦黄变花白，病变多从头顶或前额开始，逐渐蔓延扩大，伴有精神抑郁、烦躁易怒、头部烘热。

皮肤瘙痒

皮肤瘙痒是一种无原发皮损的慢性皮肤病，属神经功能障碍性皮肤病，分为全身性及局限性两种。全身性瘙痒，可由糖尿病、肝病黄疸、内分泌疾病、肾炎、肠寄生虫病和食物或药物过敏等引起；亦可由气候寒冷、干燥、肥皂、毛织品过敏等刺激而致。皮肤瘙痒的突出症状是痒，阵发性，每次可延续数小时，瘙痒程度也轻重不同，饮酒或食辛辣海鲜等食物可诱发或加重瘙痒。虽然多数患者白天能自制瘙痒，但在晚间入睡时，则难于控制，痒感甚剧，不能忍受，患处常被抓破出血，直到感觉疼痛才痒止。由于经常搔抓，全身皮肤常见抓痕，表皮剥脱、皲裂、潮红、湿润和血痂等。病久可引起肥厚性瘢痕疙瘩、苔藓样变和色素沉着。发病部位可以是全身性的，但以大腿内侧、小腿屈侧、关节周围等处较常见，而老年人因年老皮肤干燥萎缩，躯干也是病损好发部位。

中医认为本病是由于血虚生风，风燥不能濡养肌肤，或由湿热蕴阻肌肤，湿热不得疏泄而发病。

疏风止痒膏

【原材料】生地黄150克，苦参片100克，荆芥100克，大川芎100克，防风100克，牡丹皮90克，土茯苓300克，牛蒡子90克，炙僵蚕150克，炒苍术90克，肥知母120克，煅石膏150克，炒当归120克，大白芍120克，净蝉蜕45克，生甘草30克，阿胶150克，龟甲胶100克，蜂蜜150克，冰糖250克。

【制用法】将上述药材（最后4味除外）浸泡后加适量水煎煮3次，滤汁去渣，将这3次滤液合并，加热浓缩为清膏。阿胶、龟甲胶加适量水隔水炖烊，冲入清膏中和匀，最后加入蜂蜜、冰糖收膏。每日晨晚各1匙，用温开水冲服。

【功效主治】疏风清热，凉血止痒。主治风热血热型皮肤瘙痒。病属新起，一般以青年患者为多，皮肤瘙痒剧烈，遇热加重，皮肤抓破后有血痂，伴心烦、口渴、便干、溲赤、舌质红，舌苔薄黄，脉浮数。

补血润燥膏

【原材料】生地黄150克，熟地黄150克，黄精150克，白蒺藜200克，鸡血藤300克，夜交藤300克，玉竹150克，当归100克，白芍150克，川芎60克，制何首乌150克，防风150克，荆芥150克，蛇蜕60克，蝉蜕100克，地肤子150克，海桐皮150克，生黄芪150克，陈皮60克，甘草60克，阿胶250克，蜂蜜300克，黄酒适量。

【制用法】将上述药材除阿胶、蜂蜜、黄酒外，其余药材加适量水煎煮3次，滤汁去渣，将这3次滤液合并，加热浓缩为清膏。再将阿胶研成粗末，加适量黄酒浸泡后隔水炖烊，冲入清膏中和匀，最后加蜂蜜收膏即成。每次15～20克，每日2次，温开水调服。

【功效主治】补血润燥。主治血虚风燥型老年性皮肤瘙痒。症见皮肤瘙痒且干燥，搔之有皮屑，常伴有头晕眼花、神疲乏力，舌淡，苔薄，脉细。

益气养血膏

【原材料】党参150克，焦白术150克，茯苓150克，山药150克，焦扁豆150克，炙黄芪300克，制何首乌150克，熟地黄200克，当归120克，大白芍150克，山茱萸90克，金樱子90克，丹参200克，川芎90克，仙鹤草300克，肥玉竹120克，知母90克，鸡内金120克，桔梗90克，姜半夏90克，陈皮90克，夜交藤30克，酸枣仁90克，柏子仁90克，白鲜皮150克，防风90克，火麻仁90克，大腹皮90克，瓜蒌皮150克，焦山楂120克，焦六曲150克，生甘草30克，淮小麦200克，大枣200克，生晒参50克，西洋参50克，阿胶150克，龟甲胶50克，鳖甲胶50克，饴糖150克，蜂蜜150克，冰糖100克，黄酒适量。

【制用法】将上述药材除生晒参、西洋参、阿胶、龟甲胶、鳖甲胶、饴糖、蜂蜜、冰糖、黄酒外，其余药材加适量水煎煮3次，滤汁去渣，将这3次滤液合并，加热浓缩为清膏。生晒参、西洋参另煎汁兑入清膏。再将阿胶、鳖甲胶、龟甲胶研成粗末，加适量黄酒浸泡后隔水炖烊，冲入清膏中和匀，最后加饴糖、蜂蜜、冰糖收膏即成。每次15～20克，每日2次，温开水调服。

【功效主治】健脾益气，宁心安神，生血养血。主治气血亏损型老年性皮肤瘙痒。症见皮肤干燥、脱屑、抓痕、血痂，苔少，舌淡红，脉濡涩。

湿疹

湿疹是一种过敏反应，任何年龄、任何部位都可能发生，尤其以腋下、手肘、膝窝、腰腹围等皮肤皱褶处最为常见，在炎热潮湿的季节里格外容易发作。

湿疹发作于皮肤表面，问题却植根于内，因此中医会设法将体内的湿热排除，而不是一味地压抑皮肤症状。

中医将湿疹的病程分为三阶段。第一阶段是湿浊内蕴。本类患者的皮肤会出现丘疹水疱，而且丘疹有群集性，经常瘙痒难耐。除了这些皮肤症状，患者普遍胃肠不佳、消化功能差，体内有湿浊之气，湿郁则化热，症见食欲差、胸闷、腹胀、下肢肿胀、白带多。治疗上应设法健脾祛湿化浊。

第二阶段是热毒壅盛。当疹子和水疱因瘙痒而被抓破，会化脓流出组织液，造成皮肤糜烂，感觉从痒变成痛，患者普遍会感到疲倦、嘴干口苦、易怒、便秘、尿液颜色很黄、小便变少。治疗上应设法清热解毒。

第三阶段是血虚化燥。当脓干结痂，会形成斑片，这时疼痛感伴随瘙痒，皮肤变硬、变厚，一不小心抓破就形成伤口而溃烂。治疗上应养血补血、润燥止痒。

二黄膏

【原材料】川黄连、硫黄、大枫子仁、青黛各10克，生杏仁5克，樟脑3克，蜂蜜适量。

【制用法】将上述药材（蜂蜜除外）共研为极细末，加入蜂蜜适量搅拌均匀，装瓶备用。用时涂抹患处，每日3～4次，以皮损痊愈为止。

【功效主治】燥湿泻热，泻火解毒。主治小儿湿疹。

湿疹膏

【原材料】川黄连30克，凡士林250克。

【制用法】将川黄连磨研极细粉末，过110目筛，与凡士林和成膏，涂患处。每日1次，每次取10克左右。

【功效主治】散风祛湿。主治湿疹。

绿豆粉蜂蜜膏

【原材料】绿豆粉30克，蜂蜜9克，冰片3克，醋30克。

【制用法】将绿豆粉用锅炒成灰黑色，同蜂蜜、冰片、醋共调和为胶状，摊油纸上，当中留孔，敷于患处。每日1次，每次取10克。

【功效主治】清热，解毒，防腐。适用于湿疹、疮疖、痈疽。

祛风止痒膏

【原材料】炙黄芪200克，炒当归150克，赤芍150克，白芍150克，大川芎90克，大生地黄200克，生薏苡仁120克，大麦冬90克，川石斛100克，白蒺藜150克，青防风100克，荆芥穗90克，何首乌150克，土茯苓150克，白鲜皮150克，广地龙100克，软柴胡90克，炙甘草30克，阿胶200克，龟甲胶100克，蜂蜜150克，冰糖250克，黄酒适量。

【制用法】将上述药材（最后5味除外）加适量水浸泡后煎煮3次，滤汁去渣，将这3次滤液合并，加热浓缩为清膏。阿胶、龟甲胶加适量黄酒隔水炖烊，冲入清膏，最后加入蜂蜜、冰糖收膏。每日晨晚各1匙，用温开水冲服。

【功效主治】养血润肤，祛风止痒。主治血虚风燥型湿疹。多见于慢性湿疹，病程长久，反复发作。皮损为暗红色斑或斑丘疹，色素沉着，粗糙肥厚，剧痒难忍，遇热或肥皂水洗后瘙痒加重，伴口干不欲饮、乏力、纳差、腹胀，舌质淡，舌苔白，脉弦细。

黄连蜂巢膏

【原材料】川黄连6克，蜂巢（蜂房）3个，凡士林80克。

【制用法】将川黄连研极细，蜂巢研末，再加凡士林，文火熔化，搅拌成油膏。先用2%温盐水洗净患处，后涂油膏。注意不可用热水烫，越烫越重。每日1次，每次取5～10克。

【功效主治】散风祛湿。治疗湿疹。

蝉蜕龙骨膏

【原材料】蝉蜕、凡士林各30克，龙骨15克。

【制用法】将蝉蜕、龙骨研末，用凡士林调为软膏，涂患处。每日1次，每次取5～10克。

【功效主治】散风祛湿。治疗湿疹。

健脾止痒膏

【原材料】黄芪100克，党参150克，白术150克，茯苓150克，薏苡仁300克，山药150克，莲子150克，芡实150克，制半夏100克，陈皮60克，神曲100克，地肤子150克，白蒺藜150克，徐长卿150克，乌梢蛇150克，丹参150克，甘草90克，阿胶200克，蜂蜜300克，黄酒适量。

【制用法】将上述药材除阿胶、蜂蜜、黄酒外，其余药材加适量水煎煮3次，滤汁去渣，将这3次滤液合并，加热浓缩为清膏。再将阿胶研成粗末，加适量黄酒浸泡后隔水炖烊，冲入清膏中和匀，最后加蜂蜜收膏即成。每次15～20克，每日2次，温开水调服。

【功效主治】健脾止痒。主治脾虚型湿疹。症见皮损暗淡不红，渗出很少，可有黄色脱屑或以结痂浸润的斑片为主，面色无华，大便溏薄，食少纳呆，舌淡，苔薄腻，脉濡细。

益脾膏

【原材料】薏苡仁300克，徐长卿150克，党参150克，白术150克，茯苓150克，制半夏100克，泽泻100克，神曲100克，苍术100克，黄芪100克，蛇蜕100克，地肤子100克，苦参90克，陈皮60克，砂仁60克，生甘草50克，冰糖300克。

【制用法】将上述药材（冰糖除外）浸泡后加适量水煎煮3次，滤汁去渣，将这3次滤液合并，加热浓缩为清膏，最后加冰糖收膏即成。每次15～20克，每日2次，温开水调服。

【功效主治】健脾益气。主治脾虚型湿疹。

补血润燥膏

【原材料】当归100克，白芍150克，赤芍150克，鸡血藤300克，益母草300克，牡丹皮150克，川芎60克，生地黄200克，熟地黄200克，白蒺藜150克，防风100克，荆芥100克，白薇150克，何首乌150克，蛇蜕100克，蝉蜕100克，丹参200克，女贞子100克，桑椹150克，墨旱莲150克，桃仁、杏仁各100克，神曲100克，龟甲胶100克，阿胶200克，蜂蜜300克，黄酒适量。

【制用法】将上述药材除龟甲胶、阿胶、蜂蜜、黄酒外，其余药材加适量水煎煮3次，滤汁去渣，将这3次滤液合并，加热浓缩为清膏。再将龟甲胶、阿胶研成粗末，加适量黄酒浸泡后隔水炖烊，冲入清膏中和匀，最后加蜂蜜收膏即成。每次15～20克，每日2次，温开水调服。

【功效主治】补血润燥。主治血虚风燥型湿疹。症见皮损肥厚、陈旧，伴色素沉着，渗出少而干燥，时缓时重，脱屑较多，可伴头晕失眠、口干咽燥、大便干结，舌淡，苔薄而干，脉细。

祛风止痒膏

【原材料】益母草300克，何首乌150克，白芍150克，生地黄150克，白蒺藜150克，荆芥100克，白薇100克，黄芩100克，熟地黄100克，蛇蜕100克，徐长卿

100克，川牛膝100克，当归100克，蝉蜕100克，丹参100克，防风60克，川芎60克，全蝎30克，龟甲胶150克，饴糖300克，黄酒适量。

【制用法】将上述药材除龟甲胶、饴糖、黄酒外，其余药材加适量水煎煮3次，滤汁去渣，将这3次滤液合并，加热浓缩为清膏。再将龟甲胶研成粗末，加适量黄酒浸泡后隔水炖烊，冲入清膏中和匀，最后加饴糖收膏即成。每次15～20克，每日2次，温开水调服。

【功效主治】祛风止痒。主治血虚风燥型湿疹。

益肺健脾膏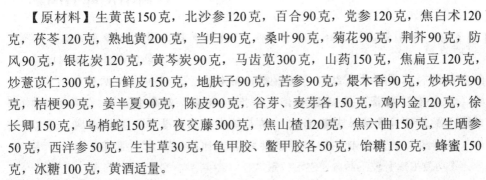

【原材料】生黄芪150克，北沙参120克，百合90克，党参120克，焦白术120克，茯苓120克，熟地黄200克，当归90克，桑叶90克，菊花90克，荆芥90克，防风90克，银花炭120克，黄芩炭90克，马齿苋300克，山药150克，焦扁豆120克，炒薏苡仁300克，白鲜皮150克，地肤子90克，苦参90克，煨木香90克，炒枳壳90克，桔梗90克，姜半夏90克，陈皮90克，谷芽、麦芽各150克，鸡内金120克，徐长卿150克，乌梢蛇150克，夜交藤300克，焦山楂120克，焦六曲150克，生晒参50克，西洋参50克，生甘草30克，龟甲胶、鳖甲胶各50克，饴糖150克，蜂蜜150克，冰糖100克，黄酒适量。

【制用法】将上述药材除生晒参、西洋参、龟甲胶、鳖甲胶、饴糖、蜂蜜、冰糖、黄酒外，其余药材加适量水煎煮3次，滤汁去渣，将这3次滤液合并，加热浓缩为清膏。生晒参、西洋参另煎汁兑入清膏中。再将鳖甲胶、龟甲胶研成粗末，加适量黄酒浸泡后隔水炖烊，冲入清膏中和匀，最后加饴糖、蜂蜜、冰糖收膏即成。每次15～20克，每日2次，温开水调服。

【功效主治】益肺健脾，养血润肤。主治肺虚风热型湿疹。症见全身片状红斑、丘疹、结痂，伴有少量脱屑，苔薄，舌红，脉濡细。

白癜风

白癜风为一种皮肤色素缺乏症，是由于皮肤表皮与真皮交界处色素细胞功能丧失而不能产生黑色素所致。可发生于任何部位的皮肤上，但常见于面、颈、手、背、前臂等处，大小形态不一。患处皮肤色素消失而呈白色，界限清楚，毛发往往变白，边沿可有色素沉着，患处皮肤知觉、分泌及排泄功能均正常，无自觉症状。属于中医学"白癜""白驳""白驳风"的范围。

中医学认为，本病系风湿郁于皮毛、气血失和、肤失濡养所致，治疗原则以活血疏风、调和气血为主。

枯矾蝉蜕膏

【原材料】枯矾、蝉蜕、硫黄、白蒺藜各30克，密陀僧60克，轻粉5克，地塞米松软膏200克。

【制用法】将前6味药分别研为极细末，过120目筛，混合均匀，加入地塞米松软膏内搅拌后装瓶备用。用时根据病灶大小，取药膏适量涂于患处，每日3～4次。

【功效主治】活血疏风。主治白癜风。

【验证】用此方治疗白癜风患者35例，其中治愈者30例，好转者4例，无效者1例。一般用药后局部皮肤可出现潮红或起粟粒样丘疹，25天后肤色发黑而转为正常。治愈者经观察1～2年，均未见复发。

野茴香膏

【原材料】野茴香222克，除虫菊根、白鲜皮、干姜各44克，蜂蜜1.1千克。

【制用法】将蜂蜜倒入容器内，置沸水中溶化水浴，搅拌除沫；将其余药材共研细过筛之药面徐徐倒入蜂蜜内，充分搅拌成糊状，放置成膏。每日3次，每次服15克。10天后，每次增加5克，一直加至30克，日量90克，直至痊愈。

【功效主治】理气活血。主治白癜风。

苦参膏

【原材料】苦参、盐各0.3克，酒1升。

【制用法】前2味药捣为末，先以酒1升煎至400毫升，入药，搅匀，慢火再煎成膏。每用先以生布揩患处，令赤，涂之。

【功效主治】清热利湿。主治白癜风、筋骨痛。

大黄膏

【原材料】生大黄50克，甘油20克，95%酒精各适量。

【制用法】将大黄研末，过120目筛后加甘油、95%酒精适量，调匀成糊状，瓶装密封备用。用时先将患处用温开水洗净，晾干后用药膏涂擦，每天早晚各1次。

【功效主治】破积行瘀。主治白癜风。

逐瘀行气膏

【原材料】丹参300克，鸡血藤300克，夜交藤300克，柴胡100克，郁金90克，香附100克，合欢皮150克，当归100克，川芎60克，赤芍150克，白芍150克，红花100克，桃仁150克，补骨脂150克，紫草100克，重楼100克，生地黄150克，黄精150克，桑椹150克，何首乌200克，谷芽100克，麦芽100克，甘草60克，龟甲胶250克，蜂蜜300克，黄酒适量。

【制用法】将上述药材除龟甲胶、蜂蜜、黄酒外，其余药材加适量水煎煮3次，滤汁去渣，将这3次滤液合并，加热浓缩为清膏。再将龟甲胶研成粗末，加适量黄酒浸泡后隔水炖烊，冲入清膏中和匀，最后加蜂蜜收膏即成。每次15～20克，每日2次，温开水调服。

【功效主治】行气逐瘀。主治气滞血瘀型白癜风。症见皮肤白斑，伴有郁闷不畅，胸胁胀闷，心烦不安，舌淡或有瘀斑，苔薄白，脉涩。

双地首乌膏

【原材料】生地黄150克，熟地黄150克，何首乌300克，女贞子150克，墨旱莲150克，枸杞子150克，山药200克，山茱萸100克，菟丝子150克，补骨脂100克，桑寄生150克，天冬150克，麦冬150克，石斛200克，夜交藤300克，丹参300克，川牛膝100克，百合150克，茯苓300克，青皮90克，陈皮90克，徐长卿150克，神曲90克，甘草60克，阿胶200克，龟甲胶100克，蜂蜜300克，黄酒适量。

【制用法】将上述药材除阿胶、龟甲胶、蜂蜜、黄酒外，其余药材加适量水煎煮3次，滤汁去渣，将这3次滤液合并，加热浓缩为清膏。再将阿胶、龟甲胶研成粗末，加适量黄酒浸泡后隔水炖烊，冲入清膏中和匀，最后加蜂蜜收膏即成。每次15～20克，每日2次，温开水调服。

【功效主治】补肝益肾。主治肝肾阴虚型白癜风。症见皮肤白斑，伴有头晕眼花耳鸣，神疲乏力，腰膝酸软，舌质红，苔少，脉沉细。

【加减】如五心烦热者，加白薇、地骨皮各150克。

口腔溃疡

口腔溃疡是发生在口腔黏膜上的浅表性溃疡，大小可从米粒至黄豆大小、呈圆形或卵圆形，溃疡面微凹、周围充血，可因刺激性食物引发疼痛，一般1～2个星期可以自愈。该病好发于20～45岁的女性，男女之比约为2：3，据有关资料统计其发病率不低于10%，多发生于口腔黏膜无角化或角化较差的区域，如唇内侧、舌尖、舌缘、舌腹、颊、软腭、前庭沟等处黏膜。

口腔溃疡属于中医学的"口疮"，以口舌疮疡或溃烂为主，局部灼痛，反反复复，久久不愈。大多以外感热邪和体内积热有关。

口疮发生在口腔里，与内脏联系密切，脾开窍于口，心开窍于舌，肾脉连舌本，牙龈属胃与大肠，齿属肾，故口疮与整个机体有关。通常我们将口疮的病因病机概括为心脾积热，外感邪热，阴虚火旺，阳虚浮火。在这里我们讨论复发性口疮，以阴虚火旺、阳虚浮火为主。

滋阴润燥膏

【原材料】生地黄300克，熟地黄150克，太子参300克，麦冬300克，白芍150克，贝母100克，牡丹皮150克，女贞子200克，墨旱莲150克，石斛150克，山慈菇100克，鱼腥草300克，川牛膝150克，玄参200克，刺五加150克，灵芝150克，泽泻150克，茯苓300克，神曲100克，生甘草100克，阿胶150克，蜂蜜400克，黄酒适量。

【制用法】将上述药材除阿胶、蜂蜜、黄酒外，其余药材加适量水浸泡后煎煮3次，滤汁去渣，将这3次滤液合并，加热浓缩为清膏。阿胶研成粗末，加适量黄酒浸泡后隔水炖烊，冲入清膏中和匀，最后加蜂蜜收膏即成。每次15～20克，每日2次，温开水调服。

【功效主治】滋阴润燥。主治阴虚火旺型复发性口疮。症见口腔黏膜上有绿豆大小的溃烂点，表面灰白，周围黏膜颜色淡红或不红，反复发作，此愈彼起，绵延不断，常伴有口干咽燥，苔少而干，舌红，脉细数。

滋阴降火膏

【原材料】炙鳖甲300克，生地黄300克，玄参300克，天冬300克，麦冬300克，黄连100克，生甘草100克，白残花150克，地骨皮300克，熟酸枣仁450克，知母300克，夜交藤450克，百合300克，莲子心100克，藿香300克，芦根450克，生蒲黄（包煎）300克，马勃150克，诃子肉180克，西青果200克，黄柏200克，凤凰衣180克，赤芍300克，炒谷芽、炒麦芽各300克，炒六曲300克，炙鸡内金300克，阿胶300克，蜂蜜1000克，黄酒适量。

【制用法】将上述药材除阿胶、蜂蜜、黄酒外，其余药材加适量水煎煮3次，滤汁去渣，将这3次滤液合并，加热浓缩为清膏。再将阿胶研成粗末，加适量黄酒浸泡后隔水炖烊，冲入清膏中和匀，最后加蜂蜜收膏即成。每次15～20克，每日2次，温开水调服。

【功效主治】滋阴降火。主治阴虚火燥型口疮。症见午后潮热，夜寐梦多，早醒，小便黄，口唇红赤，舌质偏红，苔薄黄腻，脉弦滑。

第三章

体质不同所用膏方不一

特禀体质所用膏方

特禀体质又称特禀型生理缺陷、过敏。"特"指的是什么？就是特殊禀赋，是指由于遗传因素和先天因素所造成的特殊状态的体质，主要包括过敏体质、遗传病体质、胎传体质等。

特禀体质的常见表现：过敏体质者一般无特殊；先天禀赋异常者或有畸形，或有生理缺陷。特禀体质者的心理随禀质不同情况各异。过敏体质者常见哮喘、风团、咽痒、鼻塞、喷嚏等，易患哮喘、荨麻疹、花粉症及药物过敏等，遗传性疾病如血友病、先天愚型等，胎传性疾病如五迟（立迟、行迟、发迟、齿迟和语迟）、五软（头软、项软、手足软、肌肉软、口软）、解颅、胎惊等。适应能力差，如过敏体质者对易致过敏季节适应能力差，易引发宿疾。

中医认为特禀体质者饮食宜清淡，避免食用各种致敏食物，减少发作机会。忌食生冷、辛辣、肥甘油腻食物及各种"发物"，避免接触致敏物质，如尘螨、花粉、油漆等。

黄芪固表膏

【原材料】白参（粉）60克，生黄芪300克，党参200克，白术200克，防风150克，刺五加200克，绞股蓝200克，黄精200克，当归200克，龙眼肉200克，麦冬200克，玉竹200克，紫河车100克，大枣200克，山药200克，陈皮150克，炙甘草50克，阿胶150克，鹿角胶150克，冰糖500克，黄酒适量。

【制用法】将上述药材除白参粉、阿胶、鹿角胶、冰糖、黄酒之外，全部用冷水浸泡2小时，入锅加适量水浓煎3次，每次1小时，榨渣取汁，合并滤汁，去沉淀物，加热浓缩成清膏。阿胶、鹿角胶研成粗末，用适量黄酒浸泡，隔水炖烊，冲入清膏中，和匀，再加炒制过的冰糖，待冰糖溶化后调入白参粉，和匀，再煮片刻即成。每次20～30克，每日2次。

【功效主治】益气固表。适用于过敏体质。

清肺化滞膏

【原材料】黄芪300克，白术150克，防风100克，荆芥150克，党参150克，茯苓150克，桔梗90克，苍耳子100克，辛夷100克，蝉蜕100克，紫苏100克，红景天150克，刺五加150克，黄精150克，山药150克，半夏100克，陈皮100克，麦芽150克，桂枝50克，蛤蚧1对，生甘草30克，阿胶200克，蜂蜜300克，黄酒适量。

【制用法】将上述药材除阿胶、蜂蜜、黄酒外，其余药材加适量水煎煮3次，滤汁去渣，将这3次滤液合并，加热浓缩为清膏。再将阿胶研成粗末，加适量黄酒浸泡后隔水炖烊，冲入清膏中和匀，最后加蜂蜜收膏即成。每次15～20克，每日2次，温开水调服。

【功效主治】清肺化滞。主治肺虚邪滞型过敏性鼻炎。症见间歇性鼻塞，时轻时重，晨起鼻痒，喷嚏阵阵发作，鼻涕色白清稀，受寒后症状加重，常伴神疲乏力，平时极易感冒，苔薄腻，脉濡细。

益气化瘀膏

【原材料】当归100克，川芎100克，赤芍150克，细辛60克，白芷150克，苍耳子150克，藿香150克，薄荷100克，红花100克，桃仁150克，穿山甲100克，陈皮60克，桔梗90克，杏仁100克，三棱100克，莪术100克，生地黄150克，白芍150克，甘草60克，路路通150克，蜂蜜400克。

【制用法】将上述药材（蜂蜜除外）加适量水煎煮3次，将这3次煎液过滤去渣，取汁合并，加热浓缩成清膏，最后再加蜂蜜收膏即成。每日2次，每次15～20克，温开水冲服。

【功效主治】益气化瘀。主治气血瘀滞型过敏性鼻炎。症见持续性鼻塞，喷嚏较少，鼻涕黏稠，嗅觉减退、迟钝，常伴有头昏头痛，鼻黏膜呈暗红色，鼻甲肿大且表面不光滑，舌偏暗，脉细。

疏风散寒止痒膏

【原材料】西洋参150克，生晒参150克，嫩桂枝60克，京赤芍120克，炒白芍100克，生姜60克，炙麻黄60克，茺蔚子180克，西河柳60克，徐长卿120克，广地龙120克，净蝉蜕45克，威灵仙120克，青风藤150克，白鲜皮150克，炙甘草30克，大枣120克，冬虫夏草60克，阿胶200克，龟甲胶100克，鳖甲胶100克，冰糖250克。

【制用法】将上述药材除西洋参、生晒参、冬虫夏草、阿胶、龟甲胶、鳖甲胶、冰糖外，其余药材加适量水煎煮3次，滤汁去渣，将这3次滤液合并，加热浓缩为清膏。西洋参、生晒参、冬虫夏草另煎取汁，加入清膏中。再将阿胶、龟甲胶、鳖甲胶研成粗末，加适量水浸泡后隔水炖烊，冲入清膏中和匀，最后加冰糖收膏即成。每次15～20克，每日2次，温开水调服。

【功效主治】疏风散寒止痒。主治风寒束表型荨麻疹。症见风团色白，遇冷风或风吹后皮疹加重，得温则缓，冬重夏轻，伴恶寒，无汗怕冷，口不渴，舌质淡，脉浮紧。

疏风清热止痒膏

【原材料】西洋参150克，生晒参150克，荆芥穗60克，青防风100克，炒当归120克，生地黄200克，苦参片150克，炒苍术90克，净蝉蜕60克，火麻仁90克，牛蒡子90克，生知母120克，煅石膏150克，赤小豆120克，大连翘90克，广地龙100克，乌梢蛇100克，生甘草30克，阿胶100克，龟甲胶200克，冰糖250克。

【制用法】将上述药材除西洋参、生晒参、阿胶、龟甲胶、冰糖外，其余药材加适量水煎煮3次，滤汁去渣，将这3次滤液合并，加热浓缩为清膏。西洋参、生晒参另煎取汁，加入清膏中。再将阿胶、龟甲胶研成粗末，加适量水浸泡后隔水炖烊，冲入清膏中和匀，最后加冰糖收膏即成。每次15～20克，每日2次，温开水调服。

【功效主治】疏风清热止痒。主治风热犯表型荨麻疹。症见风团色红，灼热剧痒，遇热加重，得冷则缓，伴发热恶寒，咽痛口干，舌质红，舌苔薄黄，脉浮数。

气虚体质所用膏方

气虚体质主要是指人体的生理功能处于不良状态，体力和精力都明显不足，稍微活动一下或工作、运动就有疲劳及不适的感觉。

气虚体质常见的表现：形体消瘦或偏胖，性格内向，情绪不稳定，胆小，不喜欢冒险。体倦乏力，面色苍白，语声低怯，常自汗出，且动则尤甚，心悸食少，舌淡苔白，脉虚弱，是其基本特征。平素体质虚弱，易患感冒；或发病后因抗病能力弱难以痊愈；易患内脏下垂、虚劳等。若患病则诸症加重，或伴有气短懒言、咳喘无力；男子滑精早泄、女子白带清稀。

中医认为，气虚体质者的饮食调养可选用具有健脾益气作用的食物，少食具有耗气作用的食物。需要注意的是气虚体质要缓补，不要峻补。气虚体质之人对食物的寒热较敏感，宜食用性质温和的、偏温的、具有补益作用的食品，太寒凉和过温热的食物都对气虚体质的人不利，太寒凉伤脾胃，过辛热易上火。

大补荤膏

【原材料】黄芪120克，人参60克，甘草30克，当归30克，茯苓60克，牡丹皮30克，泽泻60克，大枣100克，五味子30克，阿胶100克，冰糖200克，黄酒适量。

【制用法】将上述药材除阿胶、冰糖、黄酒外，其余药材加适量水煎煮3次，将这3次煎液过滤去渣取汁合并，加热浓缩成清膏。将阿胶研成粗末，加适量黄酒浸泡后隔水炖烊，冲入清膏中和匀，再加冰糖收膏即成。每次10～20克，每日2次，在两餐之间，用温开水冲服。

【功效主治】补气养气。主治肥胖气虚、失眠等。

参芪补气膏

【原材料】生晒参30克，炙黄芪300克，党参250克，麦冬250克，玉竹250克，木灵芝250克，五味子100克，丹参300克，茯神250克，柏子仁250克，龙眼肉300克，莲子250克，木香100克，超细珍珠粉15克，炙远志100克，炙甘草50克，白糖500克。

【制用法】将生晒参切片浸泡后浓煎1小时，榨渣取汁备用。余药（珍珠粉、白糖除外）用冷水浸泡2小时，入锅浓煎3次，每次1小时，榨渣取汁，合并滤汁，去沉淀物，加热浓缩成清膏。兑入生晒参汁，加炒制过的白糖，加热待糖溶化后，调入珍珠粉，再煮二沸即成。每次20～30克，每日2次。

【功效主治】补气益气。主治自汗、精神不振、容易感冒等。

黄芪益气膏

【原材料】黄芪150克，生晒参30克，西洋参30克，阿胶250克，炒白术100克，茯苓100克，当归100克，炒麦芽100克，炒谷芽100克，防风100克，冬虫夏草10克，龟甲胶150克，炙桂枝100克，干姜10克，陈皮100克，鹿角胶100克，炒白芍100克，大枣100克，麦冬100克，五味子100克，炒薏苡仁300克，冰糖500克，黄酒250毫升。

【制用法】将生晒参切片和西洋参浸泡后浓煎1小时，过滤去渣取汁。余药（除冬虫夏草、龟甲胶、阿胶、鹿角胶、冰糖、黄酒外）用冷水浸泡2小时，入锅浓煎3次，每次1小时，榨渣取汁，合并滤汁，去沉淀物，加热浓缩成清膏。龟甲胶、鹿角胶、阿胶研成粗末，用适量黄酒浸泡，隔水炖烊，冲入清膏中，和匀，兑入生晒参和西洋参煎液，冬虫夏草研细粉兑入，再加入冰糖文火收膏即成。每日2次，每次20～30克。

【功效主治】益气养血。适宜于平素语音低怯，气短懒言，肢体容易疲乏，精神不振，易出汗，舌淡红，舌体胖大、边有齿痕，脉象虚缓者。

人参益气膏

【原材料】人参30克，炙黄芪300克，红景天100克，马齿苋150克，五味子100克，党参250克，炒白术100克，茯苓100克，陈皮100克，防风100克，干姜60克，炒薏苡仁300克，大枣100克，升麻50克，炒麦芽100克，阿胶250克，冰糖500克，龙眼肉300克，莲子250克，木香100克，丹参100克。

【制用法】将上述药材除阿胶、冰糖外，其余药材加适量水煎煮3次，将这3次煎液过滤去渣取汁合并，加热浓缩成清膏。将阿胶隔水炖烊，冲入清膏，再加冰糖溶化后，和匀收膏即成。每次10～20克，每日2次，在两餐之间，用温开水冲服。1个月为1个疗程，后者服用直至症状消失。

【功效主治】益气健脾，补肺益肾。适用于平素语言低弱，气短懒言，容易疲乏，精神不振，易出汗，舌淡红，舌边有齿痕，脉弱者。

温阳补气膏

【原材料】人参100克，党参200克，黄芪300克，白术150克，茯苓200克，桂枝60克，防风150克，紫苏100克，荆芥100克，鹿角100克，细辛90克，桔梗60克，前胡100克，刺五加150克，红景天100克，灵芝150克，黄精150克，山药150克，谷芽100克，麦芽100克，蛤蚧1对，甘草90克，阿胶250克，黄酒适量，蜂蜜300克。

【制用法】将上述药材除人参、蛤蚧、阿胶、黄酒、蜂蜜外，其余药材加适量水煎煮3次，滤汁去渣，将这3次滤液合并，加热浓缩为清膏。人参另煎取汁，蛤蚧研粉，均兑入清膏中。再将阿胶研成粗末，加适量黄酒浸泡后隔水炖烊，冲入清膏中和匀，最后加蜂蜜收膏即成。每次15～20克，每日2次，温开水调服。

【功效主治】温阳补气。主治气阳两亏型反复感冒。症见容易感冒，平时多倦乏力、气短懒言，四肢不温，苔薄白，舌淡胖，脉细。

补正益气膏

【原材料】党参150克，炒白术150克，茯苓150克，桂枝100克，防风100克，荆芥100克，前胡100克，薄荷（后下）100克，桔梗60克，炙黄芪300克，甘草50克，阿胶150克，蜂蜜300克，黄酒适量。

【制用法】将上述药材除阿胶、蜂蜜、黄酒外，其余药材加适量水煎煮3次，滤汁去渣，将这3次滤液合并，加热浓缩为清膏。再将阿胶研成粗末，加适量黄酒浸泡后隔水炖烊，冲入清膏中和匀，最后加蜂蜜收膏即成。每次15～20克，每日2次，温开水调服。

【功效主治】补正益气。主治正气亏虚型反复感冒。症见多倦怠无力，气短懒言，面色暗白，唇甲色淡，心悸头晕等。

益智强身膏

【原材料】熟地黄500克，制何首乌500克，山药500克，牛骨髓500克，炙甘草500克，桑椹300克，茯神300克，枸杞子300克，鹿角胶300克，菟丝子300克，山茱萸200克，炙远志200克，黑芝麻粉、核桃仁粉各150克，紫河车250克，白糖

300克，黄酒适量。

【制用法】将上述药材除黑芝麻粉、核桃仁粉、鹿角胶、牛骨髓、白糖、黄酒之外，余药用冷水浸泡2小时，入锅加水煎煮3次，每次1小时，榨渣取汁，合并滤汁，去沉淀物，加热浓缩成清膏。牛骨髓洗净后入锅煮成稀糊状，调入清膏中，和匀。鹿角胶研成粗末，用适量黄酒浸泡，隔水炖烊，冲入清膏中，和匀，再加入炒制过的白糖，和匀。最后调入黑芝麻粉、核桃仁粉，搅匀，再煮片刻即成。每次20～30克，每日2次。

【功效主治】益智强身。主治脑力疲劳。

益气补虚膏

【原材料】黄芪300克，党参150克，防风100克，白术150克，煅龙骨300克，煅牡蛎200克，五倍子90克，五味子100克，大枣150克，杭白芍250克，陈皮60克，甘草90克，阿胶200克，蜂蜜300克，黄酒适量。

【制用法】将上述药材除阿胶、蜂蜜、黄酒外，其余药材加适量水煎煮3次，滤汁去渣，将这3次滤液合并，加热浓缩为清膏。再将阿胶研成粗末，加适量黄酒浸泡后隔水炖烊，冲入清膏中和匀，最后加蜂蜜收膏即成。每次15～20克，每日2次，温开水调服。

【功效主治】益气补虚。主治气虚自汗。

阴虚体质所用膏方

阴虚体质是指人体精、血等阴液亏损，失去润泽脏腑、滋养经脉肌肤的功用，出现虚火上炎的偏颇。

阴虚体质的常见表现：体形瘦长，性情急躁，外向好动，活泼。体表表现主要是手足心热，易口燥咽干，口渴喜冷饮，大便干燥，或见面色潮红，两目干涩，视物模糊，皮肤偏干，眩晕耳鸣，睡眠差。对外界环境适应能力表现为不耐热邪，耐冬不耐夏，不耐受燥邪。

中医认为阴虚体质者应多滋补肾阴，多吃甘凉滋润的食物；忌食或少食烤炸、辛辣或性温燥烈的食物；忌食或少食高热量如巧克力等食物，力戒烟酒。

地黄二冬膏

【原材料】干地黄300克，天冬200克，麦冬200克，北沙参200克，黑芝麻200克，核桃仁200克，野百合200克，白芍200克，玉竹200克，天花粉200克，枸杞子200克，山药300克，北虫草粉50克（研粉、备用），柏子仁150克，酸枣仁150

克，木香100克，砂仁60克，陈皮100克，炙甘草60克，龟甲胶150克，阿胶150克，冰糖500克，黄酒适量。

【制用法】将上述药材除龟甲胶、阿胶、北虫草粉、冰糖、黄酒之外，余药全部用冷水浸泡2小时，入锅加适量水浓煎3次，每次1小时，榨渣取汁，合并滤汁，去沉淀物，加热浓缩成清膏。龟甲胶、阿胶研成粗末，用适量黄酒浸泡，隔水炖烊，冲入清膏中，和匀，再加炒制过的冰糖，拌匀。待冰糖溶化后调入北虫草粉，和匀，再煮片刻即成。每次20～30克，每日2次。

【功效主治】补阴清热，滋养肝肾。适用于阴虚体质患者。

滋阴膏

【原材料】天冬200克，麦冬200克，北沙参200克，生地黄150克，百合200克，白芍200克，地骨皮100克，玉竹200克，制黄精120克，山茱萸100克，天花粉200克，泽泻60克，枸杞子200克，白茅根150克，生山药300克，砂仁60克，陈皮100克，牡丹皮100克，五味子150克，茯苓120克，石斛100克，炙甘草60克，龟甲胶250克，阿胶150克，冰糖500克，黄酒250克。

【制用法】将上述药材除龟甲胶、阿胶、冰糖、黄酒外，其余药材加适量水煎煮3次，将这3次煎液过滤去渣取汁合并，加热浓缩成清膏。再将龟甲胶、阿胶隔水炖烊，冰糖溶化，和黄酒一起冲入清膏中和匀，收膏即成。每次10～20克，每日2次，在两餐之间，用温开水冲服。1个月为1个疗程，或服用直至症状消除。

【功效主治】滋阴利咽清热，调补肝肾。适用于手足心热，口燥咽干，鼻微干，喜冷饮，大便干燥，舌红少津，脉细数者。

养阴清肺膏

【原材料】白茅根300克，野荞麦300克，太子参200克，生地黄180克，浙贝母150克，绞股蓝150克，茯苓150克，炙桑白皮150克，佛耳草150克，山药150克，山茱萸150克，牡丹皮120克，百合120克，焦白术120克，黄芩120克，南沙参120克，女贞子120克，墨旱莲120克，当归120克，炒白芍120克，北沙参120克，竹沥半夏100克，知母90克，黄柏90克，天冬90克，麦冬90克，杏仁90克，陈皮、五味子参60克，甘草50克，炒川芎45克，阿胶、龟甲胶、冰糖各250克，黄酒150克。

【制用法】将上述药材除龟甲胶、阿胶、冰糖、黄酒外，其余药材加适量水煎煮3次，将这3次煎液过滤去渣取汁合并，加热浓缩成清膏。再将龟甲胶、阿胶隔水炖烊，冰糖溶化，和黄酒一起冲入清膏中和匀，收膏即成。每次10～20克，每日2次，在两餐之间，用温开水冲服。

【功效主治】养阴清肺。主治阴虚型支气管扩张。症见偶有咳嗽、咳痰，略感胸闷，夜寐较差，神疲肢倦，舌嫩红、苔薄黄，脉弦细。

滋阴益肾膏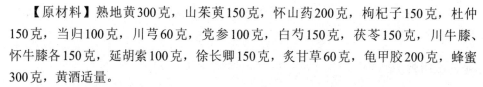

【原材料】熟地黄300克，山茱萸150克，怀山药200克，枸杞子150克，杜仲150克，当归100克，川芎60克，党参100克，白芍150克，茯苓150克，川牛膝、怀牛膝各150克，延胡索100克，徐长卿150克，炙甘草60克，龟甲胶200克，蜂蜜300克，黄酒适量。

【制用法】将上述药材除龟甲胶、蜂蜜、黄酒外，其余药材加适量水煎煮3次，滤汁去渣，将这3次滤液合并，加热浓缩为清膏。再将龟甲胶加适量黄酒浸泡后隔水炖烊，冲入清膏中和匀，最后加蜂蜜收膏即成。每次15～30克，每日2次，温开水调服。

【功效主治】滋阴益肾。主治肾阴虚型头痛。症见头痛脑空，常兼有头晕、耳鸣、腰酸、神疲。

【加减】如有耳鸣如蝉鸣，连绵不断者，加磁石200克、石菖蒲150克、葛根150克、银杏叶150克；如是盗汗烘热者，加炒黄柏100克、知母100克、鳖甲胶150克。

滋阴益肝膏

【原材料】生地黄150克，熟地黄150克，太子参150克，怀山药150克，山茱萸90克，白术90克，白芍90克，当归90克，菟丝子90克，枸杞子120克，制何首乌120克，黑料豆100克，沙苑子100克，墨旱莲100克，女贞子100克，郁金90克，百合120克，炒知母90克，炒黄柏90克，木瓜90克，酸枣仁90克，麦冬90克，杜仲120克，川续断120克，阿胶90克，鹿角胶60克，龟甲胶90克，鳖甲胶90克，白文冰250克，黄酒适量。

【制用法】将上述药材除鹿角胶、阿胶、龟甲胶、鳖甲胶、白文冰、黄酒外，其余药材加适量水煎煮3次，滤汁去渣，将这3次滤液合并，加热浓缩为清膏。再将鹿角胶、阿胶、龟甲胶、鳖甲胶加适量黄酒浸泡后隔水炖烊，冲入清膏中和匀，最后加白文冰收膏即成。每次15～30克，每日晨起1次，温开水调服。

【功效主治】滋肝益肾。主治肝肾阴虚型贫血。症见消瘦面黄，精神疲惫，腰膝酸软，头晕耳鸣，咽干唇燥，手足心热，苔薄，舌质红、体瘦瘪，脉细弦数。

左归膏

【原材料】熟地黄300克，山药100克，枸杞子100克，山茱萸50克，川牛膝30克，菟丝子50克，鹿角胶50克，龟甲胶50克，食盐5克，冰糖1000克或蜂蜜600克。

【制用法】将上述药材除鹿角胶、龟甲胶、食盐、冰糖（或蜂蜜）外，其余药材加适量水煎煮3次，滤汁去渣，将这3次滤液合并，加热浓缩为清膏。鹿角胶、龟甲胶加适量水隔水炖烊，冲入清膏中和匀，最后加食盐、冰糖（或蜂蜜）收膏即成。每日2次，每次15～20克，温开水冲服。

【功效主治】滋阴益气。适用于腰酸腰痛，疲劳腿软，夜尿频多，爱出汗，易头晕目眩者。

地黄滋阴膏

【原材料】熟地黄150克，白芍100克，当归150克，茯苓100克，枸杞子250克，牛膝100克，墨旱莲120克，白蜜500克。

【制用法】将上述药材除白蜜外，其余药材加适量水煎煮3次，滤汁去渣，将这3次滤液合并，加热浓缩为清膏，最后加白蜜收膏即成。每日2次，每次15～20克，温开水冲服。

【功效主治】滋养阴血。用于阴虚型产后虚弱者。

滋阴潜阳膏

【原材料】麦冬50克，山茱萸50克，酸枣仁50克，黄精50克，明天麻50克，龟甲50克，鳖甲50克，石斛50克，川贝母50克，天冬50克，玉竹50克，菟丝子50克，枸杞子50克，鹿角胶50克，蜂蜜100克，冰糖100克。

【制用法】将上述药材除龟甲、鳖甲、鹿角胶、蜂蜜、冰糖外，其余药材加适量水煎煮3次，滤汁去渣，将这3次滤液合并，龟甲和鳖甲另煎，去渣取汁，兑入滤液中，将滤液加热浓缩为清膏。鹿角胶加适量水隔水炖烊，冲入清膏中和匀，最后加蜂蜜、冰糖收膏即成。每日2次，每次15～20克，温开水冲服。

【功效主治】滋阴潜阳。适用于阴虚体质患者食用。

阳虚体质所用膏方

阳虚体质的特征和寒性体质接近，大多为阳气不足，有寒象。阳虚体质的人平素畏冷，手足不温，易出汗；喜热饮食，精神不振，睡眠偏多。

阳虚体质的常见表现：形体白胖或面色淡白无华，性格多沉静、内向。平素怕寒喜暖、四肢倦怠、小便清长、大便时稀、唇淡口和、常自汗出、脉沉乏力、舌淡胖。其人患病则易从寒化，可见畏寒蜷卧、四肢厥冷或腹中绵绵作痛、喜温喜按；或身面浮肿、小便不利；或腰脊冷痛、下利清谷；或阳痿滑精、宫寒不孕；或胸背彻痛、咳喘心悸；或夜尿频多、小便失禁。

中医认为，应多吃甘温的食物，以温补脾肾阳气为主，药物可选用补阳祛寒、温养肝肾之品。

鹿角桂附膏

【原材料】鹿角胶200克，肉桂60克，制附片150克，菟丝子250克，肉苁蓉250克，巴戟天250克，仙茅200克，淫羊藿200克，熟地黄250克，山茱萸100克，山药250克，杜仲200克，川断200克，桑寄生200克，北虫草粉50克，核桃仁（研碎）200克，怀牛膝200克，炙甘草50克，饴糖500克，黄酒适量。

【制用法】将上述药材除鹿角胶、北虫草粉、核桃仁、饴糖、黄酒之外，全部用冷水浸泡2小时，入锅加适量水浓煎3次，每次1小时，榨渣取汁，合并滤汁，去沉淀物，加热浓缩成清膏。鹿角胶研成粗末，用适量黄酒浸泡，隔水炖烊，冲入清膏中，和匀，加炒制过的饴糖，待饴糖溶化后，调入北虫草粉、核桃仁，和匀，再煮2沸即成。每次20～30克，每日2次。

【功效主治】温阳祛寒。主治畏寒怕冷，四肢不温。

温阳膏

【原材料】制附片150克，肉桂60克，鹿角胶300克，菟丝子250克，肉苁蓉250克，巴戟天250克，仙茅100克，淫羊藿100克，熟地黄250克，山茱萸100克，山药250克，杜仲200克，丹参300克，川断200克，干姜100克，桑寄生200克，核桃仁（研碎）200克，怀牛膝200克，炙甘草50克，白茯苓100克，炒白术300克，红参20克，巴戟天100克，枸杞子100克，防风100克，陈皮100克，阿胶150克，冰糖500克，黄酒250克。

【制用法】将上述药材除鹿角胶、核桃仁、阿胶、冰糖、黄酒外，其余药材加适量水煎煮3次，将这3次煎液过滤去渣取汁合并，加热浓缩为清膏。再将鹿角胶、阿胶隔水炖烊，冰糖熔化后，和黄酒一起冲入清膏中，再将核桃仁兑入，和匀，收膏即成。每次10～20克，每日2次，在两餐之间，用温开水冲服。1个月为1个疗程，或服用至症状消失。

【功效主治】温阳，健脾，补肾。适用于平素畏冷，手足不温，喜热饮食，精神不振，舌淡胖嫩，脉沉迟者。

【注意】阴虚火旺者忌用；服药期间忌食萝卜。

参鹿补膏

【原材料】红参80克，鹿肉100克，淫羊藿300克，狗脊（制）300克，白术（麸炒）300克，鸡血藤800克，党参200克，锁阳200克，续断200克，墨旱莲400克，玉竹（制）100克，仙鹤草40克，女贞子（制）600克，熟地黄400克。

【制用法】先将红参和鹿肉分别水煎，再将参渣和鹿肉渣与余药同煎，终将参汁、鹿肉汁、药汁混合后浓缩成膏。每次1匙，日服2次，温开水冲服。

【功效主治】益气养血，补肾壮阳。主治阳虚畏寒、精神疲乏、气血不足、腰膝酸软等症。

【来源】本方来源于现代《中药知识手册》。

助阳膏

【原材料】桂枝50克，制附子50克，炮姜50克，熟地黄150克，茯苓150克，吴茱萸150克，淫羊藿150克，泽泻100克，阿胶200克，蜂蜜300克。

【制用法】将上述药材除阿胶、蜂蜜外，其余药材加适量水煎煮3次，滤汁去渣，将这3次滤液合并，加热浓缩为清膏。阿胶加适量水隔水炖烊，冲入清膏中和匀，最后加蜂蜜收膏即成。每日2次，每次15～20克，温开水冲服。

【功效主治】补肾助阳。用于阳虚型产后虚弱者。

温阳补肾膏

【原材料】金樱子300克，覆盆子300克，熟地黄150克，山药300克，补骨脂150克，益智150克，白果150克，桑螵蛸200克，菟丝子150克，芡实150克，杜仲120克，狗脊100克，骨碎补100克，核桃仁150克，山茱萸100克，茯苓100克，陈皮60克，神曲100克，阿胶150克，鹿角胶100克，蜂蜜300克，黄酒适量。

【制用法】将上述药材除核桃仁、阿胶、鹿角胶、蜂蜜、黄酒外，其余药材加适量水煎煮3次，滤汁去渣，将这3次滤液合并，加热浓缩为清膏。阿胶、鹿角胶加适量黄酒隔水炖烊，冲入清膏中和匀，再加蜂蜜收膏，最后加入炒黄研碎的核桃仁，调匀即可。每日2次，每次15～20克，温开水冲服。

【功效主治】温阳补肾。主治老年性夜尿频多。

健脾益肾膏

【原材料】吉林人参（另煎冲）60克，制狗脊90克，菟丝子90克，甘杞子90克，韭菜子90克，仙茅90克，苍术、白术各90克，阳起石150克，淫羊藿150克，川断、川杜仲各90克，巴戟天90克，黄芪300克，青皮、陈皮各60克，紫河车30克，炒升麻60克，炒枳壳60克，灵芝90克，石菖蒲60克，炙远志90克，茯苓90克，当归身90克，酸枣仁150克，扁豆衣90克，杭白芍90克，怀山药150克，炙鸡内金90克，怀牛膝90克，大麦冬90克，夜交藤90克，生姜300克，法半夏90克，益智90克，檀香15克，佛手60克，芡实90克，大枣90克，龟甲胶90克，鹿角胶90克，白文冰500克，黄酒适量。

【制用法】将上述药材除吉林人参、紫河车、龟甲胶、鹿角胶、白文冰、黄酒外，其余药材加适量水煎煮3次，将这3次煎液过滤去渣取汁合并，加热浓缩成清膏。人参另煎汁兑入清膏中。紫河车研粉，龟甲胶、鹿角胶加适量黄酒浸泡后隔水炖烊，一并冲入清膏中和匀，最后加白文冰收膏即成。每日2次，每次15～20克，温开水冲服。

【功效主治】健脾益肾。主治脾肾阳虚。

湿热体质所用膏方

湿热体质以湿热内蕴为特征，一般为先天不足，久居湿地，喜食肥甘，长期饮酒，湿热内蕴而致。

湿热体质的常见表现：形体偏胖或消瘦，性格多急躁易怒，经常会有紧张、压抑、焦虑的情绪；面垢油光、多有痤疮粉刺、常感口干口苦、眼睛红赤、心烦懈怠、身重困倦、小便赤短、大便燥结或黏滞，男性多有阴囊潮湿、女性常有带下增多。病时上述症状加重。对湿环境或气温偏高，尤其夏末秋初，湿热气候，较难适应。

中医认为湿热体质一般要分湿重还是热重，湿重以化湿为主，热重以清热为主。

山药冬瓜皮膏

【原材料】淮山药250克，冬瓜皮300克，赤小豆250克，生薏苡仁250克，陈皮200克，茯苓200克，车前子（包煎）150克，泽泻150克，夏枯草200克，田基黄200克，垂盆草200克，蒲公英200克，决明子200克，炒黄芩200克，川连60克，苍术200克，白术200克，白芍200克，绿茶150克，生甘草50克，白糖300克。

【制用法】将上述药材（白糖除外）加冷水浸泡2小时，加适量水煎煮3次，每次40分钟，将这3次滤液合并，去沉淀物，加热浓缩成清膏，最后加炒制过的白糖收膏即成。每次20克，每日2次，温开水冲服。

【功效主治】清热化湿。适宜于湿热体质患者服用。

清热利湿膏

【原材料】生黄芪150克，党参150克，升麻60克，柴胡60克，生地黄90克，茯苓90克，当归90克，菟丝子90克，覆盆子90克，枸杞子90克，五味子60克，车前子90克，灵芝100克，酸枣仁60克，粉萆薢90克，败酱草150克，红藤150克，通天草90克，鹿衔草150克，益母草150克，淫羊藿90克，藕节90克，蒲黄90克，大黄炭30克，炮姜炭30克，海螵蛸90克，茜草90克，阿胶250克，鹿角胶250克，紫河车粉60克，三七粉30克，蜂蜜300克，黄酒适量。

【制用法】将上述除三七粉、紫河车粉、阿胶、鹿角胶、蜂蜜、黄酒外，其余药材加适量水煎煮3次，将这3次煎液过滤去渣取汁合并，加热浓缩成清膏。阿胶、鹿角胶加适量黄酒浸泡后隔水炖烊，冲入清膏中和匀，最后加蜂蜜收膏，膏滋将成时加入紫河车粉和三七粉调匀即成。每日2次，每次15～20克，温开水冲服。

【功效主治】清热利湿。主治肾气不足、湿热下注型慢性尿路感染。症见小便不畅，腰酸，尿常规检查有少量红白细胞，脉沉细，舌暗红，苔薄腻。

清热化湿膏

【原材料】西洋参50克，北沙参120克，紫丹参150克，京元参150克，小生地黄150克，生黄芪150克，生白术120克，南芡实150克，生薏苡仁150克，粉丹皮120克，京赤芍120克，赤茯苓150克，福泽泻150克，肥知母120克，川柏皮120克，女贞子120克，桑椹120克，明天麻120克，池菊花60克，何首乌150克，莲子心90克，瓜蒌仁120克，莲子肉125克，核桃仁125克（打碎），小红枣125克，火麻仁120克，金银花120克，生甘草60克，川断120克，带叶桑枝150克，桑寄生150克，川杜仲150克，银柴胡90克，香青蒿120克，阿胶150克，鳖甲胶150克，白蜜250克，冰糖250克，黄酒适量。

【制用法】将上述除西洋参、核桃仁、阿胶、鳖甲胶、白蜜、冰糖、黄酒外，其余药材加适量水煎煮3次，将这3次煎液过滤去渣取汁合并，加热浓缩成清膏。西洋参另煎取汁兑入清膏中。阿胶、鳖甲胶加适量黄酒浸泡后隔水炖烊，冲入清膏中，加入核桃仁和匀，最后加白蜜、冰糖收膏即成。每日2次，每次15～20克，温开水冲服。

【功效主治】清热化湿。主治肾虚肝旺、湿热内蕴型低热。症见低热缠绵，经久不眠，头痛，便坚，口干，消瘦，脉细数，舌暗红，苔薄。

化湿清热膏

【原材料】吉林人参、西洋参各90克（另煎汁冲入收膏），潞党参90克，五味子90克，法半夏60克，麦冬90克，小川连30克，苍术、白术各150克，茯苓90克，炒竹茹60克，升麻90克，紫丹参150克，炒枳实90克，柴胡90克，知母、黄柏各90克，炙远志90克，明天麻60克，酸枣仁90克，熟地黄240克，生薏苡仁、熟薏苡仁各150克，百合90克，滁菊花90克，白芍90克，柏子仁90克，炙黄芪240克，川芎90克，泽泻90克，清炙草30克，煨川楝子90克，玉竹180克，当归60克，延胡索90克，山药90克，青皮、陈皮各45克，栀子90克，枸杞子90克，龟甲胶、鳖甲胶各90克，白文冰500克，黄酒适量。

【制用法】将上述除吉林人参、西洋参、龟甲胶、鳖甲胶、白文冰、黄酒外，其余药材加适量水煎煮3次，将这3次煎液过滤去渣取汁合并，加热浓缩成清膏。吉林人参、西洋参另煎取汁兑入清膏中。龟甲胶、鳖甲胶加适量黄酒浸泡后隔水炖烊，冲入清膏中和匀，最后加白文冰收膏即成。每日2次，每次15～20克，温开水冲服。

【功效主治】益气养阴，化湿清热。主治心脾不足、湿热内阻。症见时时头晕，甚则心烦易怒，少腹幽幽作痛，神萎乏力，手心灼热，脉弦数，舌红质胖，口甜而食不馨。

气郁体质所用膏方

当气不能外达而结聚于内时，便形成"气郁"。中医认为，气郁多由忧郁烦闷、心情不舒畅所致。长期气郁会导致血循环不畅，严重影响健康。

气郁体质的常见表现：形体瘦者为多，性格内向不稳定、敏感多虑。平素性情急躁易怒，易于激动，或忧郁寡欢，胸闷不舒；舌淡红，苔白，脉弦；一旦生病则胸胁胀痛或窜痛；有时乳房及小腹胀痛，月经不调，痛经，咽中梗阻，如有异物；或颈项瘿瘤；胃脘胀痛，泛吐酸水，呃逆嗳气；肠鸣，大便泄利不爽；体内之气逆行，头痛眩晕。对精神刺激适应能力较差；不适应阴雨天气。

中医认为气郁体质者具有气机郁结而不舒畅的潜在倾向，应选用具有理气解郁、调理脾胃功能的食物和中药。

柴胡理气清膏

【原材料】柴胡250克，青皮250克，陈皮250克，枳壳250克，郁金250克，陈佛手150克，土贝母150克，瓜蒌皮250克，金橘叶200克，香附200克，当归300克，炒白芍300克，玫瑰花50克，绿梅花50克，大枣300克，炙甘草50克，木糖醇300克。

【制用法】将土贝母、玫瑰花、绿梅花研成细粉备用。余药除木糖醇外用冷水浸泡2小时，入锅煎煮2次，每次30分钟，榨渣取汁，合并滤汁，去沉淀物，加热浓缩成清膏。加入木糖醇，和匀，最后调入土贝母粉、玫瑰花粉、绿梅花粉，再煮片刻即成。每次20克，每日2次。

【功效主治】疏肝理气，解郁活血。主治肝郁气滞引起的胸闷胀痛、胃脘疼痛等病症。

解郁膏

【原材料】潞党参90克，沙苑子60克，当归45克，佩兰45克，炙甘草12克，龙眼肉90克，炒白术45克，煅龙齿45克，淮山药90克，茯神60克，木香15克，合欢皮45克，白芍30克，酸枣仁90克，香附30克，大枣125克，冰糖250克。

【制用法】将上述药材（冰糖除外）加适量水煎煮3次，将这3次煎汁过滤去渣取汁，合并浓缩成清膏，最后加入冰糖收膏即成。每次15～20克，每日2次，温开水冲服。

【功效主治】疏肝解郁，养血安神。临床多用于治疗气血不足、肺脾两虚、心神不安。

【来源】本方来源于《马培之医案·郁证》。

疏肝解郁膏

【原材料】生晒参200克，生黄芪200克，太子参100克，核桃仁150克，龙眼肉100克，生地黄200克，制黄精100克，焦白术100克，炒白芍100克，淮山药100克，肥知母100克，淫羊藿100克，京玄参100克，软柴胡100克，炒黄芩100克，广郁金100克，枸杞子150克，山茱萸100克，合欢花150克，开心果150克，金沸草100克，景天三七150克，路路通100克，蒲公英150克，桔梗50克，牛蒡子100克，浙贝母150克，珍珠母200克，陈皮100克，白茯苓100克，大枣200克，炙甘草100克，阿胶200克，鳖甲胶100克，冰糖400克，黄酒适量。

【制用法】将上述除生晒参、核桃仁、龙眼肉、阿胶、鳖甲胶、冰糖、黄酒外，其余药材加适量水煎煮3次，将这3次煎液过滤去渣取汁合并，加热浓缩成清膏。生晒参另煎取汁兑入，阿胶、鳖甲胶加适量黄酒浸泡后隔水炖烊，冲入清膏中和匀，最后加冰糖和研碎的核桃仁、龙眼肉，熬至滴水成珠为度。每日2次，每次15～20克，温开水冲服。

【功效主治】疏肝解郁。主治肝郁。症见神疲乏力，形体消瘦，气短萎软，情绪抑郁，多思善虑，脉细，苔薄白腻。

疏肝化郁膏

【原材料】南沙参100克，北沙参100克，玄参100克，麦冬150克，柴胡90克，郁金100克，合欢皮150克，香附90克，娑罗子100克，绿萼梅60克，佛手100克，香橼100克，金银花100克，连翘100克，栀子60克，藏青果150克，牛蒡子100克，白术100克，川芎30克，神曲60克，桔梗30克，天花粉100克，甘草60克，阿胶100克，蜂蜜300克，黄酒适量。

【制用法】将上述药材除阿胶、蜂蜜、黄酒外，其余药材加适量水煎煮3次，滤汁去渣，将这3次滤液合并，加热浓缩为清膏。阿胶加适量黄酒浸泡后隔水炖烊，冲入清膏中和匀，最后加蜂蜜收膏即成。每日2次，每次15～20克，温开水冲服。

【功效主治】疏肝化郁。主治痰气郁结偏热型梅核气。症见咽中似有梅核堵塞，自觉内热口燥，心烦不安，急躁易怒，口干，大便干燥，苔薄黄腻，脉弦数。

理气化郁膏

【原材料】半夏100克，贝母100克，蛇六谷100克，厚朴100克，茯苓150克，紫苏叶100克，苍术100克，佛手90克，香橼100克，八月札100克，陈皮100克，枳壳150克，建兰100克 玫瑰花60克，代代花30克，绿萼梅60克，桔梗60克，甘草60克，阿胶100克，蜂蜜300克，黄酒适量。

【制用法】将上述药材除阿胶、蜂蜜、黄酒外，其余药材加适量水煎煮3次，滤汁去渣，将这3次滤液合并，加热浓缩为清膏。阿胶加适量黄酒浸泡后隔水炖烊，冲入清膏中和匀，最后加蜂蜜收膏即成。每日2次，每次15～20克，温开水冲服。

【功效主治】理气化郁。主治痰气郁结偏寒型梅核气。症见咽中似有梅核堵塞，可兼见胸闷腹胀、食欲不振、大便溏薄、口淡不渴等，苔白腻，脉濡。

理气疏郁膏

【原材料】党参150克，生晒参150克，木香120克，大枣150克，陈皮150克，海藻150克，昆布150克，海螵蛸150克，海蛤壳300克，柴胡150克，广郁金150克，制香附150克，佛手100克，桔梗100克，牛蒡子150克，射干100克，夏枯草150克，焦白术150克，白茯苓150克，木蝴蝶60克，川贝母粉60克，甘草120克，阿胶250克，冰糖500克，黄酒适量。

【制用法】将上述药材除生晒参、川贝母粉、阿胶、冰糖、黄酒外，其余药材加适量水煎煮3次，将这3次煎液过滤去渣取汁合并，加热浓缩成清膏。生晒参研成末，和川贝母粉兑入清膏。阿胶加适量黄酒浸泡后隔水炖烊，冲入清膏中和匀，最后加冰糖收膏即成。每日2次，每次15～20克，温开水冲服。

【功效主治】理气疏郁，化痰消瘿。主治气郁痰阻型瘿病。症见颈前正中肿大，质软不痛，颈部觉胀，胸闷太息，烦躁易怒，或兼胸胁胀满窜痛，病情常随情志波动而变化，苔薄白，脉弦。

血瘀体质所用膏方

血瘀体质就是全身性的血脉不那么畅通，有一种潜在的瘀血倾向。在气候寒冷、情绪不调等情况下，很容易出现血脉瘀滞不畅或阻塞不通，也就是瘀血。

血瘀体质的常见表现：瘦人较多，且容易烦躁，健忘，性情急躁；皮肤常在不知不觉中出现紫瘀斑（皮下出血），皮肤常干燥、粗糙，常常出现疼痛，面色晦暗或有色素沉着、黄褐色斑块，眼眶常黯黑，眼睛经常有红丝（充血），刷牙时牙龈容易出血；腹内有癥瘕肿块，妇女痛经、经闭、崩漏等；不耐受风邪、寒邪。

中医认为血瘀体质者进行药补时应选用活血养血之品。

桃红丹参膏

【原材料】桃仁300克，西红花30克（研粉，备用），丹参300克，熟地黄200克，当归300克，赤芍200克，川芎200克，生山楂300克，姜黄300克，降香100克，青皮150克，陈皮200克，延胡索200克，三七粉60克，益母草300克，炙甘草60克，红糖300克。

【制用法】将上述药材除西红花粉、三七粉、红糖之外，余药用冷水浸泡2小时，入锅加适量水浓煎3次，每次40分钟，榨渣取汁，合并滤汁，去沉淀物，加热浓缩成清膏。加炒制过的红糖，待红糖溶化后，调入西红花粉、三七粉，和匀，再煮片刻即成。每次20～30克，每日2次。

【功效主治】活血化瘀。适于血瘀体质患者服用。

活血化瘀膏

【原材料】丹参200克，三七150克，秦艽200克，牛膝200克，当归150克，川芎150克，桃仁150克，红花90克，赤芍150克，地龙120克，土鳖虫100克，没药100克，五灵脂120克，狗脊150克，独活150克，青皮100克，制香附150克，陈皮120克，甘草120克，阿胶250克，红糖500克，黄酒适量。

【制用法】将上述药材除三七、阿胶、红糖、黄酒外，其余药材加适量水煎煮3次，滤汁去渣，将这3次滤液合并，加热浓缩为清膏。三七研成细粉兑入。阿胶加适量黄酒浸泡后隔水炖烊，冲入清膏中和匀，最后加红糖收膏即成。每日2次，每次15～20克，温开水冲服。

【功效主治】活血化瘀，行气止痛。主治瘀血腰痛。症见腰痛如刺如锥，痛有定处拒按，甚至难以转侧，日轻夜重，或见血尿，舌暗紫或有瘀斑，脉弦涩。病程迁延，常有外伤劳损史。

益气活血膏

【原材料】生黄芪250克，党参200克，赤芍150克，白芍150克，川芎90克，当归120克，桃仁90克，红花90克，白术120克，青皮90克，陈皮90克，柴胡90克，生蒲黄（包煎）90克，黄精100克，丹参120克，升麻90克，炙甘草60克，广地龙90克，五灵脂90克，檀香45克，砂仁（后入）30克，茯苓100克，香附90克，山药250克，防风100克，神曲100克，山楂90克，牛膝120克，生地黄120克，枳壳100克，麦冬120克，牡丹皮100克，延胡索100克，泽兰叶100克，乌药90克，鳖甲胶200克，黄酒400毫升，三七粉50克，冰糖或蔗糖500克。

【制用法】将上述药材（最后4味除外）加适量水煎煮3次，将这3次煎汁过滤去渣取汁，合并浓缩成清膏。鳖甲胶以黄酒浸泡烊化，冲入清膏中和匀，最后加冰糖或蔗糖，连同三七粉趁热一同冲入药中收膏，待冷却以后便可服用。每次15～20克，每日2次，温开水冲服。

【功效主治】益气活血。主治畏寒自汗，易于感冒，倦怠无力，精神委顿，头昏耳鸣，心悸气短，疼痛固定不移，癥瘕肿块，肌肤甲错，唇舌暗紫，或见瘀点、瘀斑、血缕，或有肢体痿废不用，脉沉涩无力。

化瘀消癥膏

【原材料】生晒参100克，西洋参100克，炒当归150克，生白芍150克，海藻300克，炙甘草100克，半枝莲300克，蛇莓300克，石见穿300克，天葵子300克，京三棱150克，广木香100克，广陈皮60克，佛手片90克，海螵蛸300克，煅瓦楞子300克，炒苍术100克，麦冬120克，炙远志100克，煅龙骨、煅牡蛎各200克，炒薏苡仁200克，生地黄、熟地黄各100克，川黄芩90克，太子参150克，阿胶500克，炒芝麻200克，核桃仁200克，红枣仁200克，冰糖500克，黄酒适量。

【制用法】将上述药材除生晒参、西洋参及最后6味外，其余药材加适量水煎煮3次，将这3次煎液过滤去渣取汁，合并加热浓缩成清膏。生晒参、西洋参另煎取汁备用。阿胶加适量黄酒浸泡后隔水炖烊，冲入清膏中和匀。炒芝麻、核桃仁、红枣仁调入清膏中，用冰糖收膏，加西洋参、生晒参汁浓缩成膏滋即成。每日2次，每次15～20克，温开水冲服。

【功效主治】化瘀消癥，疏肝和胃。主治血瘀胞宫型子宫肌瘤。症见时感脘胀嘈杂不适且夜寐难入，苔薄腻，脉细小弦。

活血通络膏

【原材料】黄芪300克，清炙甘草90克，紫丹参150克，当归120克，蜈蚣24克，粉丹皮90克，赤芍、白芍各90克，木瓜90克，炙乳香、炙没药各45克，威灵仙20克，生地黄、熟地黄各200克，延胡索90克，鸡血藤150克，生薏苡仁300克，水牛角300克，生蒲黄90（包），川芎90克，知母、黄柏各90克，红花90克，益母草150克，鬼箭羽120克，桃仁90克，川断、川杜仲各90克，蜂房90克，炙土鳖虫

45克，制狗脊90克，蚂蚁120克（包），广地龙45克，怀牛膝90克，太子参150克，全蝎24克，桑寄生150克，油松节150克，龟甲胶90克，白蜜750克，黄酒适量。

【制用法】将上述药材（除龟甲胶、白蜜、黄酒外）加适量水煎煮3次，将这3次煎液过滤去渣取汁合并，加热浓缩成清膏。龟甲胶加适量黄酒浸泡后隔水炖烊，冲入清膏中和匀，最后加白蜜收膏即成。每日晨起1匙，温开水冲服。

【功效主治】活血化瘀，通络止痛。主治肝血不足、瘀阻脉络型类风湿关节炎。症见湿邪滞着关节，郁而化热，久病入络，瘀血内潜，脉小数，舌红苔腻。

痰湿体质所用膏方

痰湿体质是目前比较常见的一种体质类型，当人体脏腑、阴阳失调，气血津液运化失调，易形成痰湿时，便可以认为这种体质状态为痰湿体质，多见于肥胖人，或素瘦今肥的人。

痰湿体质的常见表现：形体肥胖，性格温和，处事稳重，为人恭谦，多善忍耐；嗜食肥甘、神倦、懒动、嗜睡、身重如裹、口中黏腻或便溏、脉濡而滑、舌体胖、苔滑腻。若病则胸脘痞闷，咳喘痰多；或食少，恶心呕吐，大便溏泄；或四肢浮肿，按之凹陷，小便不利或浑浊；或头身重困，关节疼痛重着、肌肤麻木不仁；或妇女白带过多。对梅雨季节及湿环境适应能力差。

中医认为痰湿之生，与肺脾肾三脏关系最为密切，故重点在于调补肺脾肾三脏。

苍白术青陈皮膏

【原材料】苍术200克，白术200克，青皮150克，陈皮150克，姜黄200克，枇杷叶200克，炒黄芩200克，瓜姜皮150克，山药200克，茯苓200克，生薏苡仁250克，野百合200克，石斛200克，生姜汁20毫升，车前子（包煎）150克，莱菔子150克，荷叶200克，绿豆100克，赤小豆100克，生甘草40克，木糖醇300克。

【制用法】将上述药材（木糖醇除外）用冷水浸泡2小时，入锅加适量水浓煎3次，每次40分钟，榨渣取汁，合并滤汁，去沉淀物，加热浓缩成清膏，最后加木糖醇收膏即成。每次20克，每日2次，温开水冲服。

【功效主治】祛痰化湿。适宜于痰湿体质患者。

黄芪茯苓膏

【原材料】黄芪50克，茯苓50克，白术50克，白豆蔻50克，川朴50克，苍术

50克，莲子50克，芡实50克，薏苡仁50克，陈皮20克，杏仁20克，桑白皮20克，地骨皮20克，槟榔15克，桂枝10克，甘草10克，蜂蜜、冰糖各适量。

【制用法】将上述药材（除蜂蜜、冰糖外）加适量水煎煮3次，将这3次煎液过滤去渣取汁合并，加热浓缩成清膏，最后加蜂蜜、冰糖适量调味收膏即成。每日2次，每次15～20克，温开水冲服。

【功效主治】化痰祛湿。适宜于痰湿体质的患者。症见体形肥胖、腹部肥满松软；面部皮肤油脂较多，多汗且黏，胸闷，痰多；面色淡黄而暗，眼胞微浮，容易困倦，平素舌体胖大，舌苔白腻或甜。

祛痰化湿膏

【原材料】炒苍术300克，白术300克，茯苓300克，薏苡仁300克，陈皮200克，制半夏200克，香附200克，石斛200克，炙甘草60克，蜂蜜300克。

【制用法】将上述药材（除蜂蜜外）加适量水煎煮3次，将这3次煎液过滤去渣取汁合并，加热浓缩成清膏，最后加蜂蜜收膏即成。每日2次，每次15～20克，温开水冲服。

【功效主治】祛痰化湿。主治痰湿体质患者。

轻身祛浊膏

【原材料】法半夏100克，陈皮100克，决明子100克，制大黄30克，制何首乌150克，荷叶60克，五灵脂100克，鬼箭羽100克，茯苓150克，生白术150克，泽泻150克，土茯苓150克，炒薏苡仁150克，海藻150克，僵蚕100克，龟甲胶50克，鹿角胶100克，阿胶50克，生姜汁100毫升，冰糖100克，黄酒适量。

【制用法】将上述药材除龟甲胶、鹿角胶、阿胶、生姜汁、冰糖、黄酒外，其余药材加适量水煎煮3次，将这3次煎液过滤去渣取汁合并，加热浓缩成清膏。龟甲胶、鹿角胶、阿胶外加适量黄酒浸泡后隔水炖烊，冲入清膏中和匀，最后加入生姜汁、冰糖收膏即成。离火，自然冷却。用洁净干燥的搪瓷罐、瓷罐、砂锅存放，放于冰箱中。此为1个月左右的膏滋量。温水兑服，1次1匙，第1周早饭前空腹服用1次，从第2周起早饭前、晚睡前各服用1次。

【功效主治】健脾利湿，减脂化浊。尤其适用于脾虚湿盛型肥胖患者。

清脂化瘀膏

【原材料】北芪200克，苍术100克，白术300克，山楂300克，薏苡仁300克，何首乌200克，灵芝200克，天麻200克，绞股蓝200克，陈皮200克，土茯苓200克，阿胶200克，鹿角胶300克，木糖醇300克，黄酒适量。

【制用法】将上述药材除鹿角胶、阿胶、木糖醇、黄酒外，其余药材加适量水煎煮3次，将这3次煎液过滤去渣取汁合并，加热浓缩成清膏。鹿角胶、阿胶加适量黄酒浸泡后隔水炖烊，冲入清膏中和匀，最后加木糖醇收膏即成。每日2次，每次15～20克，温开水冲服。

【功效主治】清脂化瘀。主治痰湿体质人群，尤其适用于形体肥胖、头晕头胀、食滞痰多、血脂或尿酸偏高者。

【注意】阳虚体质之人慎用。

第四章

流传有效的名医膏方

延年益寿的特效膏方

松子核桃膏

【原材料】松子仁、蜂蜜各200克，黑芝麻、核桃仁各100克，黄酒500毫升。

【制用法】将松子仁、黑芝麻、核桃仁同捣为膏状，入砂锅中，加入黄酒，文火煮沸约10分钟，倒入蜂蜜，搅拌均匀，继续熬煮收膏，冷却装瓶备用。每日2次，每次服食1汤匙，温开水送服。

【功效主治】滋润五脏，益气养血。适用于肺肾亏虚，久咳不止，腰膝酸软，头晕目眩等。中老年人经常服用，可滋补强壮、健脑益智、延缓衰老；脑力劳动者经常服用能使思维敏捷、记忆力增强。

益寿膏方

【原材料】熟地黄60克，山药60克，山茱萸60克，云茯苓60克，粉丹皮60克，福泽泻60克，大麦冬60克，五味子60克，阿胶6克，黄酒、炼蜜各适量。

【制用法】将上述药材（除阿胶、黄酒、炼蜜外）加适量水煎煮3次，滤汁去渣，合并3次煎液，加热浓缩为清膏。再将阿胶加适量黄酒浸泡后隔水炖烊，冲入清膏中和匀，最后加入适量炼蜜和匀，文火收膏。每次10克，1日2次，温开水冲服。

【功效主治】滋肾养肺，固气益寿。适用于气血不足，五脏亏损，体质虚弱，或老年病、顽固性疾病恢复期出现的各种虚弱症状。

【来源】本方来源于膏方专家刘春天经验方。

双子双冬膏

【原材料】菟丝子200克，金樱子200克，天冬150克，麦冬150克，熟地黄150克，山药150克，牛膝150克，地黄100克，杜仲叶100克，制何首乌100克，茯苓100克，木香100克，柏子仁100克，五味子100克，狗脊100克，枸杞子75克，覆盆子75克，地骨皮75克，花椒50克，泽泻50克，人参50克，石菖蒲50克，炙远志50克，炼蜜适量。

【制用法】将上述药材（炼蜜除外）加适量水煎煮3次，滤汁去渣，合并3次煎液，加热浓缩为清膏，再入适量炼蜜和匀，文火收膏。每次10克，1日2次，温开水冲服。

【功效主治】补五脏，调阴阳，益气血，壮筋骨。久用可延年益寿。

【来源】本方来源于膏方专家刘春天经验方。

颜氏膏方

【原材料】红花9克，桃仁9克，丹参12克，赤芍9克，柴胡9克，蜂蜜2～3勺。

【制用法】将上述几味中药（蜂蜜除外）倒入砂锅中，加适量清水，用大火煎30分钟，煎好之后把药汁倒在一个碗里；再往砂锅里续上半杯开水，第二次煎煮锅里的药，再煎上20分钟，20分钟之后再倒出第二碗药汁；第三次再反复第二次的做法，续上开水，再煎一次，还是20分钟。把第三碗药汁也倒出来。接下来把砂锅中的药渣都倒掉，再把刚才煎出的三碗药汁全部倒回砂锅，用大火把它烧至浓缩，再加蜂蜜继续熬，待药汁几乎收成膏状，最后盛在一个容器中放进冰箱备用。温开水化开加热或煮开之后服用，早晚各服一次，每次1～2调羹。

【功效主治】益寿延年，补气益血。可以有效预防衰老。

【来源】本方来源于颜德馨教授经验方。

八仙长寿膏

【原材料】熟地黄240克，酒炒山茱萸、炒山药各120克，酒炒丹皮、白茯苓、淡盐水炒泽泻、麦冬各90克，五味子60克，炼蜜适量。

【制用法】将上述药材（炼蜜除外）粉碎，加适量水煎熬3次，分次过滤，去渣滤清，将这3次滤液合并，浓缩至膏状。每30克膏汁加炼蜜30克成膏。每次15克，一日2次。

【功效主治】生津益血，祛病延年。适用于阴虚火旺，咳嗽吐血，遗精潮热盗汗，面生雀斑，眩晕咽痛，耳聋齿摇，腰膝酸软，小便淋漓或不禁，遗精梦泄。

菊花延龄膏

【原材料】鲜杭白菊花瓣500克，冰糖250克。

【制用法】将杭白菊花瓣用水熬透，共煎3次，去渣再用文火熬成浓汁，加冰糖收膏。每次服用12克，每日2次，温开水冲服。

【功效主治】轻身养目，延年益寿。主治目皮艰涩。

【来源】本方来源于《慈禧光绪医方选议》。

美容养颜的特效膏方

核桃大枣膏

【原材料】核桃仁、大枣各300克，蜂蜜500克。

【制用法】将核桃仁去膜，大枣去皮核，共捣成泥，加入蜂蜜，小火慢熬成膏。每日早晚各服1～2匙，温开水送服。

【功效主治】美容养颜。适用于青年人美容、老年人抗衰老。

冬瓜润肤膏

【原材料】冬瓜1个，白酒1500毫升，蜂蜜500克。

【制用法】冬瓜去青皮，肉、瓤、籽均用，切片，以白酒、水同煮烂，用竹筛滤去渣，再以布滤过，熬成膏，入蜂蜜再熬，稀稠得当，以新纱棉再滤过，用瓷器盛。用时取栗子大，以唾液调涂面上，用于擦面。每日1次，每次取10克。

【功效主治】润肤白面。适用于颜面不洁，苍黑无华。

固元膏

【原材料】阿胶250克，黑芝麻500克，核桃仁500克，无核大枣500克，冰糖250克，黄酒1000毫升。

【制用法】将前5种材料全部粉碎，倒入一个大汤碗里，再倒入黄酒搅拌均匀，加盖放入大锅隔水蒸。大火蒸15分钟，小火蒸90分钟。待凉透后，放在几个洁净干燥的大瓶子里，存入冰箱即可。每日2次，每次15～20克，温开水冲服。

【功效主治】常年吃固元膏对女士有很好的美容效果，可乌黑头发，并使头发有光泽、有弹性。面部不仅无斑，皱纹少，而且红润。

补血养颜膏

【原材料】灵芝300克，党参300克，当归150克，熟地黄120克，白芍150克，鸡血藤300克，连翘200克，巴戟天300克，黄芪300克，怀山药300克，山茱萸150克，何首乌300克，红花60克，阿胶100克，蜂蜜300克，黄酒适量。

【制用法】将上述药材除阿胶、蜂蜜、黄酒外，其余药材加适量水煎煮3次，过滤去渣取汁，将这3次煎液合并，加热浓缩成清膏。阿胶研成粗末，加适量黄酒浸泡后隔水炖烊，冲入清膏中和匀，最后加蜂蜜收膏即成。每日2次，每次15～20克，温开水冲服。

【功效主治】补养血气，滋阴润燥，调经止痛，祛斑养颜。用于血虚萎黄，眩晕心悸，肌萎无力，心烦不眠，肺燥咳嗽，月经不调，经血量少或量多，经期延长，黄褐斑，皮肤瘙痒等。

大枣阿胶膏

【原材料】大枣500克（去核），核桃仁、黑芝麻（炒熟）、龙眼肉各150克，阿胶、冰糖各250克，黄酒500克。

【制用法】先将大枣、核桃仁、龙眼肉、黑芝麻研成细末；阿胶浸于黄酒中10天，然后与黄酒一起置于陶瓷器中隔水蒸，使阿胶完全溶化，再加入大枣、核桃仁、龙眼肉、黑芝麻末调匀，放入冰糖再蒸，至冰糖溶化，即成护肤美容珍品，制成后盛于干净容器装好封严。每日清晨取1～2匙，用温开水冲服。

【功效主治】理气血。可祛除女性各种妇科病症，减少色素沉积，防止斑的生长。

宫廷美白膏

【原材料】炒白术100克，白芷80克，白蔹100克，僵蚕100克，怀山药100克，党参100克，白扁豆100克，生黄芪100克，莲子100克，百合100克，茯苓100克，薏苡仁150克，银耳150克，杏仁100克，珍珠粉（冲服）80克，鹿角胶50克，阿胶100克，冰糖250克，牛奶100毫升，黄酒适量。

【制用法】将上述药材除珍珠粉、阿胶、鹿角胶、冰糖、黄酒、牛奶外，其余药材加适量水煎煮3次，过滤去渣取汁，将这3次煎液合并，加热浓缩成清膏。阿胶、鹿角胶研成粗末，加适量黄酒浸泡后隔水炖烊，冲入清膏中和匀，最后加珍珠粉、牛奶、冰糖收膏即成。温水兑服，1次1匙，第1周早饭前空腹服用1次，从第2周起早饭前、晚睡前各服用1次。

【功效主治】健脾利湿，增白驻颜。尤其适用于脾虚湿盛之面色欠光泽、肤色较黑的人群。

【注意】感冒、发热、腹泻等急性病患者忌服；忌服辛辣刺激、油腻、生冷等不易消化的食物。糖尿病患者忌服。

乌发美颜膏

【原材料】生地黄、熟地黄各300克，玄参150克，当归150克，鸡血藤300克，何首乌300克，牡丹皮150克，丹参300克，赤芍200克，红花80克，山茱萸200克，生山药200克，枸杞子120克，桑椹200克，墨旱莲300克，女贞子300克，茯苓150克，蜂蜜300克。

【制用法】将上述药材（蜂蜜除外）加适量水煎煮3次，将这3次煎液过滤去渣取汁合并，加热浓缩成清膏，最后加蜂蜜收膏即成。每日2次，每次15～20克，温开水冲服。

【功效主治】乌发美颜。主治须发早白、面色萎黄暗斑。

强身健体的特效膏方

调元百补膏

【原材料】当归（酒洗）120克，生地黄120克，熟地黄120克，人参120克，地骨皮120克，莲子肉120克，枸杞子300克，白芍（用米粉炒）200克，五味子30克，炒白术30克，薏苡仁（用米粉炒）30克，麦冬150克，淮山药150克，伏苓（去皮）360克，贝母（去心）90克，甘草90克，琥珀4克，熟蜜适量。

【制用法】上述药材（熟蜜除外）锉细，和足水5升，微火煎之，如干，再加水5升。如此四次，滤去滓，取汁，文武火熬之，待减去三分。每500毫升药液加炼净熟蜜120克（春加150克，夏加180克），共熬成膏。每日2次，每次30克，白汤调下。

【功效主治】养血和中，宁嗽化痰，退热定喘，除泻止渴。主治五劳七伤，诸虚劳极，元气不足，脾胃虚弱。

补骨强身膏

【原材料】潞党参100克，生黄芪150克，当归100克，丹参100克，熟地黄100克，杜仲100克，补骨脂100克，核桃仁250克，紫河车粉250克，大枣250克，大茴香50克，阿胶250克，猪脊骨1000克，冰糖250克，黄酒适量。

【制用法】将上述药材除核桃仁、紫河车粉、阿胶、猪脊骨、冰糖、黄酒外，其余药材加适量水煎煮3次，将这3次煎液过滤去渣取汁合并，加热浓缩成清膏。取猪脊骨加适量水煎煮取汁，冲入清膏中和匀。阿胶加适量黄酒浸泡后隔水炖烊，也冲入清膏中和匀，最后加冰糖收膏，膏滋将成时，加入紫河车粉调匀即成。每日2次，每次15～30克，温开水冲服。

【功效主治】补肝益肾，强身健骨。服用后有明显长骨坚筋之功效，不但能濡养筋骨抵抗衰老，对于骨折后期还有很不错的辅助治疗效果。

柔筋强骨膏

【原材料】熟地黄200克，九香虫60克，钩藤150克，松节90克，白芍100克，木瓜120克，威灵仙120克，补骨脂100克，伸筋草120克，桑枝120克，锁阳60克，独活120克，鹿角胶100克，龟甲胶100克，阿胶60克，蜂蜜100克，黄酒适量。

【制用法】将上述药材除鹿角胶、龟甲胶、阿胶、蜂蜜、黄酒外，其余药材加适量水煎煮3次，过滤去渣取汁，将这3次煎液合并，加热浓缩成清膏。鹿角胶、龟甲胶、阿胶研成粗末，加适量黄酒浸泡后隔水炖烊，冲入清膏中和匀，最后加蜂蜜收膏即成。温水兑服，一次2匙，头2个星期早晚饭后各1次，后2个星期隔一日的中饭后服用1次，连续服用1个月。

【功效主治】养血柔筋，补肾壮阳。主治腰膝酸软等症。

益气活血膏

【原材料】炙黄芪200克，党参200克，当归150克，川芎150克，熟地黄200克，白芍200克，赤芍150克，川牛膝200克，菟丝子150克，地龙150克，桃仁150克，红花90克，丹参200克，鸡血藤300克，桂枝100克，甘草120克，大枣150克，陈皮120克，生晒参150克，紫河车250克，核桃仁150克，阿胶250克，麦芽糖500克，黄酒适量。

【制用法】将上述药材（最后6味除外）加适量水煎煮3次，将这3次煎液过滤去渣取汁合并，加热浓缩成清膏。将生晒参、紫河车、核桃仁研成末，阿胶加适量黄酒浸泡后隔水炖烊，均兑入清膏中和匀，最后加麦芽糖收膏即成。每日2次，每次15～20克，温开水冲服。

【功效主治】益气养营，活血行瘀。主治脉络瘀阻型痿症。症见久病体虚，四肢痿弱，肌肉消瘦，手足麻木不仁，四肢青筋显露，可伴有肌肉活动时隐痛不适，舌痿不能伸缩，舌质暗淡或有瘀点、瘀斑，脉细涩。

益气强身膏

【原材料】生黄芪100克，党参100克，赤芍100克，白芍100克，白术100克，山药100克，川芎50克，当归50克，红花50克，青皮50克，陈皮50克，柴胡50克，生蒲黄（包煎）50克，丹参50克，升麻50克，茯苓50克，香附50克，防风50克，神曲50克，山楂50克，牛膝50克，枳壳50克，牡丹皮50克，延胡索50克，泽兰叶50克，生地黄60克，麦冬60克，桃仁40克，乌药30克，炙甘草30克，鳖甲胶200克，三七粉50克，冰糖500克，黄酒适量。

【制用法】将上述药材除鳖甲胶、三七粉、冰糖、黄酒外，其余药材加适量水煎煮3次，将这3次煎液过滤去渣取汁合并，加热浓缩成清膏。鳖甲胶加适量黄酒浸泡后隔水炖烊，冲入清膏中和匀，最后加冰糖收膏，膏滋将成时，放入三七粉调匀即可。每日2次，每次15～20克，温开水冲服。

【功效主治】益气强身。适宜于畏寒自汗，易于感冒，倦怠无力，精神委顿，头昏耳鸣，心悸气短，疼痛固定不移，癥瘕肿块，肌肤甲错，唇舌暗紫，或见瘀斑、瘀点、血缕，或有肢体痿废不用，脉沉涩无力。